필라테스 기능해부학

코어 증진의 정확한 원리와 프로그램

옮긴이 김혜진 · 강소형

Functional Anatomy of the Pilates Core

An Illustrated Guide to a Safe and Effective Core Training Program

Evan Osar and Marylee Bussard

영 문 출 판 사

■ 옮긴이

김혜진

동덕여자대학교 모델과 조교수
소메틱필라테스협회 회장
경기도농업기술원 농작업안전모델사업 추진자문위원
e운동과학연구소 소장
Somatic Movement Therapist
NCBTMB(National Certification Board for Therapeutic Massage and Bodywork)

강소형

목원대학교 이학석사 운동처방전공
한양대학교 체육학박사
현) 한양대학교 생활스포츠학부 겸임교수

Functional Anatomy of the Pilates Core
An Illustrated Guide to a Safe and Effective Core Training Program
by Evan Osar and Marylee Bussard

의학적 권리 포기: 다음 정보는 오직 일반적인 정보 목적만을 위해 의도된 것이다. 개인은 이 책의 의견을 수용하기 전에 반드시 건강관리 제공자를 만나야 한다. 다음 페이지에 있는 재료의 적용은 독자의 결정에 따르고, 독자들이 그에 대한 책임감을 가져야 한다.

"필라테스 기능해부학: 코어 증진의 정확한 원리와 프로그램"는 California 주, Berkeley 시에 기반을 둔 비영리 교육 단체인 The Society for the Study of Native Arts and Sciences(dba North Atlantic Books)에 의해 지원을 받았고, 출간되었다. 이 단체는 이문화간의 관점, 아트, 과학, 휴머니티, 치유 등의 전인적인 관점을 발달시키고, 또 신체, 정신 및 본성의 관계에 대한 업적을 출간함으로서 개인적 전환과 전반적 전환을 뿌리내리기 위해 파트너와 함께 일해 왔다.

필라테스 기능해부학

코어 증진의 정확한 원리와 프로그램

2017년 2월 27일 초판인쇄
2017년 3월 10일 초판발행

지은이 : Evan Osar / Marylee Bussard
옮긴이 : 김혜진 · 강소형
발행인 : 박 병 조
발행처 : 도서출판 영문출판사
등 록 : 1987년 12월 21일 제2-419호
주 소 : 서울시 강남구 삼성동 69-1
전 화 : (02) 514-5590, 776-5590
팩 스 : (02) 756-8943
E-mail : yeongmunsa@empal.com
홈페이지 : www.ymsbook.net
정 가 : 30,000 원
ISBN 978-89-7224-401-1 93510

※ 파본은 교환해 드립니다.

목차 / Contents

감사의 글 5
약어 8

1 장 필라테스 원리의 소개 9
잃어버린 근운동감각의 지혜 11
21세기를 위한 필라테스 12
필라테스의 6대 원리(재구성) 13
근막과 뇌 연구의 팁 17

2 장 기능적 코어: 코어(TPC)의 역할 19
신경계 20
뼈인대 시스템 24
근막계(근육+근막) 29
결론 47

3 장 코어 안정성 발달시키기 49
안정성의 정의 50
효율적인 코어 안정화 전략을 발달시키기 54
적절한 호흡 전략 재교육하기 66
허리근 86
결론 91

4 장 코어의 기능부전 93
신경발달 94
외상 98
습관 105
결론 110

5 장 부적절한 코어 안정화 전략에 대한 반응 111
자율신경계에 대한 효과 111
자세와 깊은 근막계에 대한 효과 113
적절한 조절의 부족을 위한 보상 전략 116
그립핑 119
그립핑 전략의 단기 목표와 장기 목표 134
결론 137

6 장 필라테스 원리의 통합 139
필라테스 파워 하우스를 위한 근운동감각 마일스톤(이정표) 140
근운동감각의 자각을 향상시키는 큐 143
근운동감각 난제 부위 확인하기 145
근운동감각 마일스톤을 찾는 운동 148

용어 해설 167
참고문헌 171
찾아보기 173

우리의 모든 환자와 클라이언트에게:

이 책의 전략은 우리의 업적을 통해 발전되어 왔고, 그런 믿음 때문에 여러분의 각자는
우리들과 함께 해 왔다. 우리와 함께 이런 여행을 하게 된 여러분께 감사드리고,
우리들로 하여금 여러분께 서비스할 기회를 줘서 감사드린다.

감사의 글 / Acknowledgments

나는 Marylee와 함께 이 책을 저술할 기회를 우리에게 제공해 준 Lotus Pushlishing의 출판인 Jon Hutchings에게 감사드리고 싶다. Jon은 필라테스 업계에서 가장 친절한 사람 중의 한명이고, 저자가 함께 일하고 싶어 하는 최상의 출판인이다.

나의 경력에 영향을 주어 왔던 재활과 피트니스의 모든 리더에게 감사드린다. 특히 Paul Hodges, Vladimir Janda, Gwendolyn Jull, Pavel Kolář, Diane Lee, Linda Joy Lee, Karel Lewit 및 Shirley Sahrmann 등에게 감사드리고, 이외에도 많은 분들이 있지만 지면상이라고 언급하지 못해 미안할 뿐이다. 여러분은 이 책을 통해 이들의 영향을 보게 될 것이다.

운동 분야의 선구자인 조셉 필라테스(Joseph Pilates)에게 감사드린다. 이 책을 작업하기 시작했을 때, 나는 코어에 대한 우리의 현재 개념과 필라테스의 원래 교육 사이에 중첩된 내용이 많이 있음을 알았다. 나는 이 책이 조셉 필라테스(Joseph Pilates)의 개념을 더욱 향상시킬 바라고, 필라테스 산입에 귀중한 자원이 되길 원한다.

끝으로, 아름다운 나의 아내 Jenice에게 감사드린다. 내가 최고가 될 수 있도록 그리고 자신감, 겸손 및 진실성을 갖고 일할 수 있도록 당신은 매일 나에게 힘을 불어 넣어 주고 있다. 당신이 내 삶의 일부이기 때문에 나는 매일 축복스럽다. 당신이 여기에 있기 때문에 이 세계는 가장 아름다운 장소이다.

사진작가: Jon Eatinger

사진 편집: Fred Miller, Pierre Cameron

모델: Marylee Bussard, Ellen Letten, Marcy Schlessinger, Evan Osar, Melissa Posh, Natalie Rothgreb, A.J. Taylor-Vanderpool

Evan Osar

www.fitnesseducationseminars.com

나는 훌륭한 나의 바디워크 선생님과 나에게 영감을 불러 넣어 준 모든 사람에게 감사드리고 싶다. 특히 나는 Evan Osar, Tom Myers, Lou Benson, Andrew Mannino, Larry Phipps, Kelly Chadwick, James Earls, Robert Schliep & Divo Muller, Doug & Alicia Zabrocki, Shirley Sahrman, Ida Rolf, Janet Travell, Karen Clippinger, Gray Cook, Eric Franklin, Blandine Calais-Germain, Michael Eastwood 및 Anat Baniel 등에게 감사드리고 싶다.

나의 동료들, 클라이언트, 나의 경력에 도움을 주고, 나를 가르쳐 준 Chaturanga Fitness의 어드바이저들에게 특별히 감사드린다. Laura Coe에게 감사드린다. 그는 코어가 얼마나 중요한지를 가르쳐 주었고, 우리의 사업과 개인적인 삶에도 많은 영향을 준 사람이다.

끝으로, 내가 항상 거기에 있도록 도움을 주신 할머니, 어머니와 Aunt Loretta에게 감사드린다. 그리고 내가 필라테스를 처음 접할 때 도움을 준 언니인 Tiffany에게도 감사드린다. 소중한 Chris와 Jake Smoot에게도 감사드린다. 이것이 가능하도록 도와주신 모든 분들에게 감사드린다.

Marylee Bussard

www.chatuangafitness.com

역자 서문

이 책의 책명만으로 봤을 때와 이 책의 내용을 읽었을 때 완전히 다른 느낌이었다. 먼저, 책의 내용이 매우 좋고 잘 구성되어 있음을 발견했다. 책명이 "Functional Anatomy of the Pilates Core"여서, 고정적인 해부학 위주로 구성되어 있을 것이라고 생각했지만, 역동적인 움직임 해부학적으로 코어에 대한 내용을 잘 기술하였다.

기존 필라테스 관련 책들이 수행 위주로 설명된 것에 반해, 이 책은 이론 위주로 설명한 후, 필라테스 운동과 접목하고 있어 매우 좋았다.

특히, 코어와 호흡의 기능을 통합시키는 방법이 소개되어 있어서 코어 안정성과 적절한 호흡 패턴을 강조했기에 필라테스 강사뿐만 아니라, 물리치료사나 피트니스 트레이너에게도 코어 기능부전 감소에 큰 도움이 될 것이다. 독자 여러분들은 복근을 인게이지(engage), 스쿠핑(scooping) 또는 할로윙(hollowing)하면서 필라테스 운동을 안전하고 효율적으로 수행하시길 바랍니다.

마지막으로, 이렇게 좋은 책을 번역하는데 도움을 주신 영문출판사 박병조 사장님과 직원분들에게 감사드리고 싶다.

역자 대표 **김 혜 진**

약어 / Abbreviations

ANS 자율신경계 (Autonomic Nervous System)
ASIS 앞위엉덩뼈가시 (Anterior Superior Iliac spine)
BAS 호흡 활성화 전략 (Breath Activation Strategy)
CNS 중추신경계 (Central Nervous System)
DMS 깊은 근막계 (Deep Myofascial System)
FAI 넙다리뼈머리절구충돌 (Femoroacetabular Impingement)
GERD 위식도 역류성 질환 (Gastroesophageal Reflux Disease)
GI 위창자 (Gastrointestinal)
HIIT 고강도 간격 훈련 (High-Intensity Interval Training)
IAP 복부 내압 (Intra-Abdominal Pressure)
ITB 엉덩정강띠 (Iliotibial Band)
KI 근운동감각 지능 (Kinesthetic Intelligence)
PMA Pilates Method Alliance 협회의 약어
PNS 말초신경 (부교감신경) (Peripheral Nervous System) (Parasympathetic Nervous System)
SIJ 엉치엉덩관절 (Sacroiliac Joint)
SMFR 자가-근막이완법 (Self-Myofascial Release)
SMS 얕은 근막계 (Superficial Myofascial System)
SNS 자율신경계 (Somatic Nervous System)
TFL 넙다리근막긴장근 (Tensor Fasciae Latae)
TL 등허리 (Thoracolumbar)
TLJ 등허리 이음부 (Thoracolumbar Junction)
TPC 등골반 용기 (Thoracopelvic Canister)
TVA 배가로근 (Transversus Abdominis)

필라테스 원리의 소개

/Introduction to the Pilates Principles

1장

"최종적인 분석에 따르면, 우리는 물질적 진보와 완벽함을 추구하는 과학과 발명의 시대에 살면서 수많은 새로운 기계 또는 제품을 생산해 냈음에 스스로 자랑하고 있지만, 그 보다 더 복잡하고 위대한 창조물이 바로 인간임을 간과해서는 안 될 것이다."

J.H. Pilates in *Your Health*, 1934

조셉 필라테스(Joseph Pilates)가 위의 글을 썼을 때 50세 였다. 그때 그는 1차 세계대전과 2차 세계대전 사이의 짧은 평화 기간 동안 고향인 유럽을 떠나 와서 뉴욕에 살고 있었지만, 심한 우울증을 앓았다. 그의 삶은 자동차와 비행기, 칼라사진, 영화, 라디오, 텔레비전, 페니실린, 상대성 이론 등 놀라운 발견과 발명들이 나왔던 격동의 시절 한 가운데 있었다. 조셉은 20세기 초의 격변과 모든 빠른 변화를 위해, 아주 가까운 곳에서 인류를 위해 기다리고 있었던 "놀라운 변화"를 상상하기 시작했다. 그러나 오늘날의 인터넷 시대에서, 사람의 몸을 "모든 창조물 중에서 가장 복잡하고 경이로운 것"이라고 말한 조셉의 외침은 수십 년 이전보다 오늘날 살고 있는 사람들에게 더 널리 반향을 불러일으키고 있다. 우리의 몸, 장기 및 감수성은 우리가 믿고 의존하는 기술에 그들 스스로 영향을 받아 직장과 가정의 환경 변화에 순응되어 왔다. 이러한 변화의 순응은 유인원에서 원시인, 사냥하는 사람, 그리고 구부정한 자세로 책상에 앉아서 일하는 직업인으로 진화를 보여 주는 유명한 카툰에서도

볼 수 있다. 즉, 물질적 발전과 완벽함을 위해 우리가 노력해 왔던 결과는 유감스럽게도 의자 형태의 척추를 가진 사람이 되는 것처럼 보인다.

오늘날 직장에서 "발전"을 향해 우리들이 역사적 행진을 할 때, 조셉(Joseph)은 인간성을 다시 회복하려고 노력했다. 그는 휠체어, 베드프레임 및 맥주통으로부터 영감을 얻어 새로운 기구를 개발했다.
체조 선수이면서 자연요법 전문가인 조셉(Joseph)은 현대인을 신체 본능과 다시 연결할 수 있는 신체적인 삶의 모델을 제시한다.

조셉(Joseph)은 어린 시절 숲속의 동물을 관찰하면서 많은 시간을 보내왔고, 또 "만(Man) 섬"에서의 억류시절 동안 도둑 고양이의 움직임을 관찰하면서 많은 영감을 얻었다. 그때 얻은 영감이 우리가 알고 있는 필라테스의 씨앗이고 뿌리가 되었다.

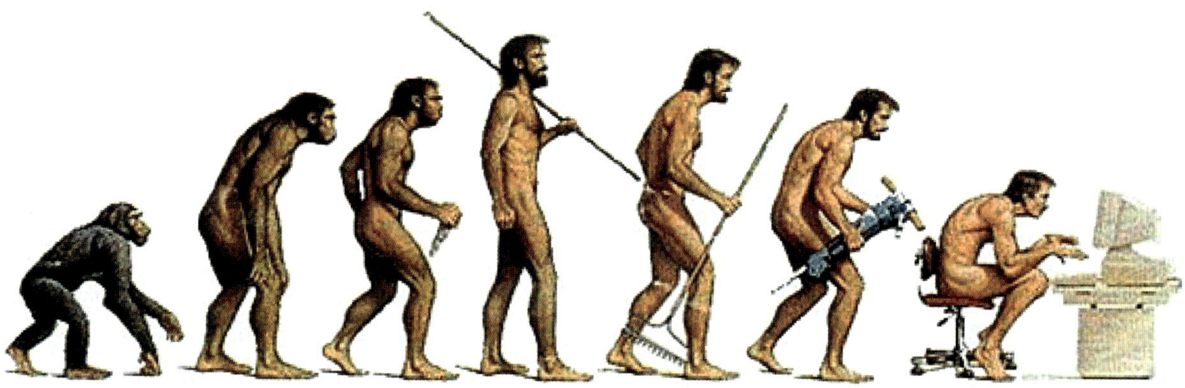

그림 1.1: 유인원에서 원시인, 사냥하는 사람, 그리고 구부정한 자세로 책상에 앉아서 일하는 직업인으로의 진화.

결국, 그는 어린 시절의 관찰력을 바탕으로 뉴욕 주민들의 잘못된 신체 상태를 회복시킬 수 있었다. 그는 "과도한 훈련 방법"과 "인위적인 운동"이 건강에 도움이 된다는 인식을 비판했고, 과학적이고 기능적인 원리를 무시한다고 비평했다. 그는 아동의 타고난 신체 지능이 성인에 의해 억압된다고 비난했고, "신체와 정신의 균형을 방해하거나 심지어 달성될 수 없다는 것"에 동의하지 않았다. 허리 통증 질환(장애)의 주된 원인임이 우연이 아니고, 그 밖의 성공한 모든 연령대의 수많은 사람은 허리 통증으로 인해 삶의 생산성과 즐거움에 문제를 가질 수 있다.

저자인 메리리(Marylee)의 할머니는 조셉이 이 글을 썼던 시기에 뉴욕에서 살았다. 두 번의 세대가 지난 후, 나는 허리 수술의 실패가 그 사람의 활력을 빼앗아 버린 것으로 보아 왔다. 모든 기술이 삶의 질을 더 좋게 하고, 세상을 더욱 잘 연결시킨다는 관점에서 볼 때, 연령과 삶에 관련된 척추 질환의 발병 빈도를 줄일 수 있는 장비나 혁신이 지난 세기 때는 만들어지지 않았다. 이러한 종류의 퇴행성 변화가 노화의 불가피한 과정이라는 것이 일반적이지만, 나는 조셉(Joseph)이 그것에 도움을 줄 수 있다고 생각한다. 만약 억압된 것과 어린 조셉이 관찰했던 것을 누구나 찾을 수 있다면, 우리는 우리 자신의 21세기를 다시 쓸 수 있을 것이고, 마지막 날까지 활동적이고 통증이 없는 삶을 유지할 수 있을 것이다.

잃어버린 근운동감각의 지혜 / The Lost Wisdom of Kinesthesia

여러분은 운동을 외주할 수 없다; 즉, 여러분을 위해 운동을 대신해 줄 있는 사람은 아무도 없다는 의미이다. 여러분이 기능적 운동에 집중해야 한다고 덧붙일 수 있다. 오늘날의 많은 운동 프로그램들은 빠른 페이스와 높은 강도를 강조하고 있고, 우리는 짧은 수행을 통해 많은 이점을 얻으려고 한다. "지나친 운동 방법" 처럼, 조셉(Joseph)이 언급한 "타고난 신체 지능"을 일깨워 준 모든 원리(*예민성*, *중심화*, *정확성*, *호기심* 및 자각을 위해)를 위해, 필라테스 운동이 20세 초반에 개발되었다.

다행스럽게도, 개인 트레이너와 물리치료사 및 바디워커들도 근운동감각 자각(어떻게 움직여야 하는지 그리고 신체에 남아 있는 능력과 근운동감각의 자각)의 중요성을 파악하고 있다. 근운동감각의 지능을 가지고 있지 않다면, 우리는 우리의 몸으로부터 분리된다; 우리는 춤을 출 수 없을 것이고, 많은 신체 부위가 조절, 신장 및 표현될 필요가 있고, 또한 강직과 통증, 손상 및 퇴행성 변화가 나타나게 될 것이다. 우리의 *질적 집중*이 모든 신체 계통(신경계, 순환계, 호흡계, 내장계, 심리정서계, 에너지계, 근막계 등)에 대한 전환 효과를 가질 수 있다는 것을 과학적으로 지지하고 있다. 근운동감각의 자각이 일깨워질 수 있게 하는 느린 운동〔슬로우 다운(Slow Down)〕과 집중은 재활과정의 필수사항이다.

좋은 소식은 요가와 필라테스와 같은 전인적인 피트니스 프로그램이 전 세계적으로 널리 유행하고 있다는 것이다. "고통 없이 얻을 수 있는 것이 없다"는 1980년대와 1990년대의 피트니스 기간 동안 과사용 손상으로 고생했던 베이비 붐머에서부터 대학 스포츠팀과 프로 스포츠팀까지, 지속적인 운동 전략을 필요로 하는 사람들이 우리들(필라테스 전문가)을 찾고 있다. 이러한 성장의 경향은 필라테스의 특성과 내용물만이 아니라, 건강관리 연속체(continuum)의 일부로서 작용하는 필라테스의 역할로 이동하는 전조가 된다. 당뇨병, 심장병과 골다공증과 같은, 노화와 생활양식의 질환으로 성장하기 때문에, 일반적인 사람은 일률적이고 비현실적인 목표를 바꿀 수 있는 기능적 근력과 자각을 가지는 조심스런 운동을 선택할 필요가 있다.

필라테스 전문가들은 이러한 전인적 피트니스 개혁을 선도하는 위치에 있다. 여러분의 필라테스 운동이 전통적인 방법이든 진화적인 방법이든 간에, 필라테스는 코어를 교정하는 운동 프로그램으로서, 보다 적절한 정렬과 효율적인 움직임 패턴을 회복시키도록 설계되었다. 특히 과거 50년 동안, 다양한 분야〔댄스, 체조, 요가, 펠덴크라이스(Feldenkrais), 도수치료, 개인 트레이너, 스포츠 의학 및 물리치료 등〕의 전문가들이 조셉의 업적에 새로운 차원의 내용을 추가시켰다. 이 책을 통해, 우리는 20세기(조셉의 시대처럼)의 오래된 프로그램이 오늘날에도 적절하고 유익하다는 것을 보장하기 위해, 다양한 분야로부터 아이디어를 가져오고 있다. 우리는 필라테스 강사와 수행자들이 "복잡하고 경이로운 창조물인 인체"를 더 잘 이해할 수 있길 바란다. 여기에서 연구된 아이디어들은 신체, 마음 및 정신을 북돋우고 여러분의 특성을 일깨워 줄 수 있도록 여러분을 돕는다.

21세기를 위한 필라테스 / Pilates for the Twenty-first Century

필라테스를 수행하는 방법과 가르치는 방법이 오늘날에 상당히 다양해졌지만, 필라테스 운동 시스템의 특징을 정의할 때 조셉 필라테스(Joseph Pilates)의 책에서 언급된 6대 원리는 오늘날에도 여전히 필라테스 분야에서 널리 수용되고 인용되고 있다. 6대 원리는 다음과 같다: 중심화, 집중, 조절, 정확성, 호흡 및 흐름. 현대적인 관점에서 필라테스의 6대 원리를 하나하나씩 살펴볼 것이다. 특히, 우리는 이 훌륭한 가이드라인들이 두 분야(신경가소성과 근막)의 영역에서 최근의 발견된 원리에 의해 어떻게 강화되고 실행되는지를 고려할 것이다.

*신경가소성(neuroplasticity)*은 새로운 신경 연결의 발달로 인해 스스로 재구축되는 뇌의 능력이다. 스스로 변할 수 있는 뇌의 이러한 능력은 특정 연령때부터 제한된다고 하지만, 최근 몇 년의 연구에 따르면, 뇌는 평생 동안 학습하고 변할 수 있다는 것이 밝혀졌다. 우리는 몸을 포함한 우리 삶의 변화를 창조시키는 뇌의 가소성을 고려할 수 있다.

신경가소성의 강좌는 근육을 강화하고 신장시키려면, 우아한 안무를 수행하기 보다는 필라테스를 더 많이 수행해야 한다는 것을 제시한다. 또한 필라테스는 마음의 진동을 일으키는 이동 수단이 될 수 있다. 신경계를 위한 음식처럼, 궁금하고 집중적인 마음 상태가 새로운 신경 활동을 이끌어낸다. 감각신경은 그것들을 우리가 집중하게 끔 원활하게 수행하며 필라테스 운동을 통해서 우리의 두뇌를 재설계할 수 있다는 것을 의미한다.

명랑하고 재미있고 탐구적인 일상과 큐잉이 정신과 신체의 능숙함을 크게 증진시킨다. 새로운 기술을 연습하고 미세한 변화를 익히려면, 우리는 확인하고 집중하고, 시도하고 실패하고, 적응하고 다시 시도해야 한다. 이러한 과정을 통해, 기능은 향상되지만, 반드시 향상되지 않을 수도 있는데 그 이유는 우리가 그렇게 하는 것이 아니라 우리의 몸이 전에 알지 못했던 보다 효율적인 선택을 발견하기 때문이다. 이러한 논리를 따르면, 필라테스는 정확하게 수행되어야 한다; 몸을 위한 새로운 선택을 하기 위해서는 필라테스 운동을 연구하고 그것에 적응해야 한다.

*근막(fascia)*은 몸 안의 모든 것을 띄우는 점성의 거친 섬유성이면서, 정확성한 거미줄과 같은 기질 등을 포함한 몸의 결합조직이다. 앞에서 근막이 세포와 장기를 포장하는 물질로서 언급되었듯이, 오늘날 근막은 더 많은 것과 관련된 것으로 알려져 있다. 역학적 수용기와의 연결 때문에, 근막은 신체에 가해지는 역학적 힘을 느끼고 그것에 적응하게 된다. 예를 들어, 지속적인 하중이 가해지는 부위는 어디든지, 근막은 그것에 요구에 반응하여 스스로 재구축되어 비후해질 수 있다. 대부분의 스포츠 손상은 근육이나 뼈보다 결합조직(근막)에 더 많이 관련된다. 많은 스포츠팀들은 근막 탄성과 복원력을 향상시키는 운동(필라테스 또는 요가와 같은)을 이용하기 시작한다.

다음 단락은 근막 훈련과 근막 손상 예방을 위한 중요한 지각 요소를 다룰 것이다.

신경근막계를 위한 운동 (Exercising the Neuromyofascial System)

사실, 뇌/신경계와 근육과 근막계는 궁극적으로 서로 연결되어 있다. *근막 피트니스*로 알려진 운동 분야의 선구자들(Robert Schleip, Divo Muller와 Tom Myers)뿐만 아니라, 움직임과 운동을 통해 뇌 기능을 향상시키는 전문가들(Moshe Feldenkrais의 제자이면서 발달 손상과 인지 손상을 가진 아동과 성인을 치료하는 Ant Baniel 등과 같은) 도 *신경근막계(neuromyofascial system)*의 기능을 향상시키는 과학적인 통찰력을 제공하고 있다. 다음 단락에서, 우리는 이 발견들이 어떻게 여러분의 필라테스 수행을 전환할 수 있는지를 공부할 것이다.

필라테스의 6대 원리(재구성) / The Six Pilates Principles (Reimagined)

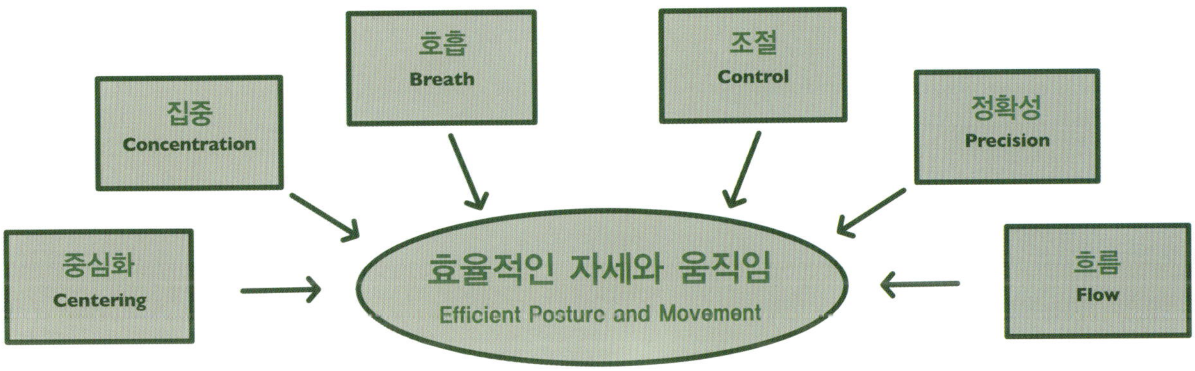

그림 1.2: 필라테스의 6대 원리(재구성).

1. 중심화 (Centering)

중심화의 원리는 필라테스의 *독특한 특징*이다. 중심화는 모든 움직임이 중심에서 시작하고 나온다는 조셉의 지식을 반영한다. 신체 중력중심은 엉치뼈 앞쪽(배꼽으로부터 아래쪽으로 3개 손가락의 폭만큼)에 위치한다[이것은 무술(Martial Arts)에서 *"아래쪽 단전(lower dantian)*으로 알려져 있다]. 우리가 일상활동(예를 들어, 가방을 매거나 팔이나 다리를 앞으로 뻗을 때)으로 움직일 때, 중력중심이 이동한다. 코어 안정화는 이 움직임들을 우아하고 효율적으로 만들 수 있다.

Pilates Method Alliance(PMA)는 최근에 중심화 원리의 확장으로 고려될 수 있는 2가지 부가적인 필라테스 원리(*전신 움직임*과 *균형잡힌 근육 발달*)를 연결시켰다.

전신 움직임 (Whole Body Movements)

필라테스 운동 시스템은 전신 컨디셔닝을 강조하는 전인적인 운동 프로그램이다. 이것은 필라테스를 근막 피트니스 개념을 다루는 자연 요법으로 만드는 특징 중의 하나이다. 동적인 전신 움직임과 신장은 필라테스 레퍼토리의 하나이고, 전통적인 신장과 중량 훈련에 초점을 맞추는 분야이다. 근막 운동의 접근법은 동물이 움직이거나 신장하는 것처럼, 기능적이고 직관적인 움직임을 할 때 긴 근막사슬의 신장과 훈련에 초점을 맞춘다.

균형잡힌 근육 발달 (Balanced Muscle Development)

중심화는 신체의 몸쪽과 먼쪽을 기능적으로 협응시키는 것에 한정되는 것은 아니다. 우리는 중심화를 깊은 근막계(DMS)와 얕은 근막계(SMS)(관절의 몸쪽 조직과 먼쪽 조직)의 기능적 균형의 달성으로 생각할 수 있다. 이 책의 후반부에서, 국소(깊은) 안정근이 억제되고, 전신(얕은) 근육이 과활동이나 브레이싱(Bracing) 전략을 할 때 무엇이 일어나는지를 거론할 것이다. 필라테스 운동 수행은 이 패턴들을 확인하고 교정하는 훌륭한 방법이고, 우리는 여러분이 어떻게 수행하는지를 살펴 볼 것이다.

2. 집중 (Concentration)

집중은 필라테스 운동을 할 때 우리가 발전시키는 *마음 상태*이다. 조셉은 그의 운동이 어떤 목적을 갖고 수행되어야 한다고 주장했다(그의 말과 반대로, "움직임을 일으킨다"). 또 다른 미용 체조 운동으로서 아무 생각없이 그의 방법을 수행하면, 인체 구조물을 위한 시스템의 교정뿐만 아니라, 전반적인 웰빙 감각을 재활성화시키는 능력을 완전히 놓칠 수 있다.

근막 연구와 뇌 연구에서 나온 원리가 이러한 아이디어를 지지한다. "집중하면서 운동하는 것"은 아낫 바니엘(Anat Baniel)의 9개 필수 요소 중 첫 번째이다. 뇌가 신체 움직임을 조직하듯이, 움직임이 뇌의 구조를 조직한다. 우리는 근막이 근육보다 감각신경 수용기를 10배 이상 많이 가지고 있음을 알고 있다. 우리가 산만하거나 흥미없는 방법으로 움직이면, 감각신경과 중추신경계 간의 소통이 제한된다; 이것은 기능부전과 손상을 초래할 수 있는 무뎌진 감각 습관에 영향을 준다. 반대로, 우리가 움직임에 집중하면, 근운동감각과 고유수용성을 강화하고, 기능을 향상시키고, 손상의 가능성을 줄인다.

우리는 운동 동안 "집중"의 원리를 *마음 상태*의 중요성을 의미하는 원리로 생각할 수 있다. 운동의 완전한 장점을 열기 위한 필라테스 동안, 우리의 마음 상태를 의도적으로 연출할 수 있는 몇 가지 방법이 있다. 근막 피트니스와 뇌 피트니스가 제공하는 몇 가지 제안은 다음과 같다:

- **깨달음(Awaring)**: 우리는 마음을 깨달을 수 있는 훈련을 한다〔Baniel은 이것을 깨달음(awaring)이라고 부른다〕. 즉, 우리는 우리 주위에서 맴돌고 있는 그것을 확인함으로서 자각을 생성할 수 있다.

- **학습 스위치(The learning switch)**: 우리는 뇌가 학습 상태에 있는지 또는 그렇지 않는지를 알아내는 방법을 배울 수 있다. 우리가 학습에 집중할 때(학습 스위치를 켜 놓을 때)만 새로운 것을 배울 수 있다. 아낫 바니엘(Anat Baniel)은 그녀의 운동 강좌에서 *학습 스위치*를 활성화시키는 것이 목적이고, 우리는 필라테스 강사와 학생으로서 학습 스위치를 활성화시켜야 한다.

- **다양성(Variety)**: 자각과 흥미로움을 유지하려면, 뇌와 근막은 *다양성*을 필요로 한다. 활동의 변화는 사고, 감정, 존재의 패턴이 뻣뻣하게 고착되는 것을 피할 수 있도록 도움을 줄 수 있다. 환경이 새롭고 예치지 못한 도전을 받을 때, 마음과 몸은 깨어있고 적응할 수 있게 유지해야 한다. 필라테스 스튜디오는 마음이 참여하고 신체가 즐겁게 도전을 받는 무한한 방법을 제공한다. 필라테스 장비를 통해 다양한 중력면에서 다양한 움직임 패턴을 수행할 수 있다. 여러분은 *질적* 움직임〔예: 템포, 미세한 움직임 vs. 가동범위, 강도(근수축의 "volume"), 국소 지점 등〕을 시도해야 한다. 여러분이 무엇을 하던 간에, 여러분이나 여러분의 학생이 "확인"을 시작하기 전까지는 똑같은 일과나 큐잉을 반복하는 실수를 해서는 안 된다. 마음과 몸에 가장 큰 장점을 주고 받으려면, 그것을 새롭게 유지해야 한다.

- **열정(Enthusiasm)**: 아낫 바니엘(Anat Baniel)은 중요한 것에 집중하고 있는 뇌와 의사소통하는 방법으로서 우리가 *열정*을 가져야 한다는 것을 요구하고 있다. 앞의 예와 마찬가지로, 열정은 뇌를 학습 모드로 두는 마음의 상태이다.

- **즐거움**(Pleasure): 토마스 마이어스(Tom Myers)에 따르면, 근막을 훈련시키는 가장 효율적인 방법 중의 하나는 *즐거움의 원리*를 따르는 것이다. 즉, 좋고 자연스런 느낌으로 움직이고, 기분이 어떤지를 확인하는 것이 여러분의 뇌와 근막에 좋은 역할을 제공한다.

3. 호흡 (Breath)

조셉(Joseph)은 필라테스의 완전한 장점을 얻기 전에, 호흡을 교정해야 한다고 말했다. **호흡**의 회복은 필라테스의 *기본*이다. 이러한 과정은 생체역학적, 신경학적, 심지어 정신적인 과정이다.

호흡은 우리의 영원한 동반자이고 현재 이때 가장 중요한 요소이며, 사각을 깨우치는 관문이다. 호흡에 집중하는 것만으로도 자율신경계에 대한 많은 장점을 가질 수 있다. 즉, 투쟁-도망 또는 흥청거림의 마음 상태를 이완 상태로 전환할 수 있다. 명상의 뇌 강화 효과들이 면밀히 입증되고 있다. 만약 하루에 한 시간 동안 호흡에 집중하는 것이 정규 필라테스 수행의 유일한 장점이었다면, 호흡은 많은 사람들의 삶을 변화시킬 수 있었을 것이다.

호흡은 코어 안정성에도 영향을 미치는 중요한 요소이다. 우리는 후속 장들에서 호흡의 생체역학을 다룰 것이고, 또 필라테스 레퍼토리의 도움으로 잘못된 호흡 습관(그리고 잘못된 호흡 습관을 극복하는 것)이 어떤 것인지를 다룰 것이다.

4. 조절 (Control)

조셉(Joseph)은 이 운동 시스템을 원래 *조절학(contrology)*이라고 불렀다. 그는 이름이 의미하듯이, 학생들이 매일 그의 운동을 한다면, 모든 신체 움직임을 완벽하게 조절할 수 있다고 학생들을 가르쳤다.

조절은 필라테스 운동의 *목표*였다. 우리는 자각과 신체 능숙함을 발달시키는 이러한 과정을 *"근운동감각 발달(building kinesthesia)"*, 근운동감각 지능(KI, kinesthetic Intelligence) 또는 "신체 깨우기"라고 부른다. 척추를 롤링하는 방법을 예로 들어보자. 전체 척추를 한꺼번에 롤링하는 것이 아니라, 척추뼈를 하나하나씩 롤링하는 방법이다. 이러한 척추 롤링 방법은 신경계에 의해 섬세하게 협응되는 안정성과 가동성 사이의 동적 역할을 요구한다.

필라테스의 목표로서 "조절"을 고려한다면, 우리는 "조절"의 자연스런 연장선으로서 아낫 바니엘(Anat Baniel)의 8번째 필수 요소인 "상상과 꿈"을 고려할 수 있다. "상상과 꿈"은 새로운 가능성을 상상하는 것으로서, 뇌의 신경 연결을 자극하고, 현재의 제한을 극복하도록 우리를 돕는다. "조절"의 원리는 일반 사람도 신체를 완전히 마스터할 수 있다(신체의 모든 근육을 "깨우는")는 조셉의 급진 사상에서 나왔으며, 그의 시대 때도 비현실적이었고, 오늘날에도 여전히 비현실적으로 남아있다. 얼마나 고무적인 가능성을 보이는가! 조절학의 창시자가 상상했던 새로운 신체 가능성의 꿈은 필라테스 수행자로서 보존하려고 노력해야 하는 것이다. 그렇게 함으로써, 우리의 수행을 위해 상상하지도 못한 새로운 수준까지 우리는 마음을 자극하고, 스스로 신장할 것이다.

5. 정확성 (Precision)

정확성은 필라테스 수행자와 강사들에게 요구되는 높은 *기준*이고, 변화의 *선제조건*이다.

정확성이 필요한 이유는 다음과 같다: 완전 초보자에게 적합한 필라테스 운동의 수준이 경쟁 스포츠의 운동선수에게 어려울 수도 있다는 점이다. 운동선수를 포함한 많은 사람들은 비효율적인 근육 활성화 전략을 자신도 모르게 사용해 왔고, 일상활동이나 놀이에서 그것을 좋은 보상 동작으로 사용했다. 정확한 안정화와 움직임 패턴의 요건을 통해, 우리의 개별 약증이 드러난다. 이것은 평상시 패턴의 자각을 허용하고, 보다 효율적인 접근법을 발견하도록 돕는다.

올바르고 정확한 운동을 수행하려면, 우리가 다시 필라테스의 초보자가 되도록 모든 것을 시작할 필요가 있다. 이것이 먼저 동요될 수 있지만, 이 원리를 얼버무리고 넘어가는 것은 잘못된 감각 발달을 일으킬 수 있고, 과도한 근육이 우월한 상태를 계속 유지할지도 모르기 때문에, 그 과제에 적합한 주요 근육의 퇴화를 차단할 필요가 있다. 운동선수이든 조종사이든 간에, 우리들 중 많은 사람은 잘못된 보상 움직임 패턴에 적응되어 있고, 불행하게도 급성 손상이나 만성 손상이 발생하기 전에 보상 움직임 패턴이 나타날 수 있다. 이 패턴들을 교정하는 정확한 운동 수행의 보상은 평생의 신체 활동을 통해 신체를 지속하고 질적으로 향상시킬 수 있는 뿌리깊은 능력이다.

정확성의 원리를 위해, 아낫 바니엘(Anat Baniel)의 요소인 "느림(slow)"을 덧붙일 수 있다. 본 요소는 여러분이 천천히 하지 않으면 새로운 기술을 변화시키거나 마스터할 수 없을 것이다. 빠르게 움직이는 것은 이미 자동화된 패턴에서만 이루어진다. 클라이언트에게 느리게 움직이도록 "큐잉"하는 것은 습관 모드 상태에 있는 뇌를 깨우는 방법이다. 상당히 느리게 움직이는 것은 인지를 강화하고, 변화를 일으킬 수 있다.

또 하나의 아낫 바니엘(Anat Baniel)의 요소인 "예민성(subtlety)"이란 우리가 힘의 양을 줄일 때 뇌의 예민성과 차이점을 인지하는 능력이 증가된다는 것이다. 이 요소는 낮은 하중의 운동을 모든 훈련 방법(특히 교정 목적을 갖는 운동)에 적용시키는 것을 지지한다. 우리가 만성 강직이나 불안정한 패턴을 가진 클라이언트를 만났을 때, 이 부위들에서 근운동감각이 부족하다는 결론을 내릴 수 있다. 관찰, 터치, 그리고 여러분이 들어올릴 때 어떤 느낌이 드는가와 같은 수사적인 질문을 통한 미세한 차이점의 자각은 효율적인 움직임을 찾아내도록 도와주는 뇌의 탐색을 촉진시킬 수 있다.

6. 흐름 (Flow)

느리고 정확한 움직임을 강조했던 앞의 원리와는 달리, 흐름은 최고의 표현이다. **흐름**은 우리가 적절한 협응 노력으로 운동하는 것을 배우는 원리이고, 과격하고, 무겁거나 지나치게 지지되는 운동의 경우는, 인지되고 조절되어야 한다.

심리학자인 미할리 칙센미하이(Mihaly Csikszent mihalyi)는 "흐름"을 참여자의 기술과 활동의 난이도가 동등하게 어울리는 활동의 흡수 상태라고 기술했다. 그 결과는 시간을 초월한 감각이고, 뇌가 가장 높은 수준에서 작용하는 전반적인 자각의 상태라고 말한 아낫 바니엘(Anat Baniel)의 설명과 크게 다르지 않다.

몇몇 필라테스 강사들은 "흐름"을 학생들이 기본 패턴을 마스터했을 때만 즐길 수 있는 보상이라고 생각한다. 앞의 원리에서 제시했듯이, 우리가 빠르게 움직이면, 우리의 패턴을 변화시킬 수 없다; 어떻게 해야 하는지를 알고 있는 운동만 변화시킬 수 있다. 필라테스 초보자를 위한 60분간의 "흐름"은 조셉(Joseph)이 말한 것처럼, "신체와 정신의 균형"이 중요하다는 근운동감각의 뇌앙스로부터 벗어나서 그들의 초점을 두기 쉽다. 만약 우리가 운동의 미세한 부위보다 다른 사람과 함께 하는 운동에 더 집중한다면, 필라테스는 그것의 깊이를 잃어버리고, 또 다른 집단 피트니스 강좌로 변한다.

기반을 마스터하는 것이 중요하지만, 흐름은 감각 탐구와 학습을 권장할 수도 있다. 특히 우리의 리듬대로 수행했을 때 더욱 그러하다. 우리는 먼저 이러한 방법에서 기본적인 움직임 패턴(천천히 배워 왔던)을 연구하도록 하고, 그 다음 복합한 움직임으로 진행하도록 제안한다. 다른 사람과 맞게 안무를 수행하는 것은 아름다운 퍼포먼스를 만들지만, 필라테스에서는 여러분 자신의 내적 리듬으로 춤을 추고, 이것을 위해 다른 필라테스 원리를 희생해서는 안 된다.

우리는 근막 조직의 탄성을 고려함으로써 전통적인 필라테스 흐름의 지식에 또다른 요소를 첨가할 수 있다. 우리 모두는 근육이 수축하여 근육의 길이를 변화시키고 "수동" 힘줄을 당겨(관절을 가로질러), 움직임을 일으킨다는 생각에 친숙하다. 근막 연구자들은 *"발사 기전(catapult mechanism)"* 또는 *"탄성 리코일(elastic recoil)"*로 간주되는 또 다른 효율적인 움직임의 기전을 발견했다. 이 모델에서, 근육은 길이를 변화시키지 않지만, 근막 조직은 스프링처럼 장력을 저장하고 방출한다; 이것은 캥거루가 폭발적인 점프를 할 수 있는 이유이다. 이러한 기전으로 훈련하면, 달리기와 같은 신체 활동에서 스태미나와 탄성을 향상시킬 수 있다. 근막 피트니스 전문가는 바운딩(Bouncing) 움직임, 예비 반대 움직임, 부드러운 흐름의 "닌자" 같은 홉핑(hopping)을 운동 레퍼토리 안에 포함시키는 것을 권장한다. 리포머(Reformer)에서 점프 보드를 이용하던, 다른 필라테스 레퍼토리에 창조적인 적응을 하던 간에, 필라테스 운동을 통해 근막의 탄성을 훈련하는 많은 기회가 있고, 나중에 몇 가지 아이디어를 제공할 것이다.

근막과 뇌 연구의 팁 / Other Tips from Fascial and Brain Research

비록 다음의 아이디어가 필라테스의 6대 원리에 해당되지 않지만, 그럼에도 불구하고 그것들은 필라테스 수행자에게 유용한 팁이 된다.

- **유지 가능성(Sustainability)**: 근막은 근육보다 느리게 변화하고, 외부 변화를 바로 인지하기 어려울 수 있다. 인내를 가져야 하는데, 그 이유는 더 강하고 더 탄성적인 근막 구조물의 형태에서 누적 효과가 느껴지고 보여질 수 있기 때문이다.

- **회복과 휴식(Recovery and rest)**: 근막 조직의 수화를 허용하기 위해 집중해야 하고, 정기적으로 그리고 목적을 갖고 휴식을 취해야 한다.

- **유연한 목표(Flexible goals)**: 이낫 비니엘(Anat Baniel)은 성공만큼 실패로부터도 많은 것을 배워야 한다고 지적했다. 심지어 여러분이 운동을 할 수 없을 때 조차도 호기심을 갖고 고무되어 있어야 한다.

기능적 코어
코어(TPC)의 역할

/ The Functional Core
The Role of the Thoracopelvic Canister

2장

조셉(Joseph)은 코어를 신체의 "파워 하우스"라고 불렀다. 이 책의 전반에 걸쳐, "파워 하우스"를 *코어 (thoracopelvic canister; TPC)*로 간주할 것이다. 코어(TPC)는 가슴우리(등뼈와 갈비우리), 허리뼈, 골반으로 구성된다. 물렁조직(근육, 근막 및 인대)과 함께 이러한 뼈성 구조물이 해부학적 용기를 형성한다. 그러나 실제의 딱딱한 용기와는 달리, 코어는 적절한 기능을 갖길 위해 유연해질 필요가 있다.

본 장은 근육을 포함한 코어 안정성이 어떻게 발달되는지 뿐만 아니라, 효율적인 움직임을 위한 적절한 수준의 안정성을 생성하는데 이용되는 시스템과 전략을 설명할 것이다. 또한 본 장은 흔한 자세와 움직임의 기능부전에 영향을 미치는 부적절한 코어 안정화 전략의 결과를 살펴볼 것이다. 본 장의 목표는 여러분이 다음을 할 수 있도록 코어 안정화가 어떻게 달성되는지에 대한 근본 지식을 제공하는 것이다:

- 코어가 어떻게 작용하는지에 대한 실용적 지식을 갖는다. 이러한 지식은 최상의 수행, 연구, 임상 관찰의 결합에 의해 입증된다.
- 비효율적인 코어 안정화 전략이 어떻게 발달하는지에 대한 지식과 기능부전 전략의 흔한 징후를 확인할 수 있는 지식을 갖는다.
- 여러분과 클라이언트가 평생의 건강과 피트니스 목표를 달성하는데 도움을 주는 교정운동 전략과 점진적 운동 프로그램을 시행할 수 있는 도구와 자각을 갖는다.

코어의 적절한 기능을 발달하고 유지하는 통합 시스템이 필요하다. 그러나 우리가 어떻게 하면 기능적으로 코어를 조절할 수 있는가는 3개의 주요 시스템의 협응에 좌우된다: 신경계, 뼈인대계 및 근막계. 이 신체 계통들은 안정성을 제공하도록 잘 협응되어야 하고, 또 효율적인 자세와 움직임을 생산하도록 조절되어야 한다. 신체 계통을 다룰 때, 우리의 초점은 근막계에 주로 맞추는데, 그 이유는 근막계가 다른 신체 계통의 기능을 발달시키고, 향상시키고, 또 영향을 줄 수 있도록 우리의 접근을 허용하기 때문이다.

신경계
/The Nervous System

신경계는 인체의 모든 기능을 지배한다. 신경계는 지속적으로 피부, 근육, 근막, 인대, 및 관절주머니에 위치한 고유수용기로부터 받는 정보 뿐만 아니라, 몸감각계(시각과 안뜰계로부터 오는 정보를 모니터하고, 안정화와 움직임에 대한 가장 효율적인 전략을 결정하기 위해 이들 정보를 이용한다.

신경계는 적절한 양의 다양한 신체적 자극과 지적 자극을 통해 발달되고 유지된다.

아동 발달은 우리의 어린 시절 때 신경가소성이 어떻게 발달하는지를 잘 보여주는 좋은 예이다; 실제로 거의 매일 지적 및 정서적 능력 뿐만 아니라, 운동 조절 수준의 발달을 확인할 수 있다. 이러한 발달의 초기 몇 개월이나 몇 년은 평생의 자세와 움직임에 요구되는 신경망을 형성하는데 매우 중요하다. 예를 들어, 네발 기기 동작은 궁극적으로 효율적인 똑바른 자세와 보행에 요구되는 코어(TPC)와 반대쪽 팔 · 다리의 조절을 발달시킨다.

신경 연결을 향상시킨다 (Improve Neural Connections)

불행하게도, 우리의 좌식생활, 다양한 신체 자극의 부족과 인위적인 운동의 형태 때문에, 우리의 자세와 움직임 패턴이 종종 퇴화하기 시작한다. 중요한 것은 신체적 도전과 지적 도전의 적절한 형태와 양에 의해 신경계가 평생 동안 신경가소성을 가지기 때문에, 우리가 성장할 수 있다는 것이다. 필라테스는 건강하고 활동적인 생활 스타일을 지지하는데 요구되는 신경 연결의 향상 뿐만 아니라 새로운 것을 발달시키는 훌륭한 매개체가 된다.

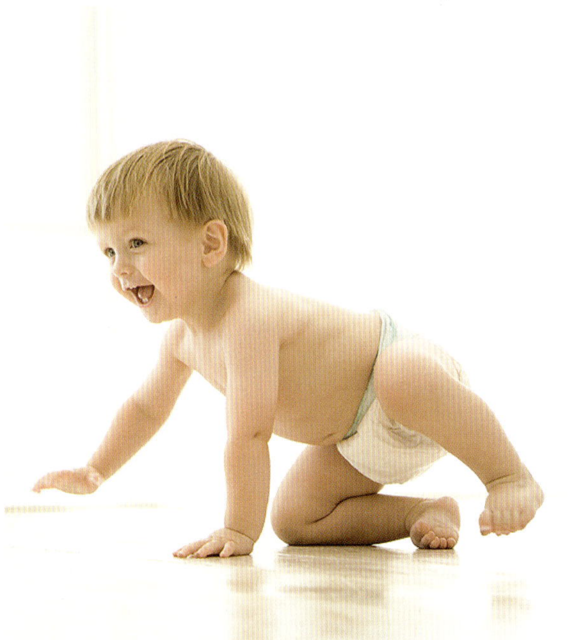

그림 2.1: 네발기기는 코어(TPC)와 반대쪽 팔 · 다리 조절을 발달시킨다.

신경계의 분류
(Divisions of the Nervous System)

신경계는 인체의 조절 시스템이다; 신체에서 일어나는 모든 일은 신경계에 의해 이루어지고, 또 신경계에 영향을 준다. 신경계의 1차 2가지 분류는 중추신경계(CNS)와 말초신경계(PNS)이다(그림 2.2).

뇌와 척수가 중추신경계를 형성하고, 뇌신경과 척수신경이 말초신경계(PNS)를 형성한다. 중추신경계(CNS)는 말초신경에 의해 제공되는 정보를 처리와 통합하고, 특정한 활동이나 신체 기능을 도출해 내는 적절한 명령을 내려 보낸다.

말초신경계(PNS)는 다시 몸신경계(SNS)와 자율신경계(ANS)로 나누어진다. 몸신경계(SNS)는 뼈대근, 근막, 관절 및 피부를 통제하고, 수의적 근활동을 조절하는 부위이다. 자율신경계는 평활근, 심장근, 샘 등을 담당하고, 우리의 생명을 유지하는 기능과 관련된다. 자율신경계가 무의식 상태에서 조절된다 하더라도, 우리는 의식적 집중과 특별한 훈련을 통해 내장기, 심장, 호흡계 등의 조절을 발달시킬 수 있다. 예를 들어, 횡격막 호흡(diaphragmatic breathing)과 정신 상태의 이완을 통해, 우리는 심박수와 호흡율을 의식적으로 낮출 수 있다.

자율신경계(SNS)는 다시 교감신경(투쟁-도망)과 부교감신경(휴식-소화)으로 나누어진다. 너무 빠른 우리의 삶, 기술 기반 과자극, 적절한 휴식 부족, 자극제 의존(카페인, 약물 등), 일상의 책임감 때문에, 현대에 사는 대부분의 우리들은 교감우세 상태로 살고 있다, 적절한 호흡 전략을 통해 의식적으로 심박수와 호흡률을 낮출 수 있는 능력은 우리가 교감 우세 상태를 부교감 우세 상태로 빠르게 이동시킬 수 있기 때문에 커다란 장점이 된다. 우리가 부교감 상태로 오래 존재할수록, 우리의 몸은 생존에 필요한 기능보다는 번창(소화, 회복, 해독 염증 감소 등)에 더 효율적인 기능을 수행할 수 있을 것이다. 이것은 전반적인 건강과 수명을 향상시킬 뿐만 아니라 자세와 움직임을 향상시킬 수 있는 중요한 요소이다.

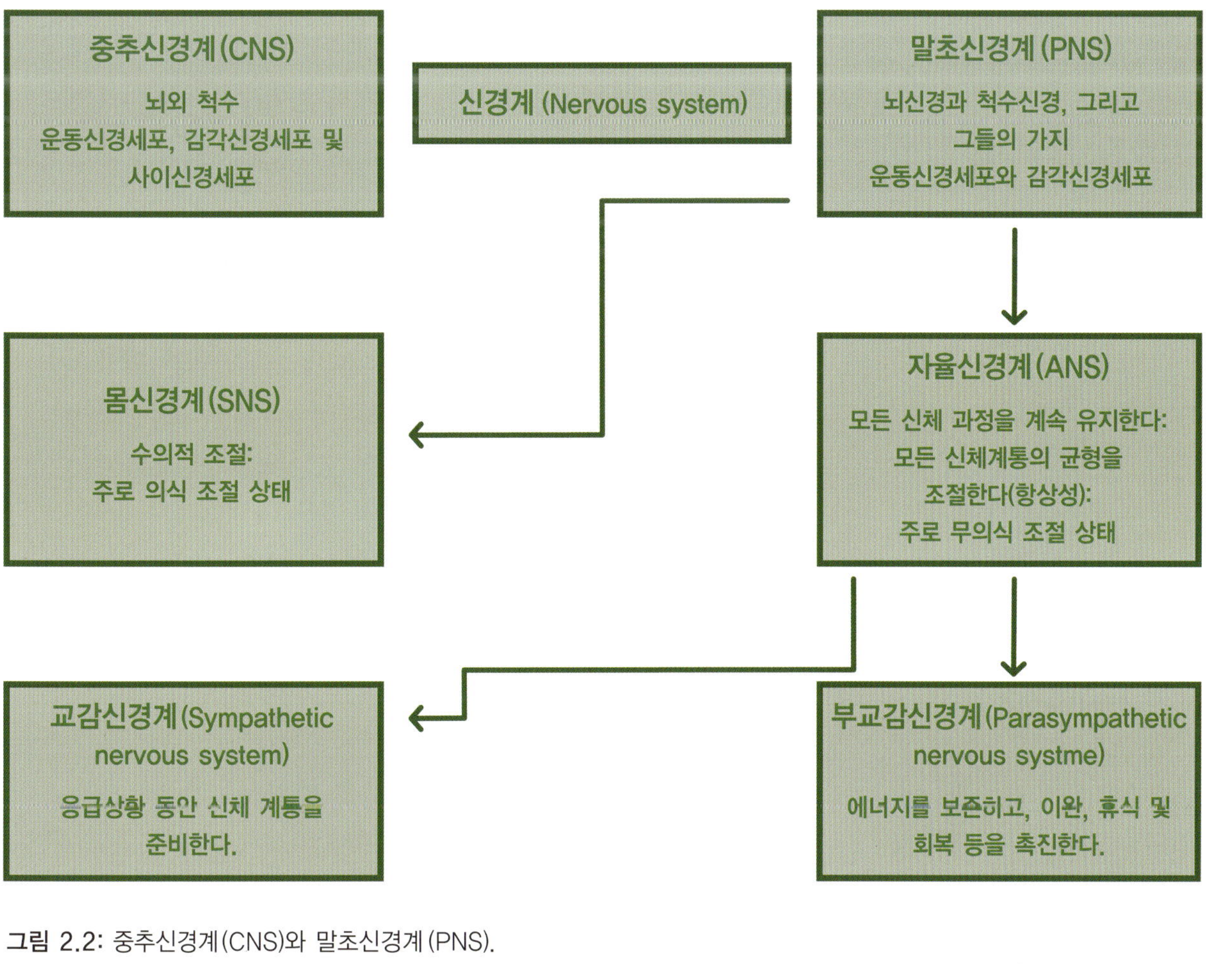

그림 2.2: 중추신경계(CNS)와 말초신경계(PNS).

피로와 불편 그리고 조직 파괴 등을 일으키는 운동—고강도 간격 훈련(high-intensity interval training; HIIT)과 관련된 부작용—이 적절한 휴식이나 회복 없이 너무 자주 그리고 너무 오랜 기간 동안 수행되면, 교감신경의 우세 상태가 쉽게 지속될 수 있다. 이것은 이러한 종류의 훈련 프로그램에 참여했던 클라이언트나 환자에게서 많이 나타나는 만성 타이트니스와 손상의 주요 원인이다. 사람이 HIIT 방법을 통해 스트레스 수준을 적절하게 조절할 수 있다면, HIIT 방법이 반드시 나쁜 것은 아니다; 그러나 HIIT 방법은 부적절한 자세와 움직임을 가진 사람뿐만 아니라, 만성 피로나 스트레스를 받은 사람에게는 금기시 된다.

이 HIIT 방법과는 반대로, 부교감 상태의 촉진은 *호흡(breathing)*, 느린 움직임 및 의식 *조절(control)*의 *자각(awareness)* 발달의 필라테스 원리와 결합할 때 가장 좋은 결과를 갖는다. 우리는 클라이언트와 환자가 만성 긴장과 불편, 심지어 과사용과 관련된 만성 염증을 완화하는데 도움을 주는 가장 큰 성공이 이 원리와의 정기적인 연합임을 발견했다.

호문쿨러스 (Homunculus)

*호문쿨러스*는 뇌의 운동 영역과 감각 영역을 그림으로 표시한 것이다. 호문쿨러스 남성(또는 여성)은 뇌가 신체의 여러 영역에 나타내는 공간이나 관심의 크기를 의미한다.

여러분이 그림 2.3에서 볼 수 있듯이, 운동겉질과 감각겉질 중에서 큰 부위에 해당하는 신체 부위는 얼굴, 손 및 발이다. 이것은 아동들이 초기 발달 단계 동안 찾고, 접촉하고, 맛을 보고, 듣고, 쥐는 것 등에 많은 시간을 보내는 하나의 이유이다: 아동들은 운동겉질과 감각겉질로 정보를 제공하고, 적절한 김각과 운동의 기능에 필요한 귀중한 피드백을 얻을 수 있다. 본질적으로 그것들은 고유수용성 감각(자세, 위치, 공간에서의 방향, 움직임 등의 자각)을 발달하고 있다.

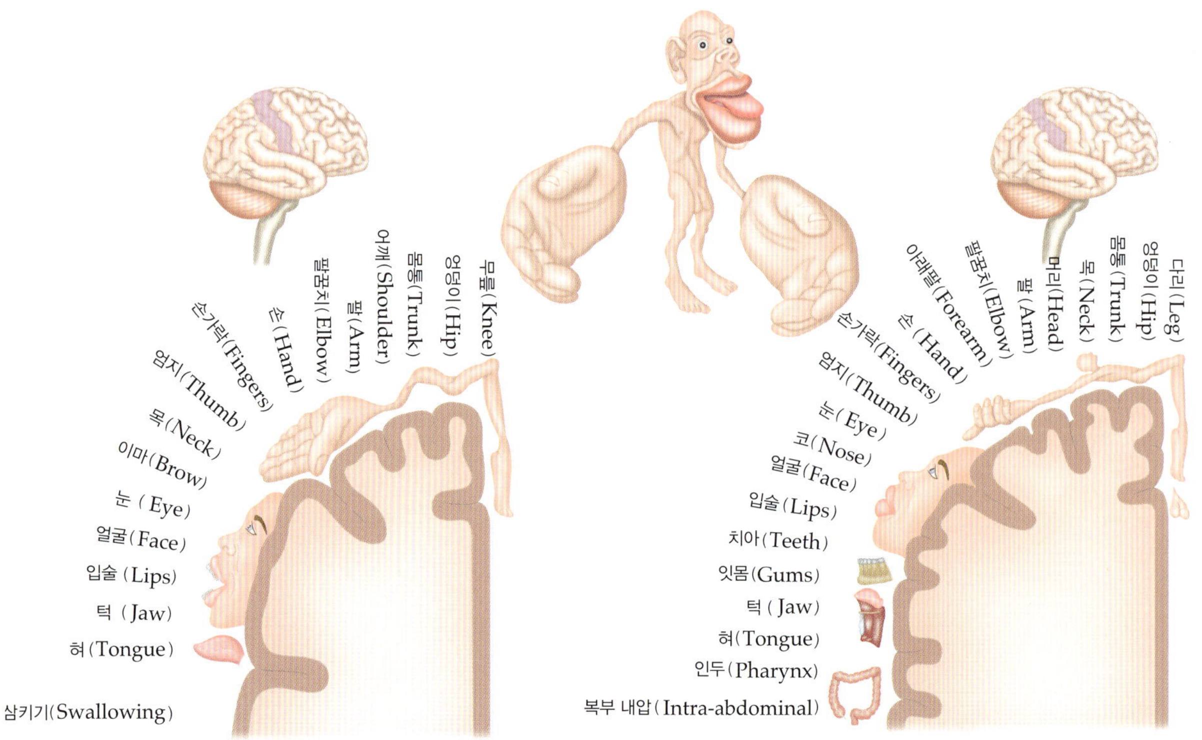

그림 2.3: 뇌의 운동영역과 감각영역을 나타내는 그림.

우리가 더 많은 자각을 갖는 부위가 있다면, 뇌에서 표상되는 이 부위들이 더 커 질 것이다. 반대로 자각이 부족하거나 제한된 협응과 조절이 있는 부위가 있다면, 뇌에서 표상되는 그 부위들은 작아질 것이다. 이 책의 전반에서 우리가 움직임 습관에 대한 효율성과 조절의 향상을 다룰 때, 호문쿨러스의 이러한 그림을 명심해야 한다. 손상이나 외상이 있으면, 그 손상 부위에 대한 뇌의 표상이 나타날 수 있다(이것에 대한 설명을 알고 싶으면, 버틀러(Butler)와 모슬리(Moseley)(2013). 물리치료, 요가 및 필라테스와 같은 움직임 재교육은 이상적인 기능과 함께 *미묘한 차이*가 있는 근력 부족의 영역에서 자각과 조절을 일깨워 주는데 도움을 줄 것이다.

그림 2.4의 아동은 운동겉질과 감각겉질 모두에 자극을 주고 있다. 촉각이나 근운동감각의 피드백은 이상적인 자세와 움직임 패턴을 교육하고 발달시키는 중요한 요소이다. 예를 들어, 맨발로 수행하는 필라테스 운동은 발바닥의 말초 수용기를 자극하고 또 위치, 체중분포, 힘의 방향에 대한 정보를 중추신경계(CNS)로 중계하는 중요한 역할을 한다. 우리가 근운동감각 환경을 더 많이 제공할 수 있도록, 우리의 패턴을 향상시키고, 적절한 습관을 발달시킬 수 있는 성공률이 더 높아진다. 먼저, 아동 때 배웠던 방법을 생각해 보고, 이것을 필라테스 수행에 통합시키는 많은 방법을 찾아본다.

중요한 것은 우리가 수행하는 모든 단일의 활동들이 신경계에 영향을 준다는 것이다. 그런 다음, 모든 운동은 신경계를 훈련하고 협응시키는 운동이 된다. 그래서, 우리가 운동하는 방법은 운동 그 자체만큼 중요하다. 1장에서 설명된 필라테스의 6대 원리는 안무 뒤에 숨겨진 마음 상태를 우리가 기억하는데 도움을 준다. 초보에서 숙련된 수행까지 여러분이 수행하고 있는 수행 수준은 필라테스 수행 안에 필라테스 원리를 구축하는데 도움을 준다. 이것은 필라테스 스튜디오 밖에서 효율적이고 즐겁게 할 수 있는 움직임 패턴을 자발적으로 생산하는 신경 통로를 만들 것이다.

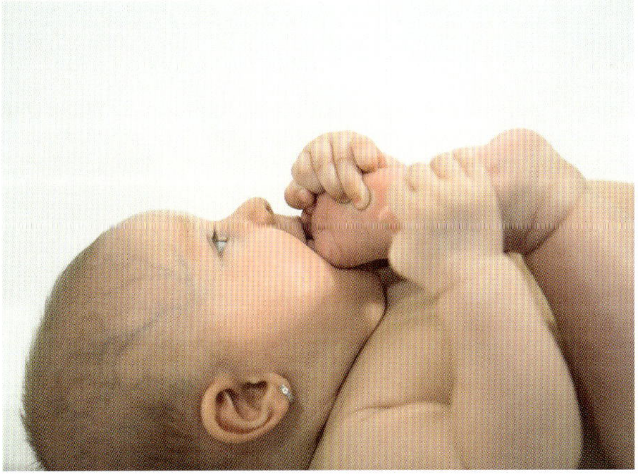

그림 2.4: 운동겉질과 감각겉질 모두를 자극하고 있는 아동.

자각, 이해 및 집중 (Be aware, Understand, and Concentrate)

모든 운동은 신경계를 훈련하고 조정할 기회를 제공한다. 여러분이 운동하기 전에 스스로 체크한다. 여러분의 호흡, 정신 상태, 정렬 그리고 체중을 어떻게 지지하고 있는지를 확인한다: 특별히 타이트니스와 통증을 체크한다. 여러분 스스로에게 "내가 수행하려는 운동이 어떻게 될 것인지, 그리고 내가 수행하는 방법이 신경계에 영향을 줄 것인지"를 물어본다. 이러한 방법에서 볼 때, 자각, 이해 및 집중은 필라테스 수행뿐만 아니라, 우리가 움직일 때 신체, 마음 및 정신을 변화시키는 매우 훌륭한 도구이다.

뼈인대 시스템 /The Osseoligamentous System

코어(TPC)의 *뼈* 성분은 몸의 구조적 틀을 형성하는 뼈이다. 코어(TPC) 또는 몸쪽 코어(그림 2.5)를 구성하는 뼈들은 다음과 같다:

- 가슴우리(thorax)—등뼈, 갈비뼈 및 복장뼈
- 허리뼈(lumbar spine)
- 골반(pelvis)

우리 몸의 구조는 3가지 중요한 기능을 제공한다:

1. 우리의 전반적인 수직 높이를 증가시키는 틀로서 작용하고, 이동, 뻗기 및 시야의 능력도 향상시킨다.
2. 근력을 발달시키는 능력 뿐만 아니라, 많은 각도와 자세를 달성할 수 있게 하는 뻗기와 돌림하는 능력을 제공하는 지렛대로 작용한다.
3. 효율적인 자세와 움직임을 생산함에 있어 근막계의 수축이 협응되고 조직화될 수 있는 고정된 부착점을 제공한다.

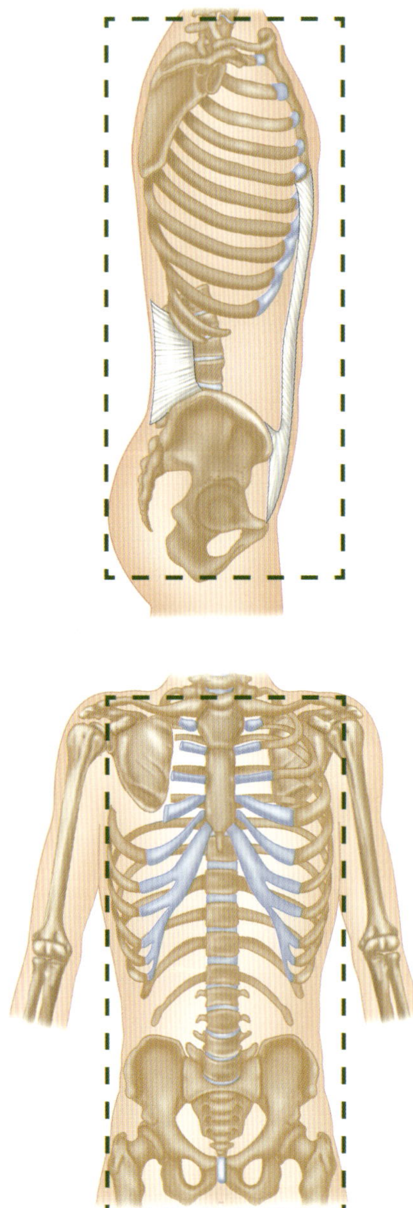

그림 2.5: 코어(TPC).

자세와 움직임에 관련된 하나의 부가적인 기능은 뼈막(뼈를 둘러싸고 있는 섬유막)이 감각수용기를 가지고 있다는 것이다. 본질적으로, 우리의 뼈는 고유수용성 기능을 제공한다.

다양한 방향의 굽음(목뼈와 허리뼈의 앞굽음, 등뼈의 뒤굽음)을 가진 독특한 척추만곡(그림 2.6)은 척추로 하여금 위에서 내려오는 압박력(중력과 외적 하중)과 아래에서 올라오는 압박력(지면과 발의 접촉으로부터 몸을 통해 위로 올라가는 힘)을 조정하는 기능적 충격 흡수 장치로서 작용하도록 만든다(만약 척추가 일자 막대라면, 충격을 분산하는 능력이 크게 감소될 것이다). 이러한 척추 만곡의 증가나 감소는 물렁조직 구조물에 가해지는 스트레스의 원인이 될 수 있고, 관절의 퇴행성 변화를 초래할 수 있는 생체역학적 변화를 일으킨다.

몸통과 척추(축성 뼈대)는 머리뿐만 아니라 팔·다리의 부착점이다. 다리는 넙다리절구관절을 통해 코어(TPC)에 부착하고, 팔은 복장빗장관절을 통해 축성 뼈대에 부착한다. 팔·다리가 근막 사슬(myofascial chain)을 통해 안정화에 기여하기 때문에 팔·다리의 기여에 대한 내용은 코어 기능에서 거론할 것이다. 이러한 개념을 근막계와 운동 단락에서 더 공부할 것이다.

부가적으로, 코어(TPC)의 뼈 구조물은 척추와 가슴우리(thorax), 배 및 골반에 있는 주요 장기를 둘러싸고 보호한다. 근막계에서 설명하겠지만, 코어(TPC)는 복부 장기의 완충장치를 제공하는 구조적 지지를 제공한다.

인대는 관절의 안정화 수준을 지지하고 제공한다. 인대는 이웃한 두 뼈를 연결하고, 근막을 통해 관절주머니와 연결되어 있다. 부가적으로, 인대는 주위 근육에 근막 연결을 제공하고, 관절의 독특한 구조와 기능에 기반된 가동성을 변화시킨다. 몸통, 척추, 골반 및 팔·다리 뿐만 아니라, 코어(TPC)의 뼈 구조물에 있는 대다수 관절은 윤활관절이다. 즉, 윤활관절은 관절주머니, 윤활액, 연골을 갖고 있다(그림 2.7).

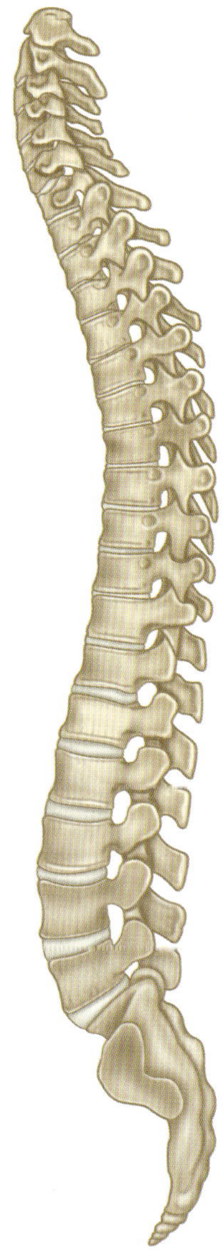

그림 2.6: 척추 만곡 – 목뼈의 앞굽음(lordosis), 등뼈의 뒤굽음(kyphosis), 허리뼈의 앞굽음.

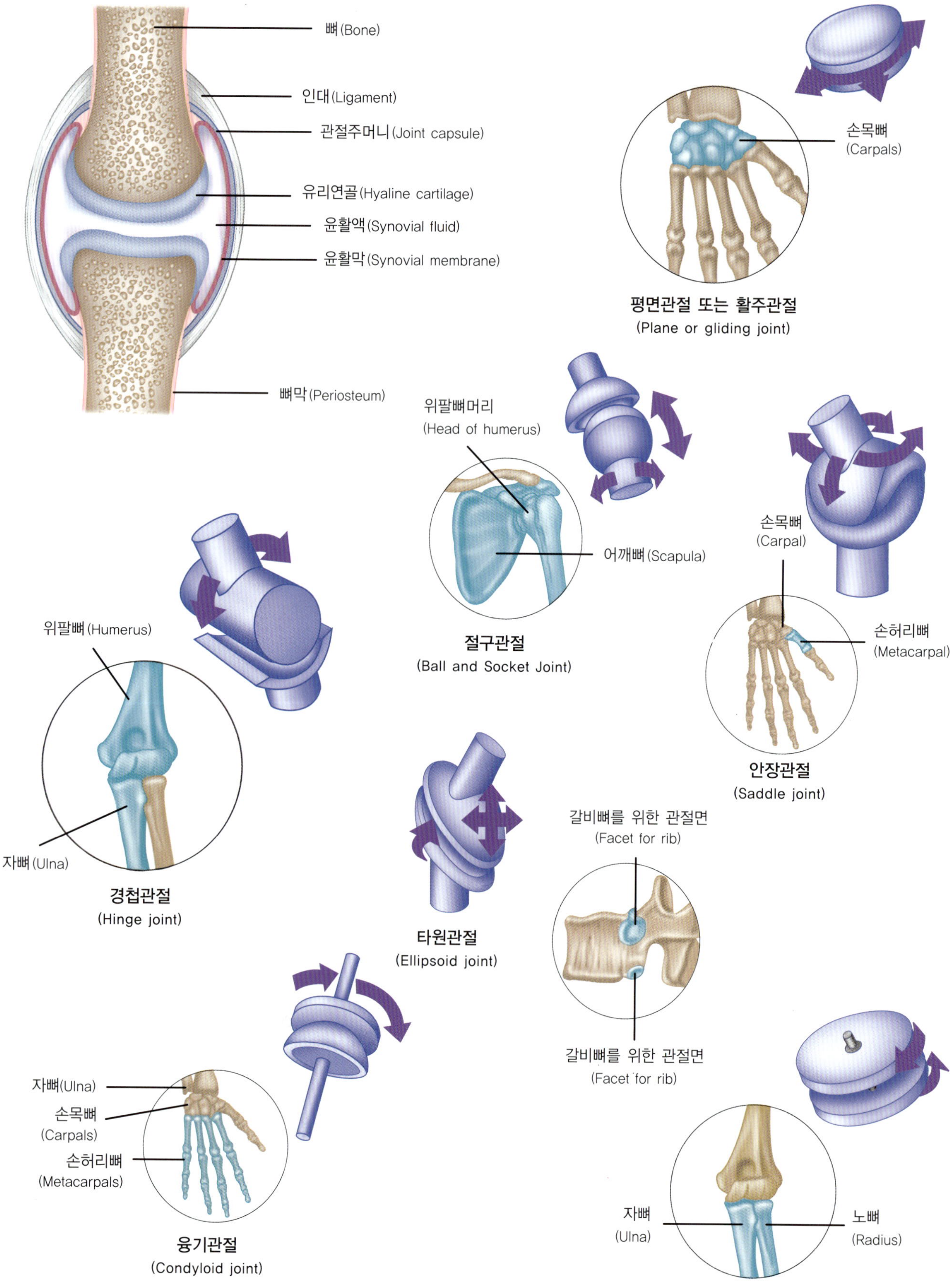

그림 2.7: 윤활관절(synovial joints).

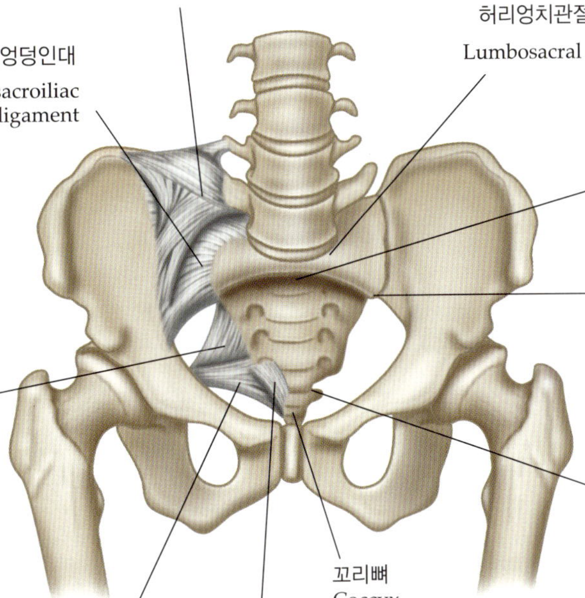

그림 2.8: 엉치엉덩관절(sacroiliac joint).

인대와 관절주머니가 감각신경(고유수용기)에 의해 지배된다는 것이 오래전부터 알려져 왔기 때문에, 우리의 자세 조절은 인대에 의해 조정되고 있다.
근육은 관절 안정성을 제공하기 위해 수축하여 그것의 근막 부착점과 인대를 당긴다. 그것이 관절 운동을 제한하는 수동 장치로서 고려되지만, 최근의 연구에 따르면 많은 생체 조직(인대와 주위의 결합조직)들이 비슷한 특성을 가진다고 했다. 그것들은 역학적으로 뻣뻣하게 만들거나 안정화시키는 수축성 성분을 가지고 있다(Schleip 등 2012). 한편, 관절 주위의 모든 조직은 그것들이 관절 안정성을 제공하는 만큼, 신경계로 다시 정보를 전달하는 것이 중요하다.

뼈의 다양한 형태와 관절 유형도 선천적으로 신체 영역의 안정성이 어떻게 될 것인지를 결정한다. 각 뼈들의 독특한 구조적 특성 때문에 특정 관절의 안정성이 더 커질 수 있는 반면, 어떤 뼈들은 가동성을 더욱 증가시킬 것이다. 예를 들어, 골반의 엉치엉덩관절은 선천적으로 커다란 안정성이나 ***형태 폐쇄(form closure)*** — (Andry Vleeming과 Chris Snijders에 의해 사용된 용어)를 가진 것으로 고려되고 있다(Lee 2011). 엉치엉덩관절의 독특한 모양(그림 2.8)은 몸통과 척추를 통해 위쪽으로 올라가는 팔 · 다리의 힘과 몸통과 척추에서 팔 · 다리로 전달되는 힘을 위해 안정성을 제공한다.

엉치뼈와 골반의 관절면은 함께 연결될 때 서로를 "꽉 조일 수 있는" 불규칙한 연골면을 가지고 있다.

화살표 머리 모양의 엉치뼈는 기능적으로 2개의 볼기뼈 사이에서 쐐기 역할을 하고, 강하고 치밀한 인대에 의해 그들 뼈가 유지된다. 이러한 독특한 정렬은 선천적인 안정성, 또는 엉치엉덩관절의 형태 폐쇄를 뚜렷하게 증가시킨다. 우리는 다음 단락에서 근막계가 엉치엉덩관절의 안정성에 어떤 역할을 하는지에 대해 설명할 것이다.

반대로, 오목위팔관절(그림 2.9)은 어깨뼈의 관절오목과 접촉하는 상대적으로 큰 위팔뼈머리를 갖고 있다. 이러한 관계는 큰 가동범위를 허용하고, 오목위팔관절은 엉치엉덩관절의 선천적 안정성만큼 커다란 안정성을 갖지 못한다. 그러므로 오목위팔관절은 기능 활동을 통해 관절을 유지하는데 요구되는 안정성을 제공하고, 근막계에 크게 의존한다.

관절이 소유하는 형태 폐쇄의 양에 관계없이, 인대와 관절 형태는 똑바른 자세와 움직임을 지지할 만큼 충분하지 않다. 그래서 모든 관절은 관절과 물렁조직에 원치 않는 스트레스를 일으키지 않고 신체를 지지하고, 가속하고, 감속하기 위해 근막계에 의존한다.

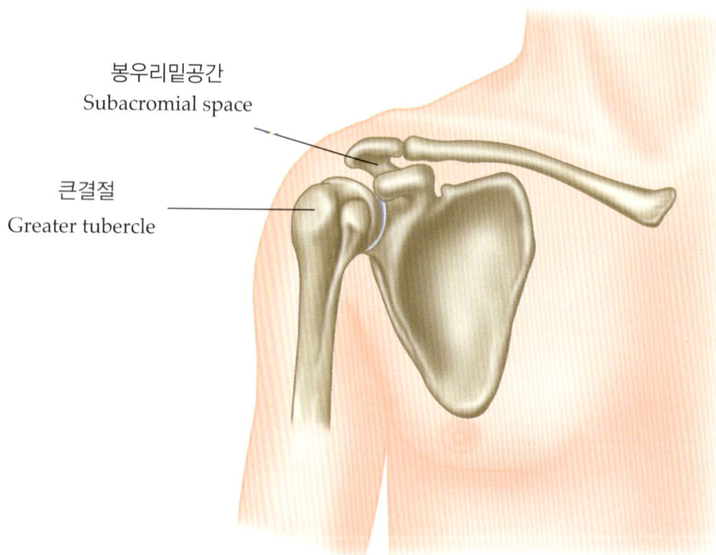

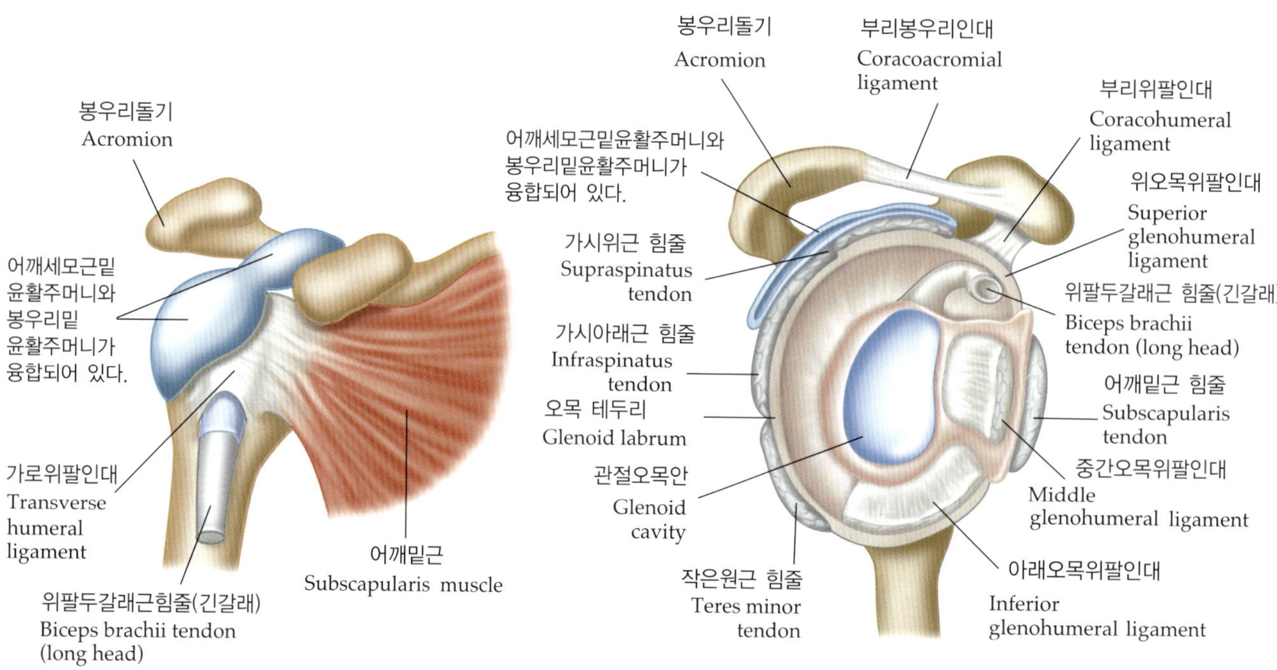

그림 2.9: 오목위팔관절. 어깨뼈의 작은 관절오목과 관절을 이루는 상대적으로 큰 위팔뼈머리를 확인한다.

근막계 (근육+근막) / The Myofascial (Muscle + Fascial) System

1장에서 설명되었듯이, 근막은 모든 신체 구조물을 둘러싸고, 현수하고, 지지하고, 감싸는 "그물 형태"의 결합조직이다. *근막계*(myofascial system)는 근육과 근막이 서로 얽히고 분리되지 않는 특성을 가진다. 함께, 근막계는 압박이나 감압의 특성이 될 수 있는 장력을 통해 신체의 안정성(stability)을 일으킨다.

텐서그리티(tensegrity)는 긴장(tension)과 통합(integrity)의 합성어 이고, Buckminster Fuller에 의해 개발된 건축 모형이다. 그는 텐서그리티를 장력 코드가 비지속적인 강체 지렛대에 연결하는 지속적인 장력 발생 장치라고 설명했다. 이 디자인은 "가볍다"라는 장점을 제공하고, 또 선천적 안정성과 적응성을 가지는 장점을 제공한다. 인체의 근막계는 *안정성*과 *역학적 조정*의 *장기*로 간주되었다(Myers 2011). 근막계의 역할은 안정성을 제공하고, 역학적인 힘이 가해졌을 때 안정성을 유지한다.

텐서그리티 모형이 인체에 적용되기 전에는, 우리는 신체의 안정성을 건축 블록이 쌓인 것처럼, 단순한 압박력(즉, 중력과 지면반발력)의 기능이라고 생각했다.

우리는 신체가 근막의 텐서그리티를 통해 안정성에 대해 다양한 요구에 반응하는 내적 결합을 발달시키고 있음을 알고 있다. 인체에 텐서그리티 개념을 적용시킬 때, 근막계는 장력 발생 장치로 작용하고, 우리의 뼈는 비지속적이고 상호 연결되는 강체 지렛대로 작용한다(그림 2.10). 우리는 본 장에서 근막계의 압박 역할과 감압 역할 모두를 검사할 것이다.

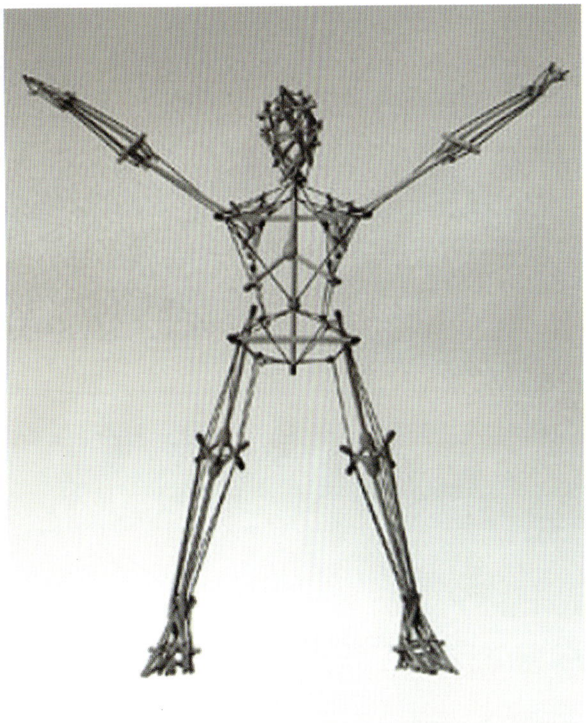

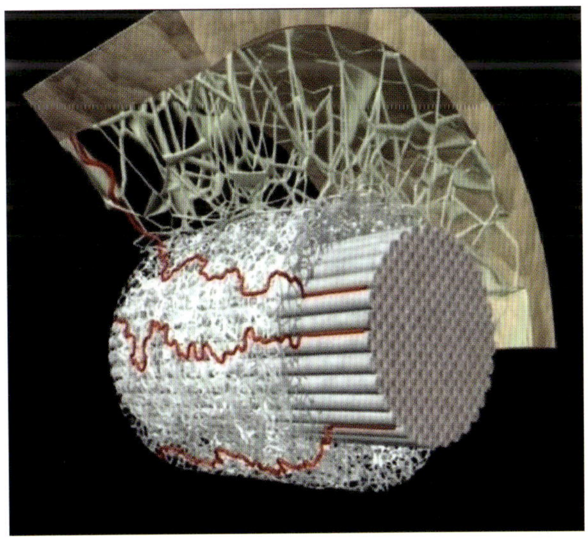

그림 2.10: 텐서그리티 모형(위쪽 그림)과 인체의 개념화 모형(아래쪽 그림). 아래쪽 그림은 JC Guimberteau와 Endovivo Productions에서 허가됨.

깊은 근막계(DMS)와 얕은 근막계(SMS)는 신경계와 협응하여 적절한 코어(TPC) 안정화와 움직임 패턴의 발달을 지지하기 위해 협력적으로 작용한다. 필라테스 원리의 통합은 이 근막계들 사이의 균형 발달을 보장하는 가장 좋은 방법 중의 하나이다.

실제로 그것은 신경-근육 근막 시스템이다 (Really, It is the Neuro-MyoFascial Systme).

근육은 뇌의 창문이다(Butler 2013). 진실로 우리의 사고, 정서, 믿음 등은 우리의 자세와 움직임 패턴과 관련된 역학적 긴장을 반영한다(그리고, 역으로. Arm Cuddy's excellent TED Talk on the subject을 확인한다). 다시 한 번, 우리는 필라테스 원리의 지혜로 되돌아간다. 이것은 우리가 운동할 때 *마음 상태*가 어떻게 적절한 자세와 움직임 패턴 발달의 통합 부분이 되는지를 강조한다.

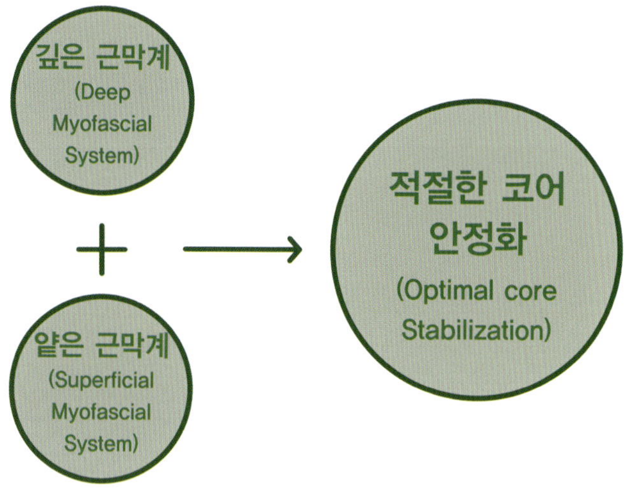

그림 2.11: 깊은 근막계(DMS)와 얕은 근막계(SMS) 사이의 균형이 있을 때, 적절한 코어 안정화가 이루어진다.

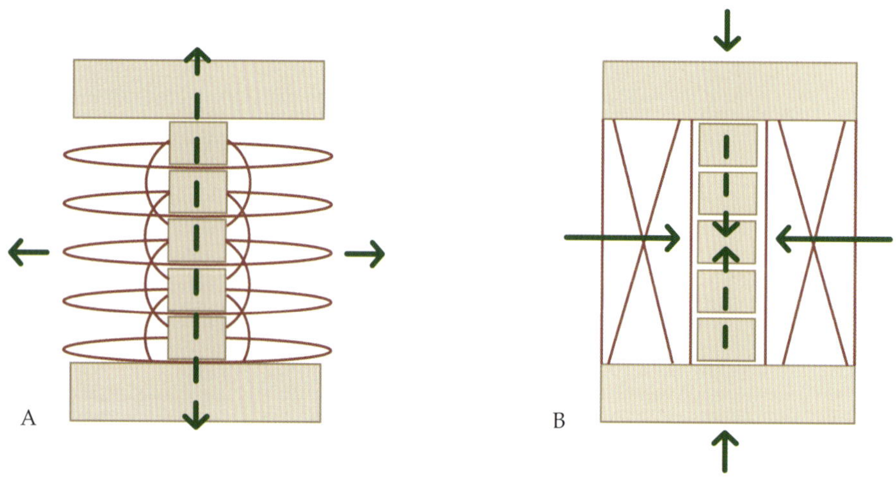

그림 2.12: (a) 깊은 근막계(DMS)의 근육은 코어(TPC)의 뼈를 주변으로 원주형으로 배열되어 있거나 뼈에 직접 분절적으로 연결되어 있다. (b) 얕은 근막계(SMS)의 근육은 코어를 따라 수직이나 교차되는 형태로 정렬되어 있다.

깊은 근막계(deep myofascial system; DMS)의 근육은 원주 형태로 배열되거나 코어(TPC)의 뼈에 직접 분절 형태로 부착하는 경향을 띤다[그림 2.12(a)]. 반대로, 얕은 근막계(SMS)의 근육들은 코어(TPC)를 따라 수직이나 교차 형태로 배열되는 경향을 띤다[그림 2.12(b)]. 깊은 근막계(DMS)의 일부인 배가로근(TVA)은 등허리 근막과 근막으로 섞여 있는 원주 형태로 배열된 근육이고, 각각의 허리뼈, 갈비우리의 아래쪽 면과 골반의 위쪽 테두리에 부착되어 있다.

반대로, 얕은 근막계(SMS)인 배빗근은 갈비우리의 가쪽면에서 골반으로 연결되어 있다. 이 근육들은 코어(TPC)의 기능에 중요한 효과를 가지고 있지만, 깊은 근막계(DMS)의 근육과 비교해 볼 때, 그것들은 각 척추뼈에 동일한 조절 수준을 가지지 않는다. 그러나 양쪽 근막계는 효율적인 안정화와 적절한 움직임에 기여한다.

리처드슨(Richardson)과 동료들, Jull, Janda 등을 포함한 몇몇 사람들은 근육 기능(Chaitow 등 2014)과 위치(Lee 2011)를 기반으로한 항목화된 근육을 갖고 있다. 우리의 항목은 그들의 연구를 종합하고 있고, 근육의 개별 기능을 고려하고 있다. 단순화를 위해, 우리는 깊은 근막계(DMS)와 얕은 근막계(SMS)의 측면에서 코어(TPC) 근육을 언급할 것이다.

깊은 근막계(DMS) 근육이나 얕은 근막계(SMS) 근육 사이의 구분은 5개의 주요 특성에 의해 결정된다: 근육의 위치와 크기, 고유수용기의 밀도, 기능적 역할 및 기능부전의 반응(표 2.1). 우리는 깊은 근막계(DMS)를 구성하는 특정 근육과 그것의 특성을 먼저 살펴볼 것이다.

특성 (Characteristics)	깊은 근막계 (Deep myofascial system)	얕은 근막계 (Superficial myofascial system)
위치 (Location)	• 깊은 층에서 중간 층 • 돌림축 근처	• 중간 층에서 얕은 층 • 돌림축으로부터 떨어진
크기 (Size)	• 작은 크기에서 중간 크기 • 주로 I 형과 Ⅱa 형 산화작용 근섬유	• 중간 크기에서 큰 크기 • 주로 Ⅱa 형과 Ⅱb 형 해당작용 근섬유
고유수용기 밀도 (Proprioception)	• 치밀 • 피드 포워드: 예상 활동	• 상대적으로 느슨 • 피드백: 반응 활동
기능적 역할 (Functional role)	• 낮은 수준의 활동 • 동원의 낮은 역치수준 • 분절 안정화 • 작은 운동과 자세 조절 • 비방향 특이성 조절	• 높은 수준의 활동 • 동원의 높은 역치 수준 • 대단위 안정화 • 큰 운동 • 충격 흡수 • 방향 특이성 활동
기능부전의 반응 (Response to dysfunction)	• 억제(동원 지연 포함), 힘 생산 감소, 지구력 감소 • 위축	• 과도 활동 • 흥분의 낮은 수준 • 과도 동원, 필요하지 않을 때 이완 능력 감소, • 과긴장

표 2.1: 깊은 근막계(DMS)와 얕은 근막계(SMS)의 특성 비교.

깊은 근막계 (Deep Myofascial System)

이름이 의미하듯이, 깊은 근막계(DMS)는 얕은 층 근육보다 깊은 곳에 위치하는 근육이고, 깊은 층-중간 층 근육으로 되어 있다. 척추의 이들 근육은 1개 또는 2개 관절마디(joint segments)에 직접 부착하는 근육이고, 팔 · 다리의 근육은 서로 이웃한 뼈에 연결되어 있는 작을 뿐만 아니라, 분절사이에 위치하고 한다. 그 근육들은 돌림축(관절이 회전하는 중심축) 가까이에 위치하여, 관절에 특별한 조정과 조절을 이루는 능력을 제공한다.

그림 2.13의 뭇갈래근처럼, 관절 가까이에 위치하는 근육은 근막을 통해 인대와 관절주머니에 연결되어 있고, 관절의 작은 움직임을 모니터하고, 조절하는 능력을 갖고 있다. 이것은 얕은 층 근육(척주세움근)보다 더 나은 관절 조절을 제공한다. 얕은 층 근육은 관절 돌림축으로부터 멀리 떨어져 위치하고, 일반적으로 1개 분절 이상에 걸쳐져 있다.

깊은 근막계(DMS)의 근육은 주로 긴장성 근육, 또는 I형 근육(산화 섬유)으로 구성되어 있다. I형 근육은 에너지 생산을 위해 산소를 이용한다. 이러한 구성은 깊은 층 근육이 일정한 활동을 유지하도록 허용하고, 반면 해당작용을 통해 에너지를 얻는 근육들(얕은 층 근육처럼)은 빠르게 피로해진다. 지구력은 깊은 층 근육의 중요한 특성인데, 그 이유는 그것들이 관절의 일정한 모니터링과 조절을 유지하기 때문이다. 심지어 휴식을 취할 때도, 이 근육은 일반적으로 낮은 수준의 활동을 하고 있다. 우리는 이 깊은 층 근육이 관절을 안정화시키는 근육이길 원하고, 단순히 수축하고 이완하는 것이 아니라, 어느 정도의 조절 수준을 항상 발휘하는 근육이길 원한다.

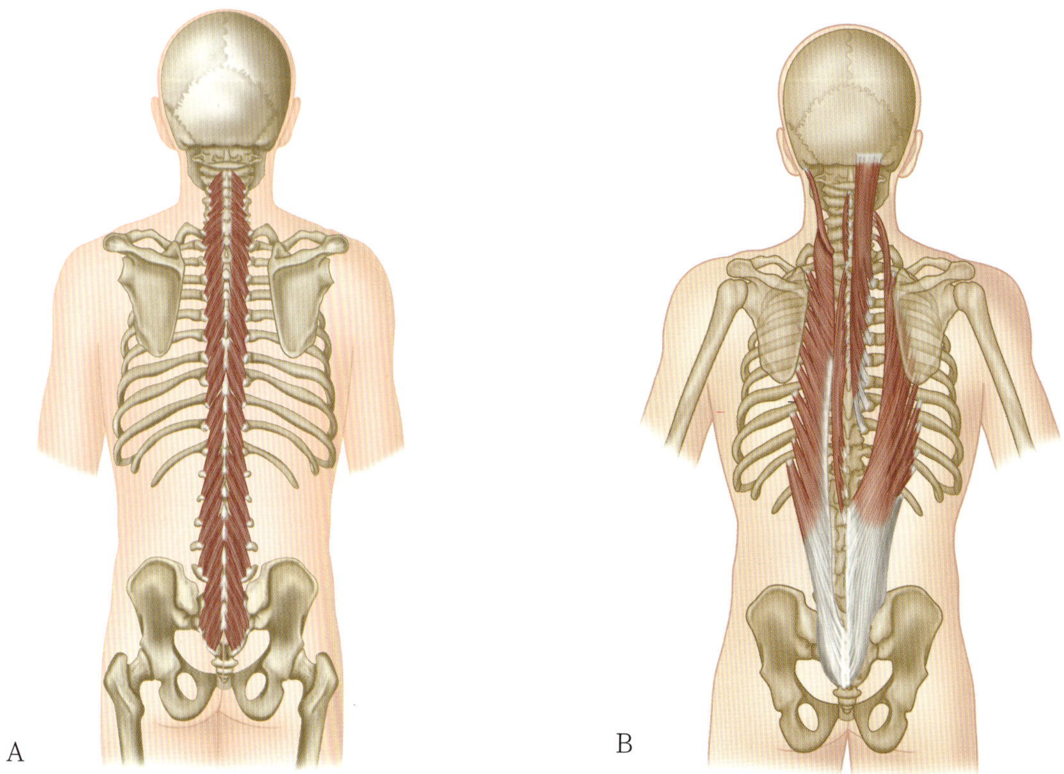

그림 2.13: 깊은 근막계(DMS). 척추의 깊은 층 근육〔뭇갈래근, (a)〕은 척추의 1개 또는 2개에 직접 부착하고 있고, 반면 척주세움근(b)은 더 많은 부위에 걸쳐 있다.

깊은 층 근육의 2가지 부가적인 장점은 비특이성 활동과 피드-포워드 활동이다. *비특이성(non-specificity)*은 얕은 층 근육과는 달리 몸통과 척추를 움직이지 않고 수축하는 능력을 의미하고, 위치나 활동에 의존하지 않는다. 한편, 깊은 층 근육은 신체 위치나 움직임의 방향에 관계없이 항상 어느 정도의 활동 수준을 갖고 있다. 또 이 근육들은 *피드-포워드(feed-forward)* 근육으로서, 작용근(주로 얕은 층 근육) 이전에 수축한다; 이것은 움직임이 일어나기 전에 관절을 안정화시키는 중요한 기능이다.

배가로근(TVA), 골반바닥, 가로막 및 뭇갈래근 등을 포함한 많은 깊은 층 근육은 피드-포워드 측면을 가진다. 이러한 중요한 기능은 실제 움직임이 일어나기 전에 관절을 안정화시킨다. 예를 들어, 가슴을 들어 올리는 헌드레드(Hundred)나 필라테스 복부 시리즈 (Pilates Ab Series) 운동을 하기 전에, 깊은 근막계(DMS)가 활성하여 코어(TPC)를 고정하길 원한다. 척추와 골반의 깊은 고정근이 사전 활동을 하지 못해 관절을 안정화시키지 못하면, 배곧은근과 배빗근의 당김이나 팔다리의 움직임으로 인해 몸통, 척추 및 골반의 정렬이 무너지게 되어, 보상운동 패턴과 잠재적 손상이 발생할 수 있다. 이러한 깊은 코어의 사전 활성화는 레그 서클(Leg Circles)과 사이드 킥(Side Kick) 시리즈에서 필라테스 티저(Teaser)와 같은 고난이도의 활동에 이르기까지 모든 필라테스 운동에서 코어(TPC)의 안정성과 조절을 촉진하는 첫 단계이다(그림 2.14).

우리는 깊은 근막계(DMS)의 근육이 단순히 수축하고 이완하는 것(일반적으로 손상, 외상, 스트레스가 있을 때 일어나는)만이 아니라, 항상 수축 활동 수준을 발휘하길 원한다. 우리는 나중 단락에서 이에 대해 더 자세히 설명할 것이다. 여러분이나 클라이언트의 배벽을 촉진할 때, 여러분은 얕은 배근육의 수축과는 별개로 깊은 배벽의 사전 활성화를 촉진해야 한다(그림 2.15). 이러한 사전 활성화는 얕은 층 근육의 과도한 긴장을 일으키지 않아야 하고, 또 코어의 중립 정렬이 변하지 않아야 한다.

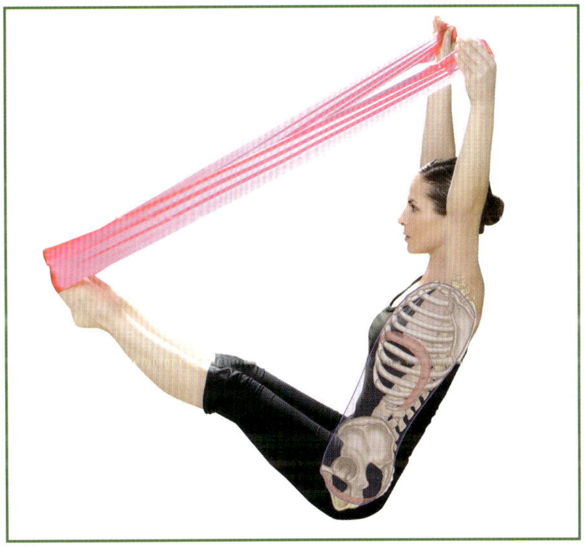

그림 2.14: 필라테스 티저(Teaser). 팔과 다리를 들어올리기 전에, 깊은 근막계가 코어(TPC)를 안정화시키기 위해 활성화 된다.

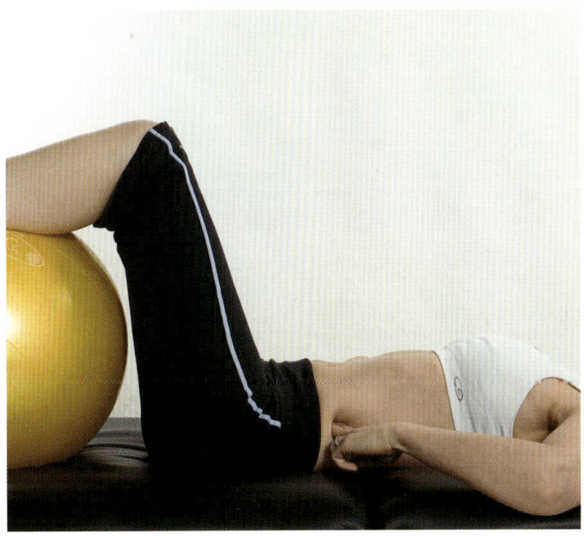

그림 2.15: 깊은 근막계(DMS)를 사전 활성화시키고 있다.

깊은 근막계(DMS) 근육으로는 배가로근(TVA), 허리근, 가로막, 골반바닥, 뭇갈래근, 허리네모근, 돌림근, 가시사이근, 가로사이근, 갈비올림근 및 갈비사이근 등이 있다(표 2.2). 깊은 근막계(DMS)의 근육과 근막이 가슴우리, 척추 및 골반을 둘러싸고 있는 근막 이음대를 어떻게 형성하는지를 알고 싶으면, 그림 2.16를 참고한다. 이것은 분절 안정성을 조절하는 능력과 부드럽고 효율적인 움직임의 생산에 기여하는 능력을 제공한다.

깊은 근막계(DMS)에 속하는 특정 근육들〔예로, 배가로근(TVA)과 허리근〕은 매우 큰 근육이다. 그것들의 순수한 크기와 팽창성을 고려해 볼 때, 사실 그것들은 큰 근육에 속한다. 그러나 각각의 근육들이 다수의 다른 깊은 층 근육의 근막 부착점 이외에 척추, 가슴우리 및 골반의 뼈와 인대에 부착되는 독특한 근막을 가지고 있기 때문에, 한 관절 분절과 이웃한 관절 분절 사이에서 물리적으로 부착되었던 것처럼, 그들은 척추, 가슴우리 및 골반의 분절 조절을 발휘할 수 있다.

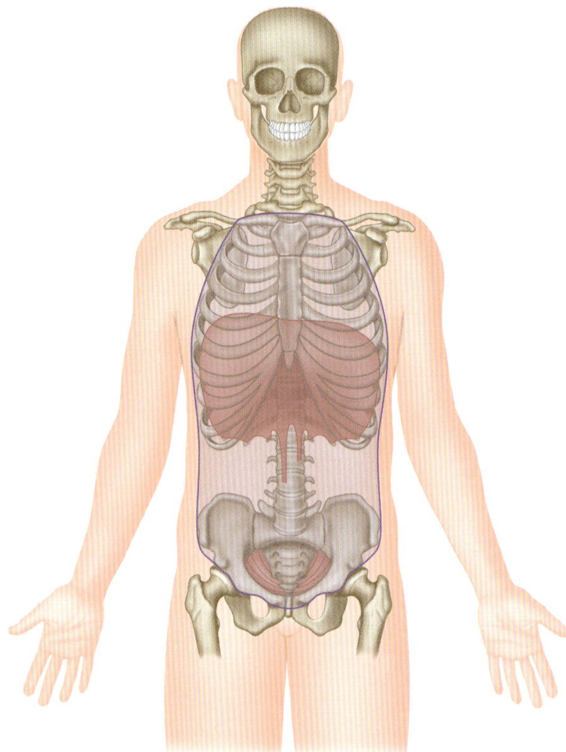

그림 2.16: 가슴우리, 척추 및 골반 주위의 근막 이음대는 깊은 근막계(DMS)의 근육과 근막에 의해 형성된다.

깊은 근막계 (Deep myofascial system)	**얕은 근막계** (Superficial myofascial system)
가로막 (Diaphragm)	앞과 뒤의 사선사슬 (Anterior and posterior oblique chains)
배가로근(TVA) (Transversus abdominis)	굽힘근과 폄근의 사슬 (Flexor and extensor chains)
골반바닥 (Pelvic floor)	가쪽 사슬 (Lateral chain)
허리근 (Psoas)	깊은 세로 사슬 (Deep longitudinal chain)
뭇갈래근 (Multifidi)	
돌림근 (Rotator)	
가시사이근 (Interspinalis)	
가로사이근 (Intertransversarii)	
배바깥빗근/배속빗근 (External/internal oblique)	
갈비사이근 (Intercostalis)	
갈비올림근 (Levator costarum)	
허리네모근 (Quadratus lumborum)	

표 2.2: 코어의 깊은 근막계(DMS)와 얕은 근막계(SMS) 근육의 예.

노트: 허리네모근, 허리근 및 뭇갈래근과 같은 특정 근육은 각 항목에 기술적으로 배치하는 특성을 가진다. 이 근육들의 깊은 섬유는 깊은 근막계(DMS)와 특성을 공유하는 구획을 가지고 있고, 반면 얕은 섬유는 얕은 근막계(SMS)의 특성을 가진다. 단순화를 위해 우리는 한 그룹이나 다른 그룹에 속하는 근육들을 고려할 것이다.

코어(TPC) 안정성에 대한 근막 엔벨로프의 역할 (The Role of the Fascial envelope in TPC Stability)

텐서그리티 모델로서 작용하는 신체의 선천적 효율성은 근막 엔벨로프(fascial envelope)을 통해 코어 안정성이 어떻게 발생하는지를 고려할 때 분명해진다. 여러분은 이 기전을 탄력 튜빙(근막)에 의해 둘러싸여 있는 풍선(근육이나 근육군)으로 상상할 수 있다. 풍선이 절반만 부풀면, 탄력 튜빙에 가해지는 긴장은 거의 존재하지 않는다: 이것은 근막 엔벨로프 안에서 근육이 이완된 것이다. 그러나 탄력 튜빙(근막 엔벨로프) 안에서 풍선이 팽창(근수축)하면, 탄력 튜빙이 팽팽하게 당겨진다.

뭇갈래근을 풍선이라고 간주해 보고, 뭇갈래근을 둘러싸고 있는 등허리 근막을 탄력 튜빙으로 간주한다. 배가로근(TVA)(등허리 근막과 근막으로 연결된)이 수축하여 등허리 근막을 긴장시킬 때, 뭇갈래근의 수축은 근막 엔벨로프(등허리 근막에 의해 형성되는)를 부풀게 만들어, 아래쪽 척추 분절을 고정시킨다.

이러한 안정화 모델의 재미있는 한 측면은 뭇갈래근, 배가로근(TVA), 골반바닥 등과 같은 단일 관절인 분절사이 고정근의 우선적인 활성화가 관절을 안정화시키는데 요구되는 적절한 수준의 긴장을 발달시킬 수 있다는 것이다(Richardson 등 2004). 통제되지 않은 전단 스트레스와 돌림 스트레스가 관절연골을 마모시키고, 척추사이원반과 같은 물렁조직에 손상을 일으킬 만큼의 높은 스트레스가 가해진다. 중요한 것은 깊은 근막계(DMS)에 의해 상대적으로 적은 근수축을 일으키는 이 힘들에 대항하기 위해 분절사이의 관절 조절(서로 이웃한 분절 사이의 소설)이 필요하나는 것을 신체 트레이너가 인지해야 한다는 것이다.

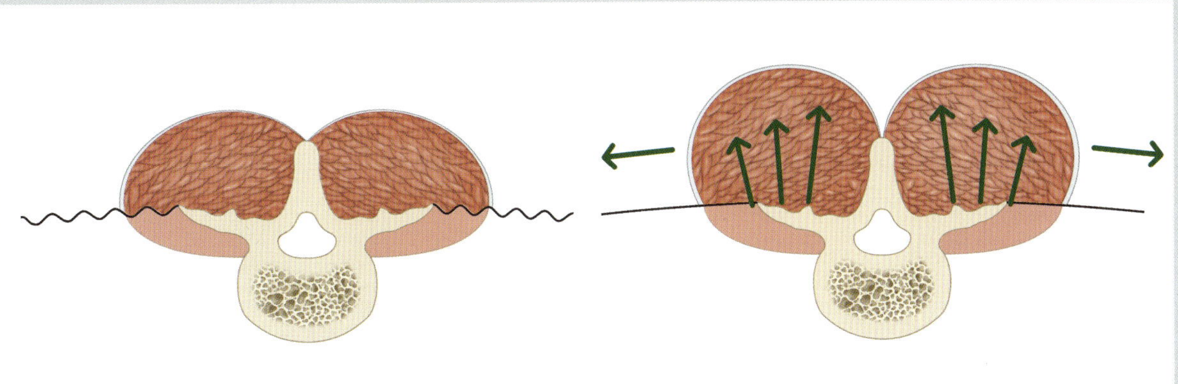

그림 2.17. 척추에서 작용하고 있는 텐서그리티의 그림. 배가로근(TVA)과 뭇갈래근이 이완되면 척추뼈가 이웃한 뼈에 대해 움직일 수 있다. 배가로근(TVA)의 수축이 근육 위에서 팽팽해지도록 등허리 근막을 타이트하게 만들면, 주위 등허리 근막에 대한 뭇갈래근의 수축으로 척추 분절이 뻣뻣해지고, 척추뼈가 고정된다.

얕은 근막계 (Superficial Myofascial System)

얕은 근막계(SMS)는 중간 층에서 얕은 층까지 위치하는 근육으로 구성된다. 이것들은 큰 근육으로서, 2개 이상의 척추 분절에 걸쳐 있고, 돌림축으로부터 멀리 떨어져 있다. 이 근육들은 주로 Ⅱ형의 해당작용 섬유로 구성된다. 즉, 그것들은 에너지를 생산하기 위해 글리코겐(glycogen)을 사용하여 빠르고 강한 수축을 한다. 그러나 그것들이 에너지를 위해 글로코겐을 사용하기 때문에, 빠르게 피로해지는 경향을 띤다. 얕은 층 근육도 고유수용기를 가지고 있지만, 일반적으로 깊은 층 근육보다 고유수용기의 밀도가 낮은 편이다. 그래서 그것들은 깊은 층 근육 만큼 관절의 미세한 변화를 감지하지 못한다. 일반적으로 커다란 동요와 분열을 일으키는 관절 운동이나 신체 위치는 얕은 층 근육을 통해 이러한 운동을 감지하고, 그 신호를 중추신경계로 다시 중계하게 만든다. 초기 손상 이후에 깊은 근막계(DMS)의 억제가 지속되면, 근육과 관절의 물렁조직이 적절하게 치유되더라도 얕은 근막계(SMS)의 낮은 민감성(과도한 활동)이 손상 재발의 흔한 원인이 된다.

얕은 근막계(SMS)의 근육으로는 앞과 뒤의 사선 사슬, 굽힘근 사슬과 폄근 사슬, 가쪽 사슬, 깊은 세로 사슬(표 2.2) 등이 있다. 얕은 층 근육은 전반적이고 대단위의 안정화와 움직임을 형성하는 기능을 한다. 이것은 얕은 근막계(SMS)가 상대적으로 돌림축으로부터 멀리 떨어져 있기 때문에, 그것들은 깊은 층 근육처럼, 그 관절을 특별하게 조절하거나 움직일 수 없다는 것을 의미한다.

부가적으로, 얕은 근막계(SMS)는 방향 특이성 근육으로서 특정 방향의 움직임에 의해서만 활성화된다. 이러한 특성 덕분에, 관절에 대한 그것의 작용은 대개 압박의 힘이고 비특이적이다. 깊은 근막계(DMS)와 균형이 이루어지지 않는다면, 그 관절은 똑바른 정렬로부터 벗어나게 된다.

리포머 숏 박스(Reformer Short Box) 위에서 수행되는 사이드 싯-업(Side Sit-Up)을 고려해 보자(그림 2.18). 사람은 왼쪽 옆굽힘되는 쪽으로 몸을 내림할 때, 움직임을 조절하기 위해 오른쪽 배바깥빗근은 원심성으로 수축할 것이다. 이러한 움직임 패턴을 할 때 왼쪽 배바깥빗근〔얕은 근막계(SMS)〕은 상대적으로 작용하지 않는데, 그 이유는 이러한 움직임을 돕기 위해 활성화될 필요가 없기 때문이다. 그러나 배가로근(TVA)〔깊은 근막계(DMS)의 일부로서〕은 양쪽 배빗근 아래에서 지속적으로 활성화될 것인데, 그 이유는 배가로근(TVA)이 모든 운동 범위 내에서 몸통, 척추 및 골반을 조절해야 하기 때문이다. 배가로근(TVA)이 이러한 안정화 기능을 수행할 수 없다면, 척추사이원반에 대한 압박력과 전단력이 척추를 심하게 손상시킬 수 있다.

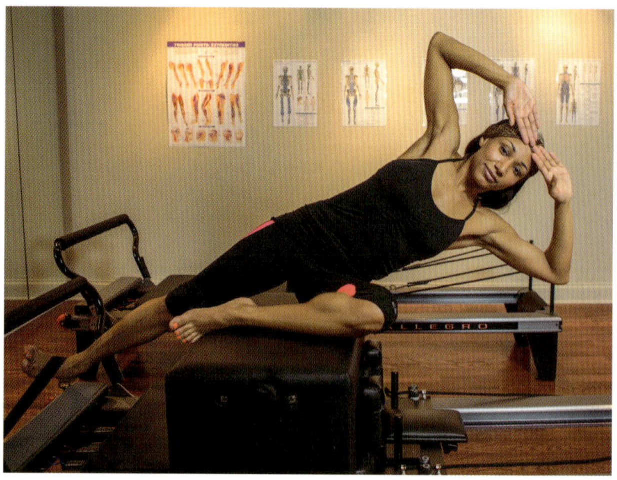

그림 2.18: 리포머(Reformer)의 숏 박스(Short Box)에서 수행되는 사이드 싯-업(Side Sit-Up).

근막 사슬 (Myofascial Chains)

근육들은 독립적이고 개별적인 기능을 가진 별개의 실체로서 알려져 왔지만, 우리가 자세와 움직임을 향상시키려고 할 때는 확장된 개념에서 근육을 이해해야 한다. 넓은 관점에서 볼 때, 모든 근육은 다른 근육과 근막으로 연결되어 있기 때문에 커다란 기능적 근막 단위(functional myofascial unit)를 형성한다(그림 2.19). 이들 연결된 근막 단위는 티틀(Tittel)의 *근막 슬링(myofascial sling)*과 카뱃(Kabat), 스트로이던스(Struyf-Dens), 버스켓(Busquet) 등의 근육 사슬(muscle chain) (Schleip 등 2012), 그리고 단순히, 근막 사슬(fascial chain)(Paoletti 2006)이라는 용어로 사용되어 왔다.

근막 기질의 연결 특성이 Chauffor(Schleip 등 2012)의 "역학적 링크(mechanical link in osteopathy)"와 Myers의 "해부학 트레인(anatomy trains)"의 개발에 주된 역할을 해 왔다. Myers(2014)에 의해 제시된 몇몇 근막 라인이 뒷 페이지의 표 2.3에 제시되어 있다.

근막 사슬(myofascial chain)들이 신체 부위를 연결하고, 신체의 안정화, 가속 및 감속을 증가시키는 작용을 한다. 근막계가 복잡하게 연결되어 있기 때문에, 이론적으로 볼 때 특정 순간에 신체를 안정화시키고 움직이는데 작용하는 무수히 많은 근육 사슬(muscle chain)이 존재한다.

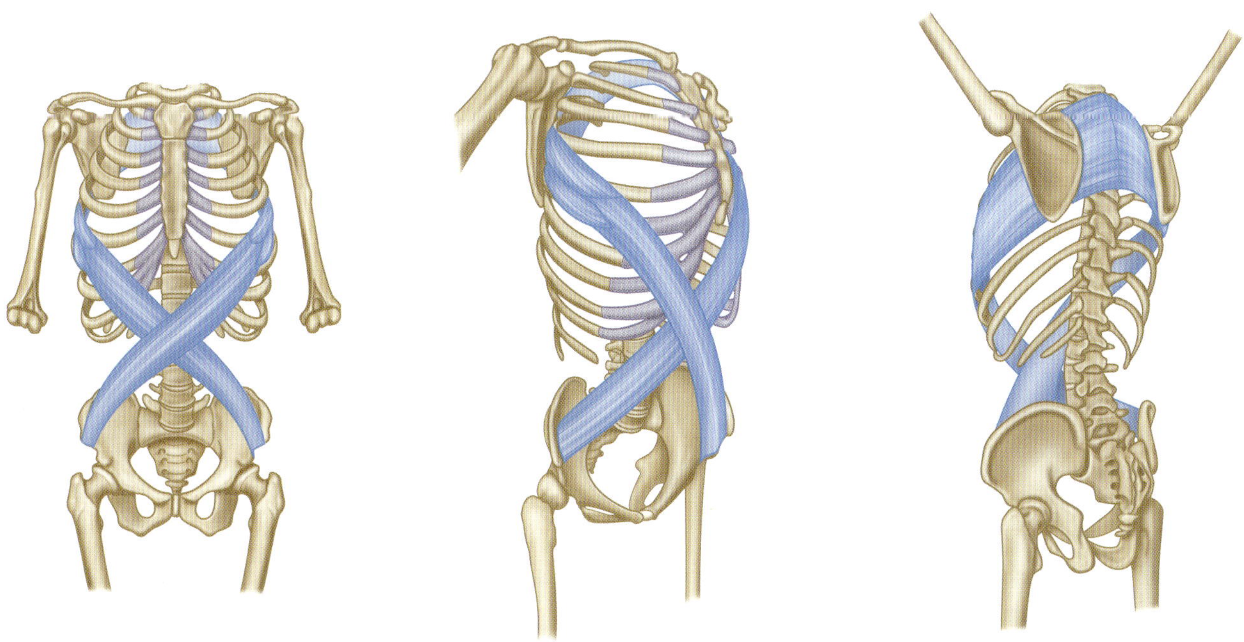

그림 2.19: 근막 라인 또는 근막 사슬(myofascial chain)의 연속성을 보여주는 예.

해부학 트레인 (Anatomy Train)	근막 성분 (Myofascial Components)
앞쪽 나선 라인 **(Anterior spiral line)**	머리널판근(반대쪽), 마름근, 앞톱니근, 배바깥근, 배근막, 배속빗근(반대쪽), 모음근군(반대쪽) 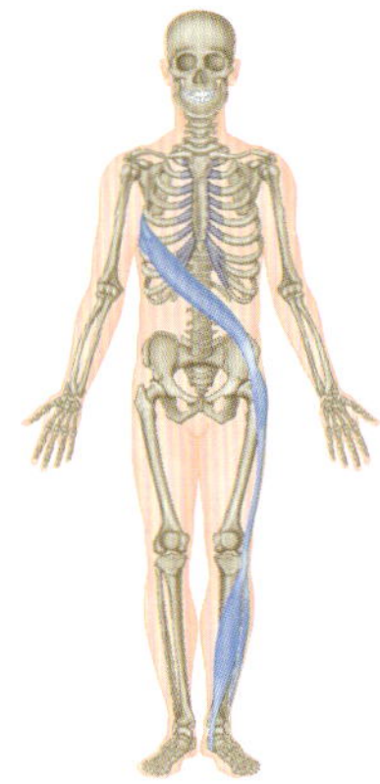
뒤쪽 나선 라인 **(Posterior spiral line)**	넓은등근(반대쪽), 등허리근막, 큰볼기근, 넙다리근막긴장근(TFL), 엉덩정강띠(ITB), 긴종아리근 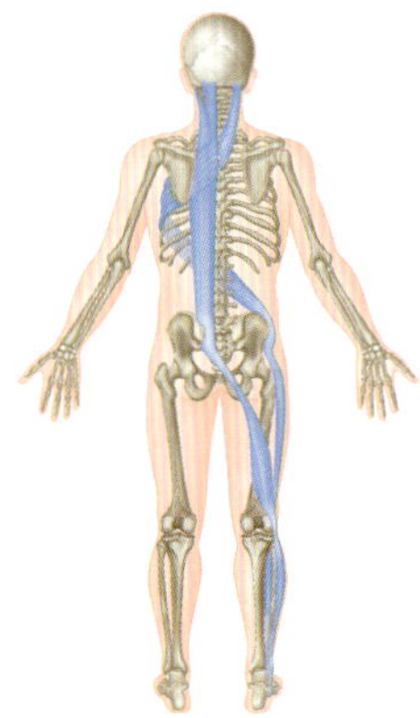
얕은 뒤쪽 라인 **(Superficial back line)**	발바닥근막, 짧은 발가락굽힘근, 장딴지근, 뒤넙다리근, 척주세움근, 뒤통수근막 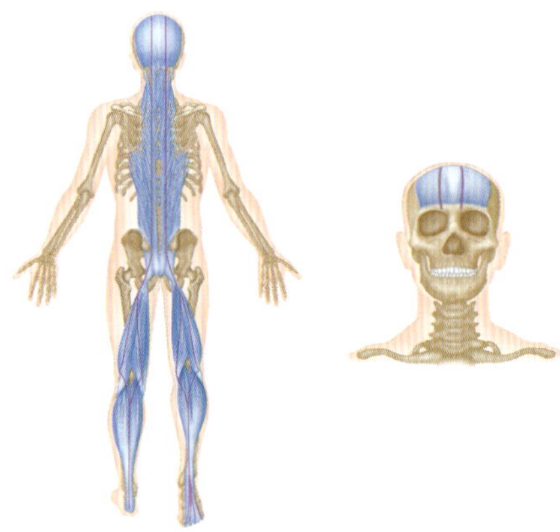
얕은 앞쪽 라인 **(Superficial front line)**	목빗근, 복장근, 배곧은근, 넙다리네갈래근, 앞정강근, 발가락폄근 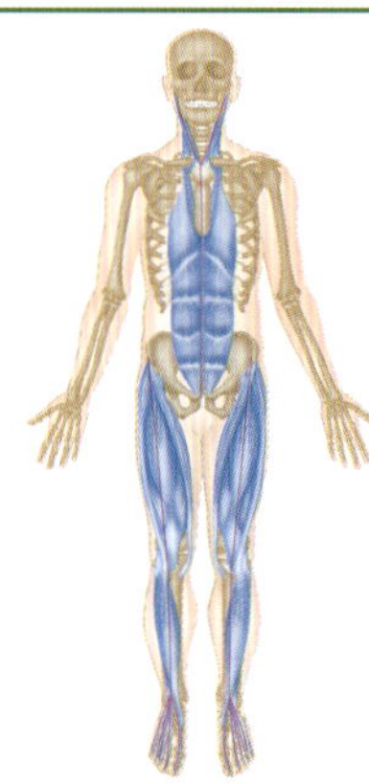

해부학 트레인 (Anatomy Train)	근막 성분 (Myofascial Components)
가쪽 라인 (Lateral line)	머리널판근/목널판근–목빗근/목갈비근, 바깥갈비사이근–속갈비사이근, 배바깥빗근–배속빗근, 큰볼기근–넙다리근막긴장근(TFL), 중간볼기근과 반대쪽 허리네모근, 긴발가락폄근/제 3 종아리근–앞정강근 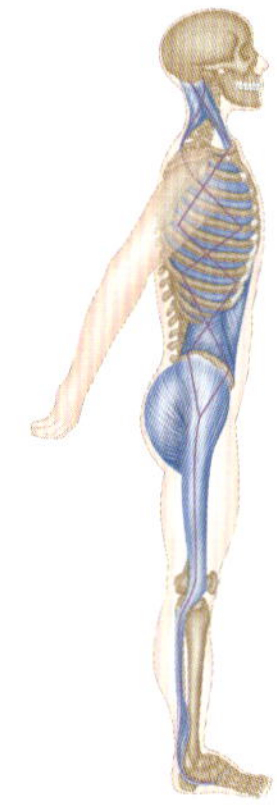

표 2.3: 마이어스(Myers)가 제시한 몇 가지 근막 라인(해부학적 연결선).

노트:
1. 모든 근육은 사슬이 정중선을 넘어가지 않는 한, 동측 신체를 기준으로 하고 있다. 정중선을 넘어가는 사슬은 반대쪽을 의미한다(예: 앞과 뒤의 사선 사슬).
2. 가쪽 사슬이 근육은 서로 크리스–크루스하는 방법의 특성에 의해 짝을 이룬다; 이것들은 "–"에 의해 분리된다.
3. 넓은등근, 척주세움근, 긴종아리근 등과 같은 많은 근육은 다중 사슬의 한 부분으로 작용한다.
4. 굽힘근과 폄근의 사슬, 가쪽 사슬, 그리고 팔의 굽힘근과 폄근 사슬 등과 같은 특정 사슬은 양쪽 동일 근육을 포함하고 있다.

깊은 근막계(DMS)의 근육은 특정 관절의 조절을 담당하고, 반면 얕은 근막 사슬(myofascial chain)은 신체를 가속과 감속시킬 뿐만 아니라 안정화 수준을 더욱 높인다.

이 근막 사슬들(myofascial chain)은 우리들로 하여금 필요한 일상의 움직임(즉, 기본적인 움직임 패턴으로는 쭈그려 앉기, 런지, 밀기, 당기기, 굽힘하기, 돌림하기, 걷기 등이 포함된다)을 일으킬 수 있도록 만든다. 일상에서의 모든 움직임은 이들 기본 움직임 패턴들이 1개 이상 복합되어 있다. 예를 들어, 아동을 들어올리기 위해 몸을 굽힘하고 머리 위로 들어올리는 동작은 여러 패턴이 복합되어 일어나는데, 먼저 아동에게 다가가는 쭈그려 앉기 패턴이나 굽힘하는 패턴, 그리고 중력중심 쪽으로 아동을 들어올리는 끌어 당기기 패턴, 아동을 머리 위로 들어올리는 밀기 패턴 등이 복합되어 일어난다.

기본적인 움직임 패턴은 단독으로 훈련될 수 있고, 여러분의 레퍼토리 안에서 다양한 필라테스 패턴과 합병될 수도 있다. 통증이 발생하거나 클라이언트가 어려움을 겪게 되는 특정 움직임 패턴을 분석함으로써, 우리는 그 움직임을 기본 움직임 요소로 세분화하여 향상된 조절을 보다 효율적으로 훈련시킨다. 누구나 이러한 필라테스 시스템 요소를 통해, 만성 타이트니스와 통증을 경험하지 않도록 하기 위해 그들의 수행(아동과 놀이를 하든, 스포츠에 참여하든, 또는 보다 효율적으로 움직일 수 있든)을 강화할 수 있다.

근막계 (The Fascial System)

비록 과거에는 근막이 하얀 섬유성 결합조직으로 간주되었지만, 최근의 연구에서 근막계가 동적 구조물임이 밝혀졌다. 실제로 근막이 우리 신체의 모든 구조물(세포 수준에 이르기까지)과 연결되어 있지만, 코어 안정화 전략 발달의 관점에서 볼 때 근막은 몇 가지 중요한 기능을 한다.

1. 근막이 우리의 모든 결합조직과 연결되어 하나의 기능 단위를 형성하고, 신체의 온전성을 유지하는데 중요한 역할을 한다. 얕은 층 수준의 근막은 힘줄과 인대를 연결하고, 관절의 그쪽에 위치한 인대와 관절주머니를 연결하고, 또 관절의 반대쪽에 위치한 관절주머니와 다른 인대와 근육힘줄 이음부를 연결하고 있다. 이것은 자세와 움직임 모두에서 관절을 지지하고 안정화시키는데 필요한 지속적인 유연성과 안정성을 제공한다.

2. 근막 그물의 또다른 중요한 역할은 장기와 전체 구조물을 지지한다. 뼈가 건축학적 틀과 앵커 지점을 제공하는 반면, 근막계는 똑바른 자세와 움직임 뿐만 아니라, 적절한 장기 기능의 지지를 제공하고 있다.

중간 층과 깊은 층의 근막은 혈관, 림프관 및 신경을 둘러싸서 보호한다. 뼈막(뼈를 둘러싸고 있는 특화된 근막층)은 근육의 근막과 연결되어 있고, 보호와 고유수용성의 역할을 한다.

3. 근막은 *근섬유아세포*(섬유아세포의 수축성 변형)로 알려진 구조물을 포함하고 있다(Schleip 등 2012). 앞에서 말했듯이, 근섬유아세포의 주요 역할은 조직 치유와 Dupuytren의 구축이나 동결견과 같은 병태 상태 발달에 기여하는 것으로 간주되어 왔다(Schleip 2012). 그러나 근막의 다양한 샘플〔등허리 근막, 엉덩정강띠(ITB), 발바닥근막 등〕에서 근섬유아세포의 존재가 보이고 있다. 즉, 근섬유아세포는 모든 근막에 존재하고 있다(Schleip 등 2012). 근섬유아세포는 안정성에 기여하는 능력, 근막의 여러 라인을 따라 힘을 분산하는 능력, 그리고 전체 근육뼈대-근막계 내에서 유연성과 적응성의 수준을 유지하는 능력 등을 근막에 제공한다.

4. 고유수용성(공간과 움직임에 대한 우리 신체의 의식적 감각과 무의식적 감각)은 효율적인 자세와 움직임 전략을 발달시키는 중요한 요소이다. 근막은 자세와 움직임의 조절에 대한 특화된 역학적 수용기를 갖고 있다(Schleip 등 2012). 이 역학적 수용기들은 피부, 눈 및 안뜰기관으로부터 오는 정보와 함께 역학적 압박(압력, 장력, 스트레칭과 같은)에 반응하고, 자세와 움직임에 대한 의식적 조절과 무의식적 조절의 발달에 꼭 필요한 정보를 신경계로 전달한다.

근막계에 영향을 주는 위의 모든 요소는 다양한 신체 계통(심혈관계, 호흡계, 위창자계, 요생식계, 뼈인대계, 근육계 등)을 하나의 기능 단위로 작동하게 만든다. 결과적으로 전반적인 신체 기능은 근막계에 의해 파생된 것이고, 기능부전도 근막계에서 반영된다(Paoletti 2006).

보행주기의 초기 접지기(발이 지면에 닿는 시기) 동안 앞정강근과 긴종아리근, 넙다리두갈래근의 긴갈래, 엉치결절인대, 엉치엉덩인대, 등허리 근막 그리고 반대쪽 척주세움근 등의 깊은 세로 근막사슬을 고려해 보자. 보행할 때 주로 앞쪽으로 움직이고 시상면 운동을 하게 되는데, 이것은 실제로 우리로 하여금 이 돌림의 힘들을 보행의 선형 움직임으로 전환하게 하는 여러 돌림 분절의 신경근막 조절이 운동 사슬 내에 존재한다는 것이다.

발꿈치가 지면에 닿을 때, 앞정강근의 구심성 수축(앞쪽 발의 전진과 함께)은 깊은 세로 사슬의 뒤쪽 성분을 스트레칭한다. 결과적으로, 긴종아리근에 의해 생성된 장력은 넙다리두갈래근의 긴갈래에 붙어 있는 근막 연결의 장력을 일으킨다. 이렇게 생성된 장력은 다시 엉치결절인대와 붙어 있는 근막 연결의 장력을 일으킨다(그림 2.20).

이것은 등허리 근막(신체가 앞쪽으로 움직일 때 골반과 척추를 고정하는)을 통해 엉치엉덩관절에 근막으로 연결되어 있는 깊은 반대쪽 척주세움근의 장력을 일으킨다. 다리와 골반이 앞쪽으로 움직이고 몸통이 반대방향으로 돌림하는 덕분에, 척주세움근은 척추를 통해 일어발생하는 돌림의 힘을 조절하거나 완충시키는데 도움을 준다.

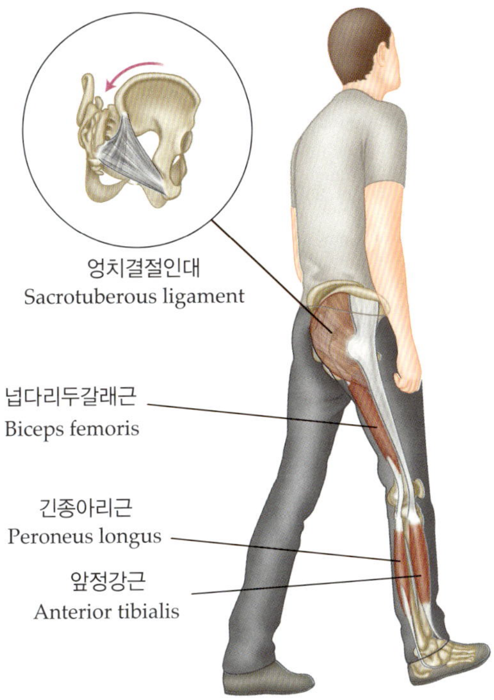

그림 2.20: 보행의 선형 운동: 깊은 세로 사슬의 뒤쪽 성분이 스트레칭된다; 엉치결절인대까지 이르는 넙다리두갈래근의 근막 연결이 긴장됨.

이러한 복합작용은 엉치결절인대와 엉치엉덩인대, 그리고 둘러싸고 있는 근막을 당겨 팽팽하게 만들고, 한 발로 설 때 엉치엉덩관절을 잠궈 필요한 지지를 제공한다. 이것은 안정성, 돌림 힘의 조절 및 몸을 가로지르는 힘의 전달을 일으켜 부드럽고 협응된 보행을 일킨다는 점에서 독창적인 디자인이다.

필라테스가 어떻게 근막계의 통합 기능을 향상시키는가? 체어(Chair)에서의 고잉 업 프론트(Going Up Front)(그림 2.21)나 코어 얼라인 런지 위드 트위스트(Core Align Lunge With Twist)의 런지(Lunge) 패턴(그림 2.22)을 수행할 때 이러한 근막 사슬(myofascial chain)을 상상해 본다. 양쪽 사례에서, 발, 다리 및 골반은 안정화되고 잘 정렬되어 있어야 한다. 정확성에 초점을 맞춘 느린 수행은 근막 사슬을 따라 조절이 부족한 지점을 드러낼 것이다. 발, 발목, 무릎 및 엉덩관절의 정렬을 교정함으로서, 깊은 코어의 신장과 얕은 근막계(SMS)의 그립핑 패턴을 완화하는 한편, 여러분은 보다 효율적이고 지속적인 움직임 패턴을 발달시킬 수 있다.

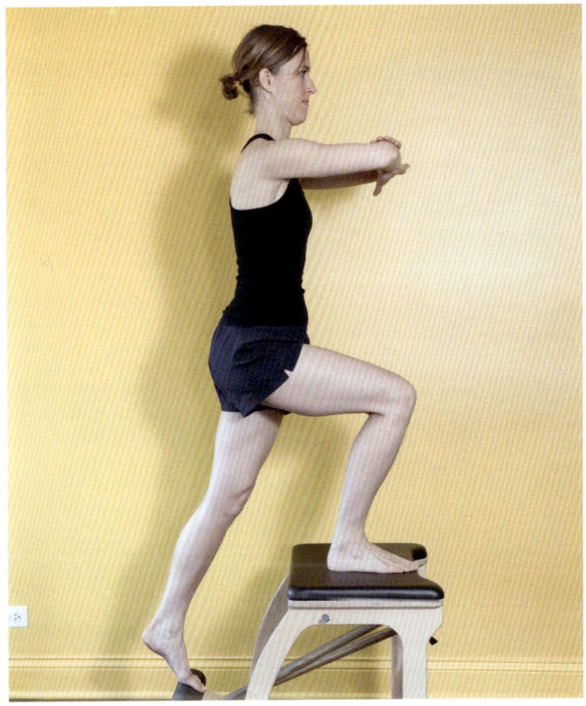

그림 2.21: 체어(Chair) 위에서의 고잉 업 프론트(Going Up Front).

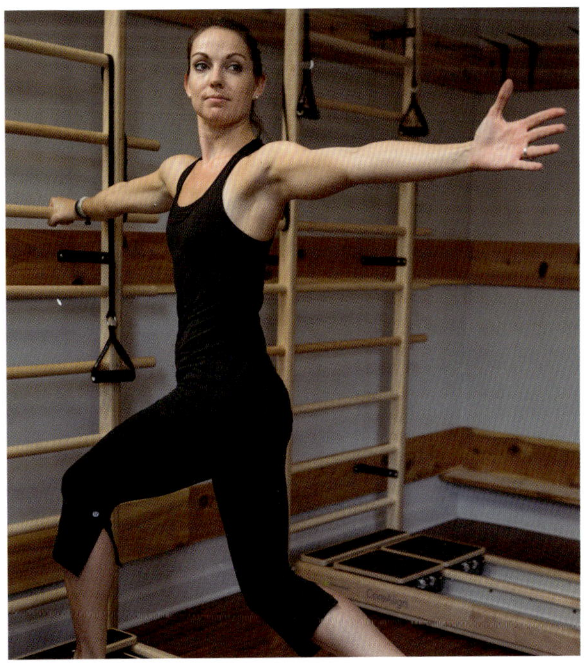

그림 2.22: 비틀림이 동반된 코어 얼라인 런지(Core Align Lunge with Twist).

안정화에서의 근막 텐서그리티 (Fascial Tensegrity in Stabilization)

골반과 척추를 안정화시킬 때 텐서그리티를 어떻게 사용하는지에 대한 또 다른 예는 보행이다. 여러분이 보행주기의 중간입각기를 할 때, 체중부하 다리쪽 위에서 골반과 체중을 안정화시키고, 또 몸 전진이나 앞쪽 모멘텀을 조절할 때 엄청난 요구가 있다. 보행할 때 여러분의 코어를 보조하는 능력은 큰볼기근과 넙다리근막긴장근(TFL)〔엉덩정강띠(ITB)의 긴장을 일으키고, 가쪽 허벅지를 팽팽하게 만드는〕에 의해 제공된다. 엉덩정깅띠(ITB) 바로 밑에 위치하는 가쪽넓은근은 무릎을 펴하기 위해 수축하고, 팽팽한 엉덩정강띠를 이완시킨다(그림 2.23). 이러한 이벤트의 순서는 한발 서기를 할 때 효율적으로 지지할 수 있도록 다리를 견고한 지렛대로 전환시킨다.

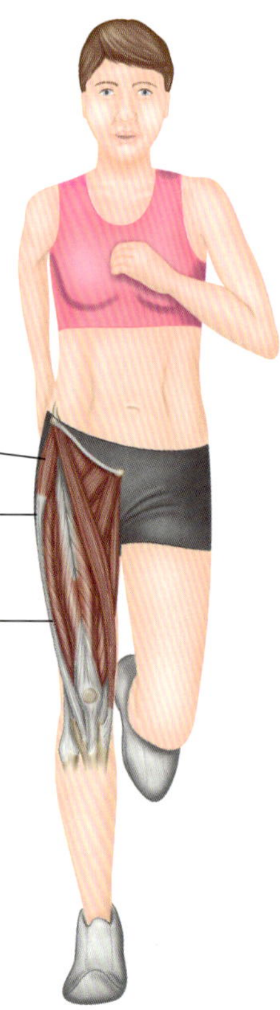

그림 2.23: 보행주기 동안 골반이 안정화된다: 엉덩정강띠(ITB)가 가쪽 허벅지에 대항해 당김되고 있다. 가쪽넓은근이 무릎을 펴하기 위해 수축하고 있다.

돌림을 조절하는데 있어서의 근막 텐서그리티 (Fascial Tensegrity in Controlling Rotation)

돌림(rotation)은 효율적인 보행과 움직임의 필수요소이다. 근막 텐서그리티는 몸을 가로지르는 돌림의 힘을 생성하고 조절함에 있어 필수적인 역할을 한다. 돌림 조절의 소실은 비접촉성 손상(즉, 신체에 직접적인 외상을 일으키는 않는 손상)의 주 원인일 뿐만 아니라, 자세와 움직임에 대한 조절 효율성 감소의 주 원인이다.

사선 사슬(oblique chain)은 반대쪽 팔과 다리를 근막으로 연결하고 있다; 이것은 사선 사슬이 가속을 일으키기 위해 저장된 탄성 장력(그리고 구심성 수축)을 방출하기 전에, "와인드-업(wind-up)" 하고 원심적으로 하중을 가한다(그림 2.24). 근막계 내에서 생성된 장력을 사용하면, 보행과 같은 활동을 수행할 때 전반적인 효율을 덜 사용하게 되고, 우리가 우리의 몸(예로, 달리기와 단거리 달리기)이나 물체(공 던지기나 골프 클럽 스윙과 같은)를 가속할 때 이 근막의 힘을 최대화할 수 있다.

쏘우(Saw), 스네이크-트위스트(Snake-Twist), 싱글 암 푸쉬-업(Single Arm Push-Up), 그리고 크리스-크로스(Criss-Cross) 등과 같은 필라테스 운동(그림 2.25)은 사선 사슬을 특별하게 훈련시키는 필라테스 운동의 예이다.

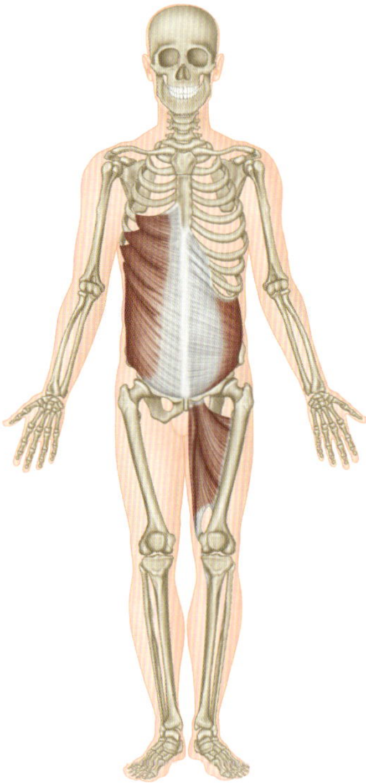

A

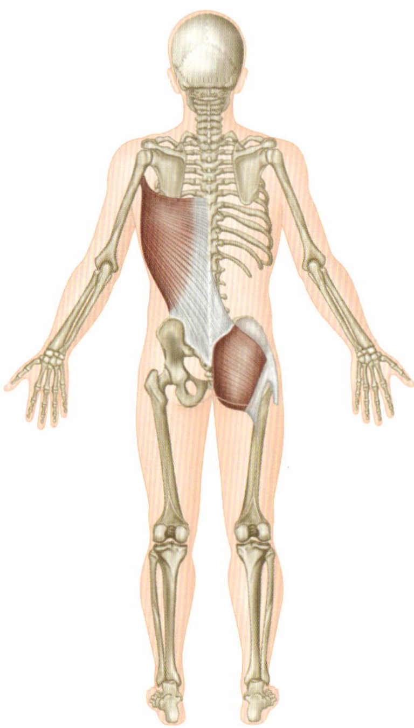

B

그림 2.24: 앞쪽 사선 사슬(a)과 뒤쪽 사선 사슬(b)은 보행과 달리기를 부드럽고 잘 협응되는 활동으로 만든다. 근막계의 수동장력과 능동장력에 의해 저장된 탄성 에너지를 사용함으로써, 우리는 우리의 몸을 통해 돌림의 힘을 생산하고 조절할 수 있다. 이것은 관절과 물렁조직에 가해지는 스트레스를 줄이는 동시에, 움직임을 보다 효율적으로 만든다.

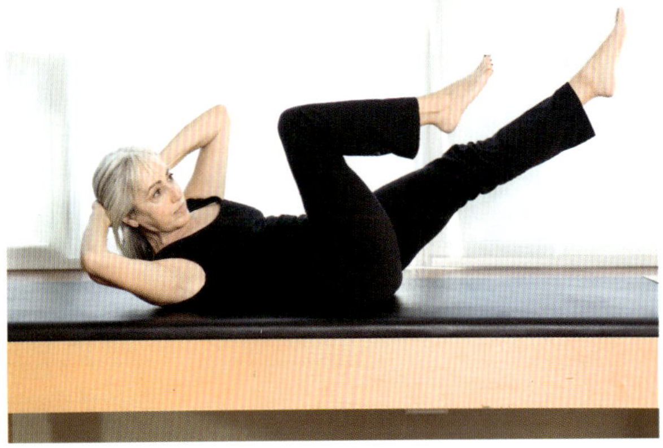

그림 2.25: 크리스-크로스(Criss-Cross) 운동.

압박을 조절하는데 있어서의 근막계 역할 (Role of the Myofascial System in the Control of Compression)

깊은 근막계(DMS)가 특별한 관절 안정성을 생성하는 능력을 갖고 있지만, 얕은 근막계(SMS)의 도움이 없다면 높은 수준의 활동을 수행하지 못한다는 것을 명심하는 것이 중요하다. 깊은 근막계(DMS)와 균형을 이루는 얕은 근막계(SMS)의 사용은 보행, 들기, 운동 등과 같은 높은 수준의 과제를 수행하는데 요구되는 안정성을 제공한다. 얕은 근막계(SMS)는 압박을 통해 안정성을 생성함으로써 이 활동들에 기여한다.

압박(compression)이라는 용어는 필라테스 강사나 전문가에게 전율이 척추를 타고 흘러내리듯이 오싹하게 느껴진다(우리는 운동 중 "압박"을 이뤄내기 힘들다). 이것이 레빈(Levin)과 마틴(Martin)이 언급한 것처럼 "부유" 압박("floating" compression)(Schleip 2012)이며, 우리가 일반적으로 목표로 하는 강력한 코어 압축 전략은 아니다. 우리는 부유 압박을 유지할 수 있는데, 그 이유는 많은 근막 라인이 서루 균형을 이루고 있기 때문이고, 그래서 한 부위에 이들 힘을 집중하기 보다는 신체 계통을 통해 힘을 분산하는 것이다. 그래서 인체는 중력의 압박을 받는 블록

쌓기처럼, 단순하게 기능하지 않는다: 그것은 압박을 지지하거나 부유하는 감각을 만들어내기 위해 이 힘을 분산하는 현수 다리처럼 작용한다. 얕은 근막 사슬(myofascial chain)의 활성을 통한 압박〔깊은 근막계(DMS)에 의해 발생되는 감압성 안정성과 결합되는〕은 우리가 아기나 무거운 채소 가방을 드는 동작이나 고난이도의 필라테스 운동과 같은 과제의 수행에 요구되는 높은 수준의 안정성을 제공한다.

얕은 층 근육이 더 크고 높은 수준의 힘을 발생하기 때문에, 얕은 근막계(SMS)의 수축이 관절에 압박을 증가시키고, 반면 깊은 근막계(DMS)의 활성화는 관절에 압박 증가를 제공하지 않고도 관절 안정성을 제공한다. 얕은 근막계(SMS)와 깊은 근막계(DMS)의 결합 작용은 관절과 물렁조직에 압박, 돌림 및 장력의 스트레스를 주지 않고, 과제를 수행하는데 요구되는 적절한 압박과 조절의 양을 제공한다.

다양한 필라테스 운동에 이들 개념을 고려해 보자. 머리 위로 폴대를 잡고 캐딜락(Cadillac)에서 이루어지는 바이라테럴 레그 리프트(Bilateral Leg Lift)〔로우어 리프트 위드 니 벤트(Lower Lift with Knees Bent)〕를 할 때〔그림 2.26(a)〕, 우리는 코어(TPC)의 중립 정렬을 유지하면서 배가로근(TVA)과 깊은 근막계(DMS)를 활성화시키고, 척추의 과압박 없이 척추를 안정화시킨다. 얕은 층의 근육인 배빗근과 배곧은근은 움직임 내내 코어의 안정성을 제공하는 높은 수준의 활성을 제공하고, 내부장기를 압박한다. 닐링 사이드 킥(Kneeling Side Kick)〔그림 2.26(b)〕을 할 때, 우리는 다양한 중력아래에 있지만, 동일한 기전이 적용된다. 코어의 깊은 근막계(DMS)는 안정화와 신장을 유지하는 반면, 얕은 근막계(SMS)(배빗근, 배곧은근, 척주세움근 및 허리네모근)는 코어(TPC) 주변에 적절한 부가적인 지지를 제공한다.

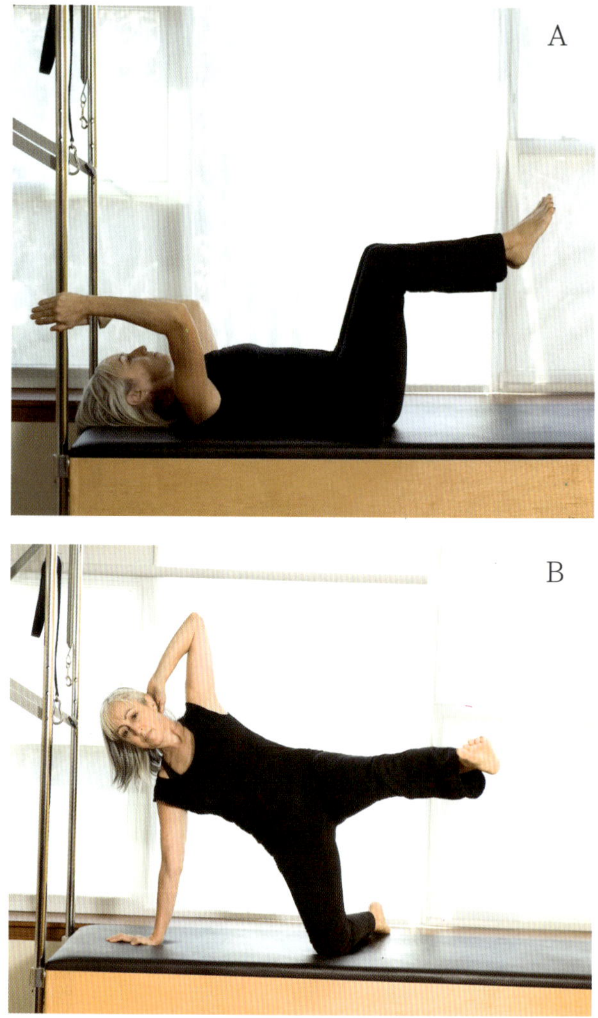

그림 2.26: (a) 캐딜락(Cadillac)에서 이루어지는 바이라테럴 레그 리프트(Bilateral Leg Lift). (b) 닐링 사이드 킥(Kneeling Side Kick).

균형 회복 (Restore Balance)

깊은 근막계(DMS)와 얕은 근막계(SMS) 사이의 균형 발달은 코어 안정성을 달성하는 필수적인 접근법의 일부이다. 압박의 부적절한 수준(예: 과도한 압박이나 장시간의 압박)은 이 근막계들 사이의 균형 부족으로 초래된다. 균형을 회복시키는 필라테스 원리의 결합과 적절한 운동의 진전은 여러분의 건강과 피트니스 목표를 지지하는 효율적인 코어 전략을 발달시키도록 여러분을 도울 것이다.

적절한 양의 압박이란 무엇인가? (What is the right amount of compression?)

적절한 코어 안정화 전략의 일부로서 압박에 대해 이야기할 때 고려해야 할 3가지 내용은 다음과 같다:

1. 깊은 근막계(DMS)의 피드-포워드 활성화.

깊은 근막계(DMS)와 얕은 근막계(SMS) 사이의 주요 차이점 중의 하나는 깊은 근막계(DMS)가 피드-포워드 시스템임을 다시 생각해 본다. 그리고 이것은 깊은 근막계(DMS)가 얕은 근막계(SMS)보다 먼저 수축한다는 것을 의미한다. 우리는 얕은 근막계(SMS)가 깊은 근막계(DMS) 이후에 수축하길 원한다. 이것은 운동 중 깊은 근막계(DMS)의 적절한 활성화를 보장해야 하는 이유이다: 그것은 하중을 받는 동안 얕은 근막계(SMS)의 수축에 의한 과도한 압박으로부터 관절을 안정화시키고, 감압하고 유지한다.

2. 정확성에 집중한다.

우리는 과제를 위해 올바른 근수축의 양을 사용해야 하고, 어떻게 운동을 수행하는지 또는 어떻게 가르치는지에 대해 특별히 고려할 필요가 있다.

예를 들어, 레그 서클(Leg Circles)을 수행할 때, 나머지 엉덩관절 근육이 다리의 실제 움직임을 수행할 때 넙다리뼈머리가 절구 안에서 잘 조절되고 중심에 위치하도록 깊은 엉덩관절 근육(주로 허리근과 깊은 엉덩관절 돌림근)이 먼저 수축하길 원한다〔그림 2.27(a)〕. 우리가 이러한 운동에 특별하지 않으면, 얕은 층 근육〔배곧은근과 넙다리근막긴장근(TFL)〕은 쉽게 그립핑(엉덩관절 굽힘근)될 것이고, 엉덩관절 타이트니스, 으깸, 또는 과도한 관절 압박을 일으키는 돌림축을 붕괴시킬 것이다〔그림 2.27(b)〕. 시간이 경과하면, 이러한 부적절한 전략은 엉덩관절 충돌, 테두리 열상, 그리고 결국에는 퇴행성 관절 질환을 초래할 수 있다.

3. 수축 이후의 이완

효율적인 코어 안정하 전략을 발달시키는 주요 요소는 필요하지 않을 때 근육을 이완시키는 능력이다. 깊은 층 근육의 억제(근육의 적절한 활성화 소실과 협응 소실)를 갖는 주요 문제 중 하나는 주요 안정화 수단으로서 얕은 근막계(SMS)의 보상작용이나 과사용이다. 이 근육들은 만성적으로 과활동과 과긴장되는 경향을 띤다. 만약 깊은 근막계(DMS)의 기능이 회복되지 않으면, 얕은 층 근육이 매우

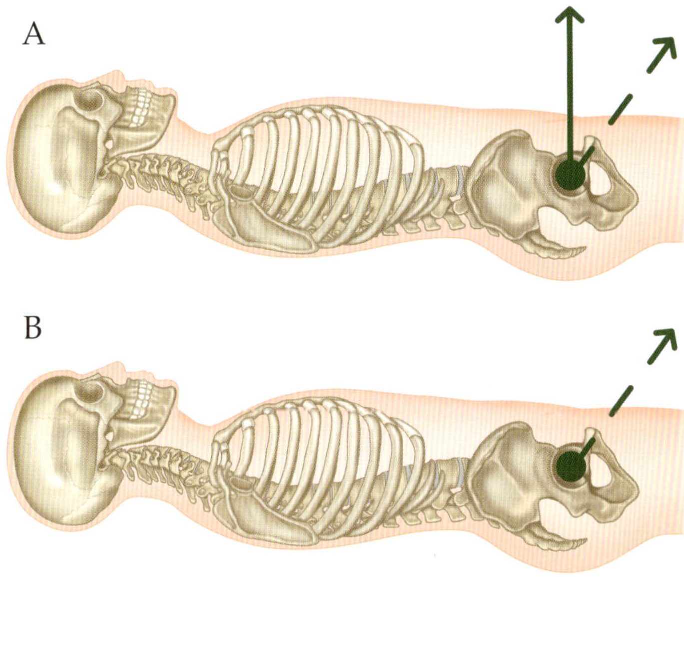

그림 2.27: (a) 깊은 층 근육과 얕은 층 근육 사이의 적절한 균형이 있으면, 엉덩관절 굽힘 동안 다리를 내릴 때 넙다리뼈머리가 절구 안에서 동제된다. (b) 깊은 층 근육과 얕은 층 근육 사이의 균형 소실이 있으면, 엉덩관절 굽힘이 조절되지 않아서, 다리를 내릴 때 넙다리뼈머리가 절구 안에서 앞쪽으로 위치하게 된다.

활성화된 채로 유지되고, 이완되기 어려워진다. 예를 들어, 만성 허리통증 환자는 깊은 층 근육이 활성화되기 전에 얕은 층 근육을 활성화하고, 근육이 수축할 때만큼 쉽게 이완하지 못한다고 연구들이 밝히고 있다(Jacobs 등 2011과 Radebold 등 2001). 이것은 뚜렷하고 일반적인 문제가 되는데, 그 이유는 장기간 압박이 관절 부위에 가해지기 때문이다. 훈련, 재활 및 수행에서의 근육 이완 개념은 그것을 수축하는 능력만큼 중요하다는 것을 기억해야 한다. 수축을 필요로 하지 않을 때 신경계는 근육을 이완하도록 한다.

이완법 학습하기 (Learn to Relax)

우리들의 대부분, 특히 만성 근막 긴장이나 과긴장을 가진 사람을 위해, 근육을 이완하는 방법은 근육을 수축할 때 배웠던 것처럼, 효율적인 코어 안정화 전략의 발달에 있어서도 매우 중요하다. 코어를 훈련할 때, 신경계를 통해 얕은 근막계(SMS)를 활성화하기 전에 호흡과 함께 깊은 근막계(DMS)가 어떻게 활성화하고 협응하는지를 가르친다. 집중(자각), 정확성 및 호흡의 필라테스 원리는 과긴장 부위를 이완하고, 운동 사이뿐만 아니라, 운동을 끝낸 후 전반적인 이완을 촉진할 때 특히 유용하다.

기능부전의 근막 반응 (Myofascial Response in Dysfunction)

깊은 근막계(DMS)와 얕은 근막계(SMS)의 또 다른 감별 요소는 손상이나 외상에 대한 그들의 반응이다(표 1). 다양한 반응이 있지만, 손상, 외상 및 염증이 있으면, 깊은 근막계(DMS)의 억제와 위축이 종종 발생한다. 이것에 대한 반응으로서, 얕은 근막계(SMS)는 과활동과 과긴장을 하게 된다; 이것은 관절 안정성의 소실과 관절이나 물렁조직의 추가적인 손상을 줄이기 위해 보상하는 중추신경계(CNS) 중재 반응이다. 비록 그것이 손상의 급성 단계에서 일어나는 바람직한 반응이라 할지라도, 이러한 근육의 불균형과 과도한 근수축이 장시간 지속되거나 또는 우리가 원하지 않을 때 완전히 수축이나 이완되지 않으면 문제가 된다. 이것이 우리가 근육의 만성 타이트니스 부위와 후속의 과압박이나 관절의 부적절한 위치를 경험하는 일반적인 이유이다.

우리가 경험하는 만성 타이트니스와 관절 뻣뻣함은 얕은 근막계(SMS)의 과활동과 압박으로 일어나는데, 그 이유는 양쪽 근막계의 활동이 균형을 이루지 못하기 때문이다. 시간이 경과하면, 이러한 보상 전략은 만성 근막 타이트니스와 근 불균형을 초래할 것이고, 그것은 다시 기능부전성 자세와 움직임 패턴을 초래시켜, 결국에는 통증과 물렁조직의 퇴행, 관절 질환을 발생시킬 것이다. 우리는 코어 기능부전에 대한 4장에서 변화된 안정화 전략과 보상 패턴을 더욱 연구할 것이다.

결론 / Conclusion

우리가 운동을 하던, 일을 하던, 또는 일상 활동을 수행하던 간에, 적절한 기능은 신체 내의 코어 조절 발달에 근거를 둔다. 코어(TPC)의 기능 조절은 신경계, 뼈인대계 및 근막계의 합동에 의해 발달된다.
우리는 근막계가 적절하게 작용할 때 삶에 요구되는 효율적인 자세와 움직임을 유지하는 능력을 증가시킨다. 즉, 신경계는 정확한 정보를 받아들이고, 올바른 명령을 내린다. 인대계는 적절한 관절 지지를 제공한다. 그리고 깊은 근막계(DMS)는 관절을 안정화시키고 조절하기 위해 사전에 활성화되어야 하고, 얕은 근막계(SMS)는 조절과 움직임의 높은 수준을 더한다.

우리는 깊은 근막계(DMS)와 얕은 근막계(SMS) 사이에 균형이 있을 때 효율적인 자세와 움직임이 어떻게 달성되는지에 대해 설명했다. 우리는 관절 안정성을 제공하는 깊은 근막계(DMS)를 먼저 활성화할 수 있어야 하고, 그 다음에 부가적인 안정성을 생성하고 적절한 움직임 패턴을 발달시키는 얕은 근막계(SMS)를 동원한다. 우리는 필라테스 훈련을 할 때, 양쪽 근막계 사이의 균형을 위해 항상 노력하고 있다. 균형은 낮은 수준의 활동(좋은 자세를 유지하고, 걷고, 굽힘하는 것과 같은)을 수행하는데 요구되는 관절 압박과 감압에 대한 안정화의 적절한 용량을 생성할 뿐만 아니라, 높은 수준의 활동(들기 활동과 스포츠)을 조절한다. 깊은 근막계(DMS)와 얕은 근막계(SMS) 사이의 균형이 달성되었을 때, 우리는 부드럽고, 완전하고, 잘 협응된 자세와 움직임을 만들어낼 수 있다. 즉, 우리는 건강과 활력을 위해 전략을 발달시키고 있다.

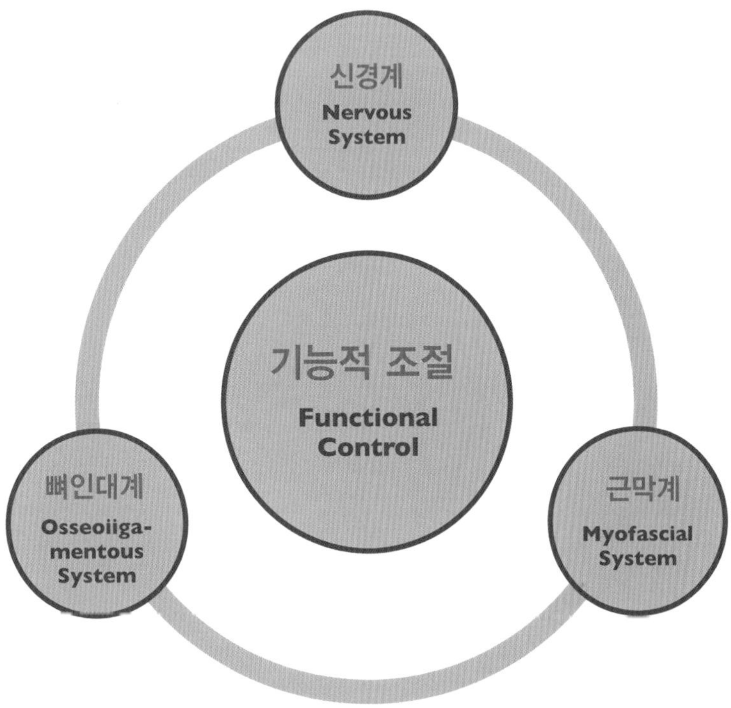

그림 2.28: 코어(TPC)의 기능 조절은 신경계, 뼈인대계, 근막계 사이의 연합에 의해 발달된다.

코어 안정성 발달시키기 / Developing Core Stability

3장

2장에서 코어의 깊은 근육과 얕은 근육을 공부했고, 또 텐서그리티가 코어의 안정화를 일으키는 근막계에서 감압과 압박의 힘을 어떻게 조정했는지에 대해서도 공부했다. 본 장에서 신경계가 적절한 코어 안정성을 어떻게 발달시키는지에 대해 공부할 것이다.

가장 기본적인 수준에서, 코어 근육의 일차 기능은 몸통, 척추 및 골반의 안정화이다. 안정화는 우리들로 하여금 운동을 하는 동안 관절의 최적 정렬과 최적 회전축을 유지하도록 한다. 플랭크(Plank)와 같은 정적 자세를 유지하던, 또는 롤링(Rolling)이나 트위스팅(Twisting) 패턴과 같은 동적 운동을 하던지 간에, 코어 안정성은 우리들로 하여금 가동범위를 안전하게 표현하는 동안 적절한 관절 정렬을 유지하도록 만든다(그림 3.1).

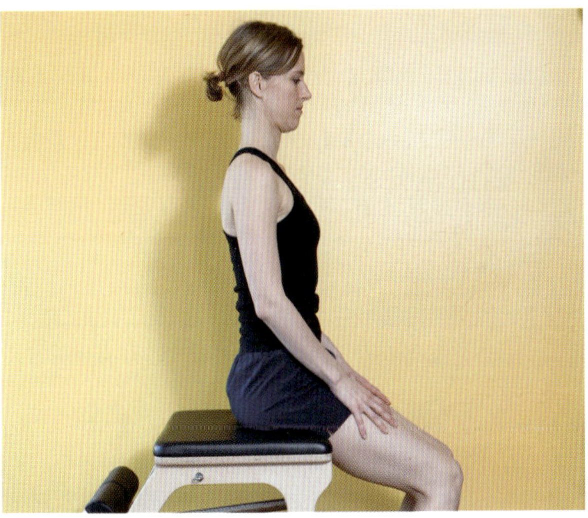

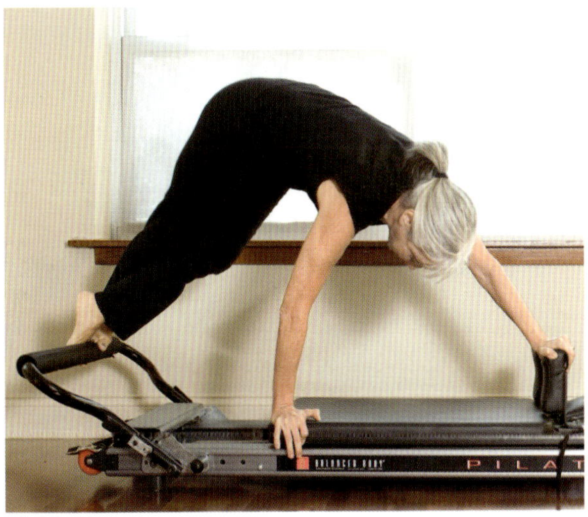

그림 3.1: 앉은 자세와 같은 정적 자세를 유지하던, 또는 리포머(Reformer)로 동적 운동을 수행하던 간에 코어 안정성이 요구된다.

본 장에서 다음을 공부할 것이다:

- 코어 안정성의 정의
- 최적 코어 안정화 전략을 어떻게 발달시킬 것인지
- 낮은 수준의 안정화 전략을 사용할 때와 높은 수준의 안정화 전략을 사용할 때의 차이점
- 코어 안정성 발달에서 조절의 역할

코어 근육을 동원하는데 있어 복부 할로잉(Abdominal Hollowing)과 복부 브레이싱(Abdominal Bracingn)의 역할에 대해 공부할 것이고, 또 필라테스를 수행하는 동안 코어 활성화를 향상시키는 효율적인 방법을 시연해 보일 것이다. 우리는 운동 단락으로 이 개념들을 확장할 것이고, 운동하던 아니면 일상활동을 수행하던 간에 여러분의 코어가 높은 수준으로 작용할 수 있도록 적절한 안정화 전략이 어떻게 발달되고 진전되는지를 시연해 보일 것이다.

안정성의 정의 / Defining Stability

일상 과제의 복잡성과 다양함은 효율적이고 적응이 가능한 코어 안정화 전략을 필요로 한다. 우리는 *코어 안정성*을 "일상 과제를 위한 적절한 시간에 적절한 조절의 양"으로 정의한다(Osar 2013). 코어 안정성의 다른 정의는 "기능적 과제를 수행할 때 자세와 움직임의 효율적인 조절을 가진다는 것"이다.

요점은 사람이 그들의 코어를 안정화할 수 있는지에 대한 것이 아니라, 그들이 수행하는 과제에 대한 최상의 전략을 이용하고 있는가이다(그림 3.2).

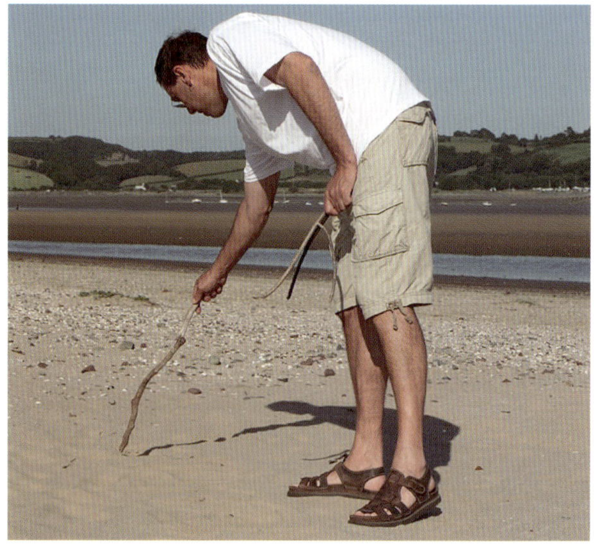

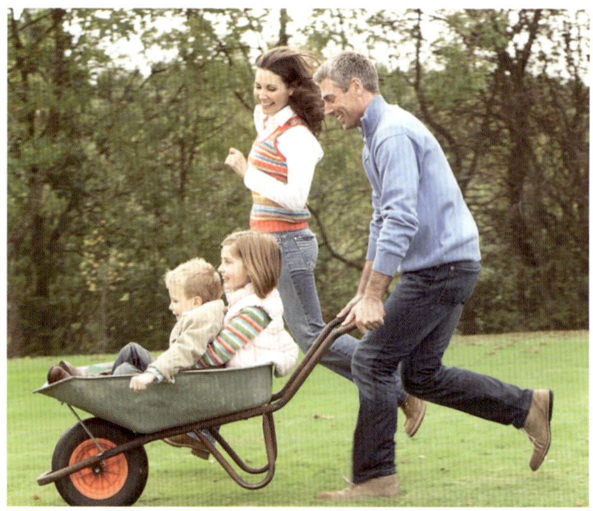

그림 3.2: 아이를 태운 손수레를 들거나 모래를 파기 위해 몸을 앞쪽으로 숙일 때, 우리는 활동이 부드럽고 협응되고 조절될 수 있도록 코어 안정성을 필요로 한다. 그러나 이 활동들에서 몸통, 척추 및 골반을 적절하게 지지하기 위해서는 다른 수준의 노력이나 강도가 요구된다. 모든 활동에 대한 동일한 노력의 이용(예로, 코어의 지나친 브레이싱)은 잘못된 자세, 움직임, 통증 증후군의 발달을 초래하는 비효율적인 전략 특징 중의 하나이다.

롱박스(Long Box)〔그림 3.3(a)〕 위에서 수행된 얼터네이트 햄스트링 컬(Alternate Hamstring Curl)과 리포머(Reformer)에서 수행된 롱 스트레치(Long Stretch)〔그림 3.3(b)〕를 비교해서 코어 안정화 개념을 살펴보자: 양쪽 패턴은 적절한 코어 안정성을 발달시키는 매우 좋은 방법이다. 모델이 롱박스(Long Box) 위에 지지되고 한 번에 하나씩 다리를 들어올리기 때문에, 얼터네이트 햄스트링 컬(Alternate Hamstring Curl)은 플랭크(Plank) 패턴보다 근육의 활성화가 전반적으로 덜 필요하다. 각 패턴에서 동일한 전략이 안정화를 위해 이용될 것이다 - 깊은

근막계(DMS)가 우선적으로 활성화될 것이고, 필요에 따라 얕은 근막계(SMS)도 동원될 것이다; 그러나 강도는 운동의 요구에 따라 달라질 것이다.

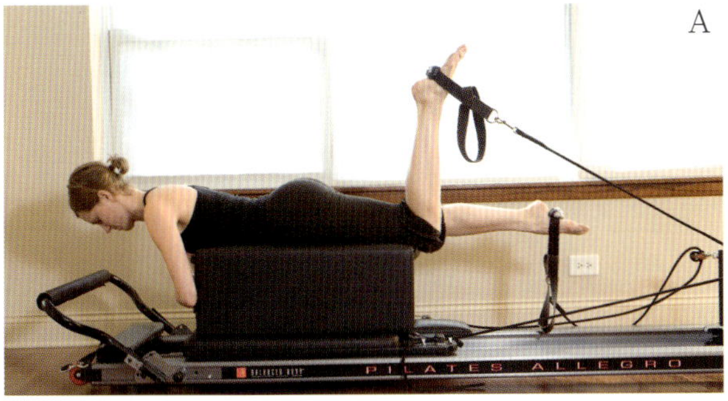

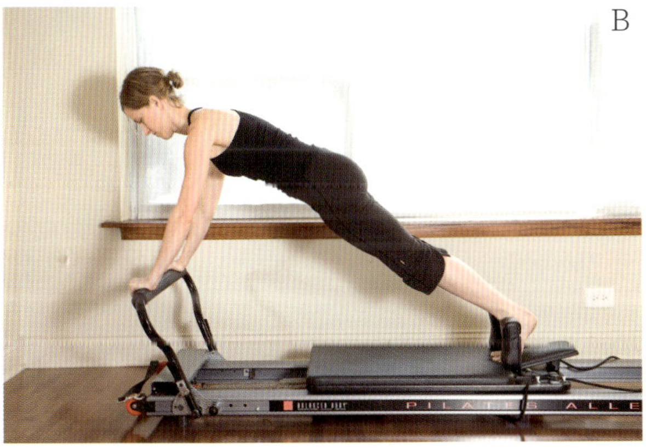

그림 3.3: (a) 롱박스(Long Box) 위에서 수행되는 얼터네이드 햄스트링 컬(Alternate Hamstring Curls); (b) 리포머(Reformer) 위에서 수행되는 플랭크(plank)/롱 스트레치(Long stretch).

여기에서 중요한 개념은 효율적인 낮은 수준의 안정화(낮은 수준의 과제에 요구되는) 뿐만 아니라, 높은 수준의 안정화 전략을 필요로 한다는 점이다. 낮은 수준의 과제(선 자세와 앉은 자세, 굽힘, 돌림, 휴식 시 호흡)는 안정화시키는데 커다란 근육의 노력을 필요로 하지 않아야 한다. 더 높은 요구도를 가지고 높은 안정화 수준을 요구하는 과제로는 빠른 속도의 보행, 경사로나 언덕 위로 올라가는 보행, 달리기, 운동 중의 호흡이나 무거운 물건 들기, 그리고 공을 던지거나 골프 클럽을 스윙하기 위해 몸통을 빠르게 돌림하는 것 등이 있다.

얼터네이트 햄스트링 컬(Alternate Hamstring Curl)〔그림 3.3 (a)〕과 같은, 낮은 요구의 운동을 조절할 있도록 가르치는 것이 중요한 이유는 플랭크(Plank)와 같은 높은 수준 패턴의 조절을 발달시킬 수 있기 때문이다. 만성 타이트니스와 앉은 자세, 선 자세, 또는 굽힘 자세를 취할 때 허리 통증과 같은 문제를 경험한 많은 사람들은 이들 낮은 수준의 과제를 위해 높은 수준의 전략을 이용하는 경향을 띤다. 한편, 그들은 낮은 활동 수준의 과제를 위해 얕은 근막계(SMS)를 과도하게 동원한다.

이것이 일어나는 이유를 이해하기 위해, 우리는 스트레스에 대한 신경계의 반응을 고려해야 한다. 손상, 외상 또는 관절 염증이 있을 때, 깊은 근막계(DMS)가 우선적으로 억제된다. 일단 깊은 근막계(DMS)가 억제되면, 자세와 움직임 동안 관절을 조절하는 근막계를 활성화하고 협응하는데 요구되는 적절한 고유수용성 피드백을 중추신경계(CNS)에게 제공할 수 없게 된다. 관절이나 물렁조직에 부가적인 스트레스가 발생되는 것을 원하지 않으면, 신경계는 얕은 근막계(SMS)의 활성화를 증가시킴으로서 이를 보상한다. 단기간 내, 이 전략은 조절의 수준과 관절과 물렁조직의 보호를 제공한다.

이것이 안정화에 대한 디폴트 전략이 될 때(심지어 상대적으로 낮은 수준의 과제 때도 우리가 그것을 사용한다는 의미), 문제가 발생한다. 이것은 라디오의 파손된 볼륨 다이얼이 가장 큰 소리로 고정된 것과 같을 수 있다. 즉, 레벨을 조절할 수 없고, 항상 높게 설정된 상태와 같다.

그들이 깊은 근막계(DMS)를 활성화하는 방법을 배우기 전에, 그리고 하중이 증가될 때 그것을 안정화시키는 충분한 근력과 지구력이 발달되기 전에, 클라이언트가 필라테스를 너무 빠르게 진전할 때 뚜렷한 문제가 발생한다: 클라이언트는 불가피하게 높은 수준의 브레이싱 전략에 굴복할 것이고, 얕은 근막계(SMS)를 과사용하는 경향이 있다.

리포머(Reformer)에서 플랭크(Plank) 자세로 롱 스트레치(Long Stretch)하는 예로 되돌아가 보자(그림 3.4). 앞에서 언급되었듯이, 각 운동 패턴은 강도에 적절하게 어울리는 안정화 노력의 수준을 필요로 한다. 초보 필라테스 학생이나 만성 타이트니스나 코어 근육의 통증을 경험했던 사람들은 적절한 수준의 근육 활성화 없이 또는 중립의 척추 정렬 조절 없이 코어를 안정화시키려고 노력한다. 여러분은 그들이 엉덩관절을 굽힘하려고 할 때 자신의 골반을 이동하고, 등을 편평하게 만들고, 또 얕은 엉덩관절 굽힘근을 과도하게 수축하는 것을 확인할 수 있을 것이다.

다행스럽게도, 필라테스는 안정화를 위해 적절하지 못한 전략을 회복시키는 많은 기회를 제공한다. 리포머(Reformer)에 달린 하지 스프링(Leg Spring)을 생각해 보자. 초보 학생들은 상대적으로 낮은 하중을 보상 없이 관리하는 것이 얼마나 어려운 일인지에 대해 놀랍게 느껴진다. 학생들은 "레그 서클 앤 프로그(Leg Circle & Frogs)"의 부드러운 실행에 요구되는 깊은 조절을 찾는 것이 보기보다 어렵다고 말할 것이다. 그러나 깊은 코어 근육에 접근하기 위해, 학생들은 언뜻 "쉬운 것"처럼 보이는 운동을 수행함으로써 "볼륨을 낮추는 것"을 배우기 시작한다. 학생들이 깊은 코어 안정성을 먼저 활성화시키지 않고 매트 위에서 더블 레그 서클(Double-Leg Circles)과 같은 운동을 시도하면, 허리의 아치가 증가할 뿐만 아니라 허리 좌상을 입을 수 있고, 또 엉덩관절 굽힘근과 허리 근육이 함께 작용하여 자세를 유지하려고 시도할 때, 갈비뼈가 벌어지고, 볼기근육이 수축하고, 복부가 조임되거나 "팽창"하게 된다. 필라테스에서 행해지는 운동들은 일상생활에서 코어를 안정화시키기 위한 전략이다. 필라테스 운동은 사람들이 적절한 운동 전략을 찾아내고 개발할 수 있도록 도움을 줄 수 있다.

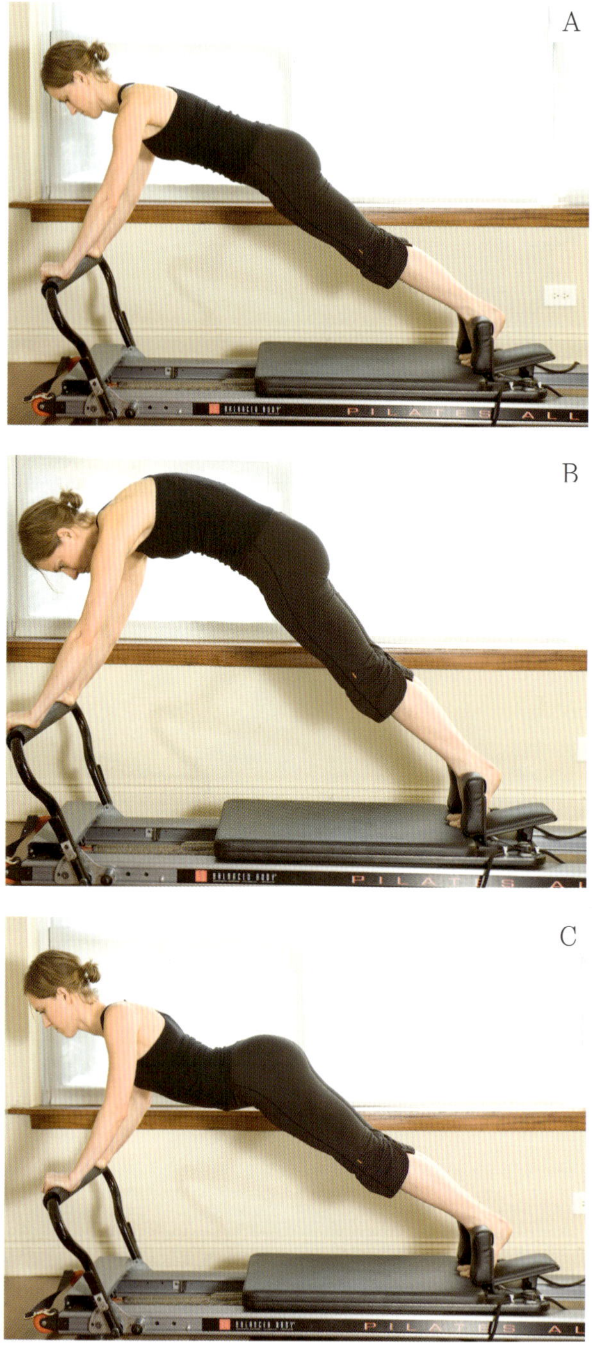

그림 3.4: (a) 플랭크(Plank) 자세에서 중립 정렬과 조절, (b) 자세를 안정화시키기 위한 얕은 배 근육의 과도한 동원, (c) 엉덩관절 굽힘근과 척주세움근의 과도한 동원. (b)와 (c)는 아랫등, 골반 및 엉덩관절의 기능부전을 초래하는 적절하지 못한 동원 전략의 예이다.

사례 연구 (Case Study)

그림 3.5는 일정 시간 걷거나 구부정한 자세를 취할 때 허리 통증이 발생하는 클라이언트를 보여주고 있다. 그가 앉아서 일을 할 때는 통증을 호소하지 않았다. 그는 신체 활동으로서 주일에 1회씩 축구 경기를 했다. 등허리 부위의 척주세움근에서 뚜렷한 과긴장이 발생했다. 하루 종일 앉아서만 일하고 드물게 운동하는 사람이 왜 척주세움근의 과긴장을 경험하게 되는가? 그 사람의 앉은 자세를 관찰해 본다. 허리와 등을 심하게 굽힘하고, 골반을 뒤쪽경사시킨 앉은 자세를 취하는지를 체크해 본다. 이러한 자세는 부적절한 앉은 자세 전략으로서, 척추사이원반과 물렁조직에 스트레스를 증가시킨다.

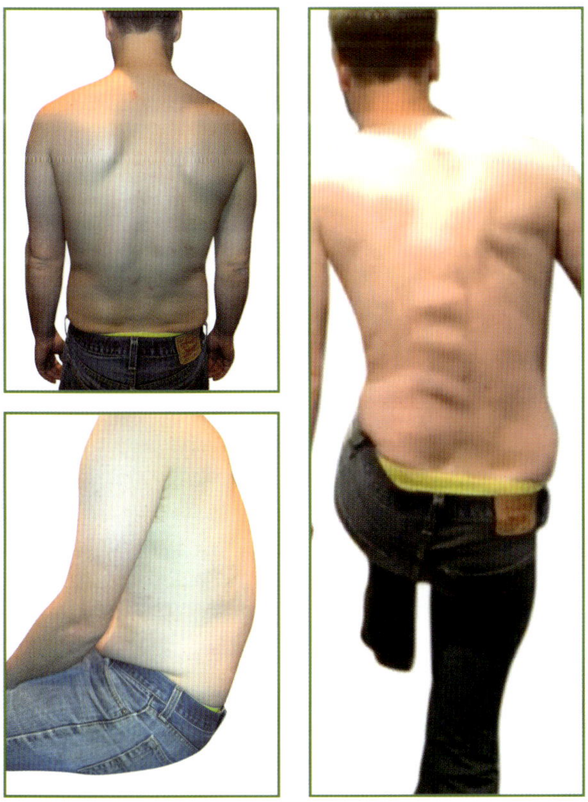

그림 3.5: 허리 통증: 부적절한 안정화 전략의 결과.

그 다음, 환자가 한 발로 서 있을 때 어떤 일이 발생하는지를 체크한다. 자세를 균형잡거나 안정화시키려고 할 때 척주세움근의 활동이 증가된다. 이것은 높은 수준의 전략으로 낮은 수준의 과제를 수행하는 예이다. 이것은 서 있거나 걸을 때 불편함이 왜 증가되는지를 잘 설명해 주고 있다: 과제를 수행할 수 있는 적절한 안정성 수준을 만들어내려면, 얕은 근막계(SMS)를 과도하게 사용해야 한다. 이러한 환자를 치료하는 목표는 향상된 안정화 전략을 교육시켜 환자로 하여금 좋은 정렬을 갖도록 돕고, 또 다리뿐만 아니라, 몸통의 중심을 잘 잡도록 돕는 것이다. 부가적으로, 그는 과도한 물체 잡기나 얕은 근막계(SMS)의 과도한 작용 없이, 스스로 좋은 자세를 지지할 수 있어야 한다.

필리테스는 신체를 위한 선택을 막 하려고 한다. 여러분이 할 수 있고, 기능 전략을 자발적으로 고용할 수 있는 다양한 안정성 전략을 가지는 것이 중요하다. 올바른 전략은 협력적으로 함께 작용하는 깊은 근막계(DMS)와 얕은 근막계(SMS)를 가짐으로서 이루어진다: 깊은 근막계(DMS)는 분절 운동을 조절하고, 얕은 근막계(SMS)는 필요시 더 높은 수준의 조절을 부가할 수 있다. 기능적 코어 안정성에서 가장 중요한 것은 얕은 근막계(SMS)와 깊은 근막계(DMS) 사이의 균형적 발달이다.

적절한 코어 전략을 발달시키기 (Develop an Optimal Core Strategy)

효율적인 자세와 움직임은 적절한 코어 안정화 전략으로부터 이루어진다. 이러한 전략은 부적절한 전략으로 발생할 수 있는 신체 어느 부위의 과하중 없이 과제 요구를 충족시킬 수 있도록 수용되어야 한다. 필라테스 원칙의 적용은 코어 안정화 전략을 발달시키는데 도움이 되고, 코어의 안정화는 스포츠, 작업 및 삶의 요구를 충족시킬 수 있는 조절과 적응력을 촉진시킨다.

효율적인 코어 안정화 전략을 발달시키기 / Developing an Efficient Core Stabilization Strategy

앞 단락에서 우리는 안정성을 정의했고, 적절한 안정화를 갖기 위해 과제 요구에 기반된 우리의 전략을 바꿀 수 있어야 한다고 언급했다. 본 단락에서 우리는 적응적이고 효율적인 코어 안정화 전략을 만들 수 있는 방법들에 대해 살펴볼 것이다.

적절한 코어 안정성은 압박과 장력의 결합을 통해 발달된다. 우리가 통합되고 균형잡힌 시스템을 가지고 있을 때, 우리는 압박과 장력을 통해 과도한 전단력, 장력, 압박력을 조절하고 저항할 수 있다. 이러한 조절이 없다면, 자세를 바꾸거나, 물건을 들어올리거나, 또는 우리의 몸을 가속/감속시킬 때마다 반복적 외상과 과압박에 의해 관절이 손상을 당할 수 있다.

본 단락에서 우리는 아래 사항을 다룰 것이다:

- 운동과 삶 동안 코어의 안정화에 영향을 주는 힘
- 코어 안정성 발달에서 복부 내압의 역할
- 호흡과 근육 활성화가 효율적인 코어 조절을 일으키기 위해 압박과 장력을 발달시키는 방법

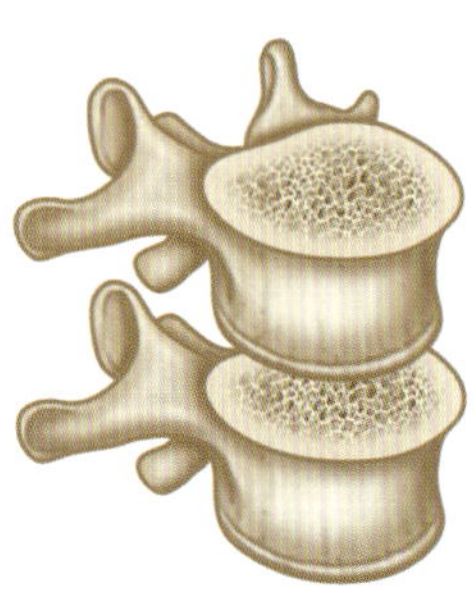

신체의 안정화에 영향을 주는 힘 (Stabilization Against Forces on the Body)

매일, 그리고 단순한 움직임 때마다 우리의 신체는 물렁조직과 관절에 스트레스를 줄 수 있는 힘에 노출된다(그림 3.6). 효율적인 코어 안정화 전략은 과도한 장력, 압박, 돌림력 및 전단력으로부터 관절을 보호해 주고, 또 적절한 자세와 움직임 패턴을 우리가 유지하는데 도움을 준다(그림 3.7). 효율적인 안정화 전략의 발달은 가슴우리, 척추 및 골반의 유연성을 향상시키고, 또 호흡과 보행과 같은 비교적 단순한 활동과 댄스나 스포츠 활동과 같은 강력한 활동을 힘 들이지 않고 수행할 수 있도록 지지를 제공한다.

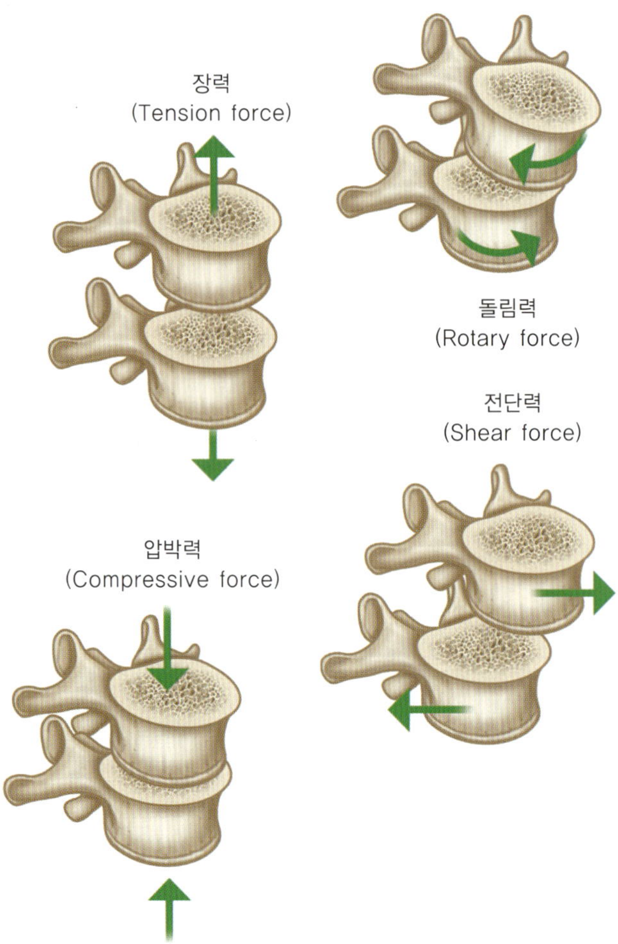

그림 3.6: 자세와 움직임 동안 관절에 가해지는 힘들의 예. 적절한 안정화 전략은 우리에게 이들 힘을 이겨낼 수 있는 조절을 제공한다.

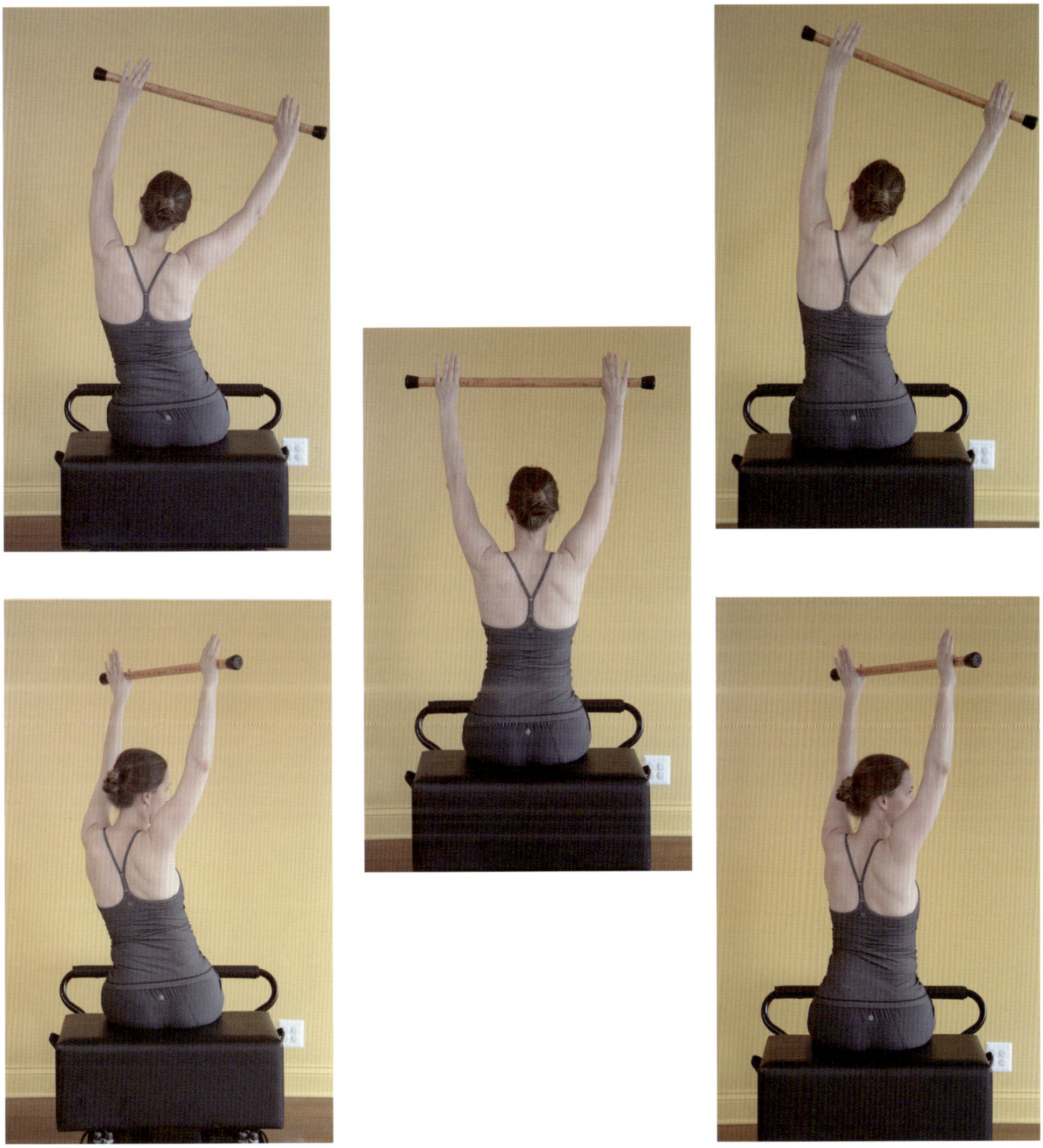

그림 3.7: 왼쪽 사진들은 척추에 가해지는 압박성 전단력을 보여주고 있고, 오른쪽 사진들은 감압성 안정성을 보여주고 있다.

복부 내압 (Intra-abdominal Pressure)

심지어 우리는 초등학교 생물학 수업에서도, 전반적 건강에 대한 호흡의 중요성을 배웠다. 호흡은 폐와 심혈관계가 산소를 섭취하여 전신으로 분산시키는 방법이다: 우리는 내쉬기를 통해 폐와 심혈관계의 노폐물을 제거한다.

그러나 최근 연구에 따르면, 우리는 적절한 호흡이 신체에 다른 중요한 역할(안정화)을 하고 있음을 알 수 있다. 어떤 연구에 따르면, 가로막(diaphragm)이 호흡과 자세를 지지하는 이중 역할을 하고 있다는 것이다(Hodges와 Gandevia 2000). 배가로근(TVA)와 가로막이 서로 반대 작용을 하기 때문에 〔가로막의 수축은 흉강의 부피를 증가시키고, 반면 배가로근(TVA)는 흉강의 부피를 감소시킨다〕, 이 두 근육들은 호흡과 자세 조절, 복부 내압(IAP)의 발달에 지속적으로 영향을 준다.

복부 내압(IAP)의 발달은 척추와 가슴우리, 골반에 가해지는 힘(특히, 압박력)에 저항하는 가장 중요한 전략 중의 하나이다. 이들 압박력은 다음과 같다 (그림 3.8):

- 아래 방향의 중력
- 자신의 체중
- 안정 시, 수동 근막 장력과 근수축에 의한 능동 장력
- 들기 활동을 할 때 체중에 가해지는 외적 하중
- 발을 지면에 내려놓을 때 신체로 전달되는 힘들 (지면에 발이 닿을 때 일어나는 힘은 신체로 전달되는 동등하고 방향이 반대인 힘을 발생시킨다)

우리의 신체는 압박력에 규칙적으로 노출되지만, 효율적인 안정화 전략을 가지고 있다면 우리는 압박력에 저항을 할 수 있다.

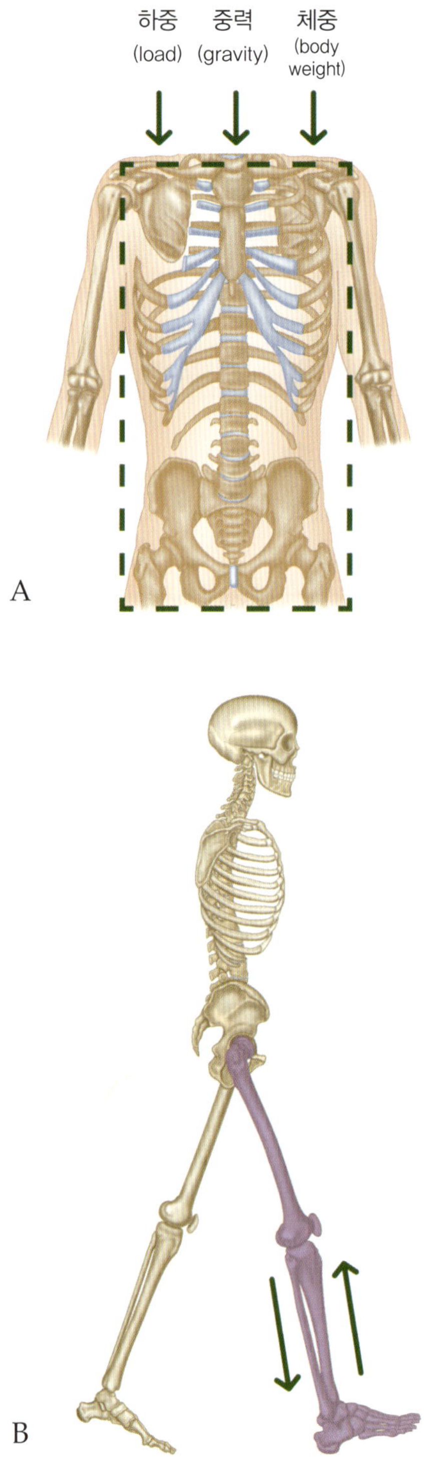

그림 3.8: (a) 중력과 하중, 체중을 포함하는 힘들은 척추에 압박을 가한다. (b) 발이 지면에 닿을 때 발생하는 지면 반발력은 잘 작용하는 코어에 의해 조절된다.

복부 내압(IAP)은 이 압박력을 극복하는 가장 좋은 전략이다: 부가적으로 우리는 관절을 감압하는 동시에 코어를 안정화시킬 수 있다. 이것은 부드럽게 협응되고, 잘 조절된 자세와 움직임을 발달시킨다.

코어 안정성 달성하기 (Create Core Stability)

복부 내압(IAP)은 코어(TPC)를 감압하고 동시에 안정화시키는 코어 안정화 전략중의 하나이다. 이것은 우리에게 코어를 안정화시키는 능력을 제공하는 동시에, 과도한 압박이 가해진 스트레스를 줄인다. 3차원 호흡의 적절한 사용과 함께, 어떻게 호흡을 하는지에 대한 자각의 향상은 만성 근막 긴장을 완화하고 자세와 움직임을 향상시킬 수 있는 매우 효율적인 전략 중의 하나이다.

여러분은 다음과 같은 방법을 통해 복부 내압(IAP)을 형상화할 수 있다. 마분지 상자 안에 공(stability ball)을 넣고 공 안에 바람을 불어넣는다고 상상해 보자. 마분지 상자 안을 달걀로 채웠다고 상상해 보자. 공에 바람을 넣고 빵빵하게 만들면, 상자의 안정성은 드라마틱하게 증가될 것이다(즉, 파손에 대한 저항을 향상시킨다). 여러분이 상자 위에 앉아도 상자가 찌그러지거나 달걀이 파손되지 않을 것이다. 공에 의해 생성된 내부 압박과 외부 안정성 때문에 이러한 현상이 일어날 것이다.

이번에는 흉강과 골반강을 달걀을 둘러싸고 있는 상자라고 생각하고, 이 공간들의 내부 압력〔복부 내압(IAP)〕을 공이라고 생각해 보자. 이러한 모델에서, 공간 안에 발생된 압력은 척추를 안정화시키고, 앞에서 설명된 힘들의 결합에 의한 과도한 압박으로부터 내부 장기(달걀)를 보호한다(그림 3.9).

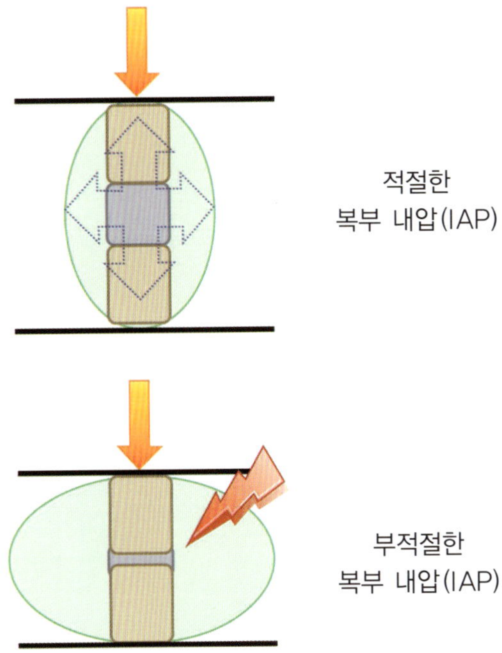

그림 3.9: 적절한 복부 내압(IAP) 상태가 존재하면, 신체가 압박력에 저항할 수 있고, 우리의 관절이 잘 보호될 것이다(위쪽 그림). 그러나 복부 내압(IAP)을 생성하는 능력이 떨어지거나 우리가 조절할 수 있는 것보다 더 큰 압력 하중이 있나번, 관절은 과입빅될 깃이다(아래쪽 그림). 이것이 바로 호흡을 향상시키고 깊은 근육계(DMS)와 얕은 근육계(SMS) 사이의 균형을 달성해야 하는 이유이다; 이것은 적절한 정렬을 유지하고 운동과 삶의 활동을 조절하기 위해 사람이 적절한 복부 내압을 발달시키는데 도움을 준다.

복부 내압(IAP)은 외적 힘(중력, 체중 및 지면반발력)과 내적 근막 장력(근육의 수동장력과 능동장력에 의해 발생하는 힘)에 안정성과 저항을 제공한다. 신체가 흉강과 복강 안의 적절한 압력 수준을 어떻게 발달시키는가? 그것은 수압장치의 작동과 동일한 방법으로 적절한 호흡을 통해 발달된다. 입과 목(특히, 성대주름)은 수압장치의 입력 장치에 해당되고, 가슴 부위와 복부 부위는 출력 장치에 해당한다. 가로막과 갈비사이근은 습기를 가진 공기(몸 속에 압축된 공기)를 성대 주름을 통해 목으로 이동시키기 위해 수축한다. 습기를 가진 공기는 흉강과 복강의 압력을 증가시켜 몸통, 척추와 골반을 안정화시킨다(그림 3.10).

우리는 내쉬기 동안 복부 내압을 어떻게 유지하는가? 배근육의 활동〔배가로근(TVA)의 수축〕과 가슴주위근막 구조물의 수동 단축은 물론, 내쉬기 동안 흉강과 복강의 직경 감소도 가로막이 상승할 때 안정화 압력을 상대적으로 일정하게 유지한다. 이러한 방법으로 전체 호흡 주기 내내 복부 내압을 유지할 수 있다.

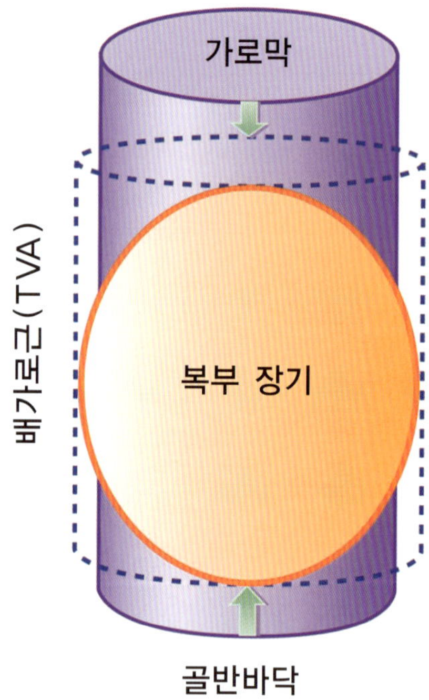

그림 3.10: 흉강과 복부강 안에서 발생하는 적절한 압력 수준.

언급했듯이, 복부 내압은 아래 방향의 중력, 체중, 근막 당김 및 외적 하중뿐만 아니라, 발이 지면에 닿을 때 발생하는 윗방향의 지면반발력(척추를 통해 위쪽으로 전달되는)에도 저항하는 기능을 한다(그림 3.9, 57쪽 참고). 이것은 몸통, 척추 및 골반을 안정화시키고 동시에 이 부위들을 감압하는 효과를 가진다. 우리가 부적절한 전략을 가질 때, 이 힘들이 압박 하중을 척추에 가하여 원반의 팽창/탈출과 몸통, 척추, 골반 및 엉덩관절의 퇴행성 뼈관절염 변화와 같은 많은 척추 문제를 야기시킨다.

흉강과 복강에서 발생하는 아래 방향의 압력을 감소시키는 복부 내압(IAP)이 없다면, 골반강에서 압력의 증가가 발생한다. 이것은 골반바닥에 스트레스를 증가시키고, 시간이 경과하면 요실금의 위험이나 영속화를 증가시킨다. 그 후에 많은 사람들은 골반바닥의 지지를 돕기 위해 엉덩관절 근육을 과도하게 수축할 것이며, 이로 인해 엉덩관절의 타이트니스가 발생하고, 부적절한 자세와 움직임 패턴이 더욱 악화될 것이다.

티저(Teaser), 롤-업(Roll Up)과 더블 레그 리프트(Double-Leg Lift)(그림 3.11)과 같이, 척추의 굽힘이나 임프린팅(Imprinting)를 장려하는 특정의 필라테스 운동은 안정화를 위해 복부 내압의 사용을 필요로 한데, 그 이유는 척추에 가해지는 압박력을 증가시켜 골반으로 전달하는 이 패턴들에 대한 가능성이 존재하기 때문이다. 효율적인 안정화 전략 없이 수행되었다면, 이 운동들은 복부 장기를 아래쪽으로 밀어 골반 내압을 증가시키고, 이로 인해 척추, 아래쪽 배벽과 골반바닥에 압박이 증가된다. 이것은 요실금의 흔한 원인이 되는데, 그 이유는 골반바닥이 아래 방향의 압력에 잘 저항하도록 설계되지 않았기 때문이다. 압력이 가로막(호흡 가로막과 요생식 가로막)과 배근육의 협력 효과를 통해 관리되면, 골반바닥에 가해지는 압력이 줄어들어 곧은창자와 방광의 기능을 적절하게 조절할 수 있다.

골반바닥에 대한 아래 방향 복부 내압(IAP)의 나쁜 효과를 피하려면, 이러한 패턴 동안 복부 "팽창"에 주의해야 한다. 여러분은 하중을 줄이거나 지지를 위해 밴드나 스프링을 사용할 수 있다. 롤-업(Roll-Up)과 같은 운동을 하는 동안 갈비우리의 전방 확장을 유지하는 것은 골반바닥에 대한 아래 방향의 압박을 예방할 수 있는 다른 방법이다(Calais-Garmain과 Raison 2010). 이러한 활동들은 내부 장기를 부드럽게 위로 들어 올린다〔아래쪽인 회음 쪽으로 장기를 미는 것과 반대되는 것이고, 이것은 복부 브레이싱(Abdominal Bracing) 때 일반적으로 일어난다〕.
여러분은 이 패턴들 동안 창자나 다른 장기를 갈비우리 쪽으로 부드럽게 들어올리는 그물(net)이나 벨트

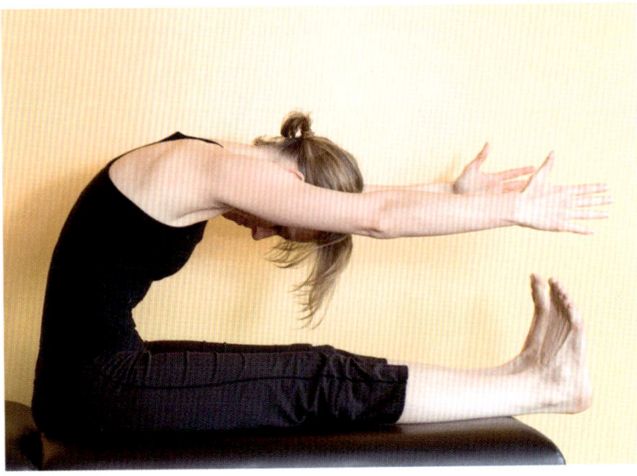

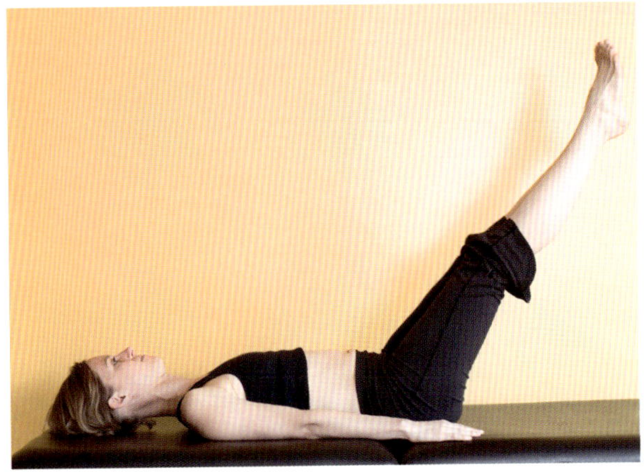

그림 3.11: (a) 롤-업(Roll-Up)과 (b) 더블 레그 리프트(Double-Leg Lift).

(harness)를 생각할 수 있다(강하지 않고 1인치 미만으로 들어올린다고 상상한다); 이것은 먼저 깊은 배벽과 골반바닥을 활성화시키고, 적절한 지지를 보장할 것이다.

호흡도 핵심이다. 운동 내내 순조로운 호흡과 개방된 목구멍을 위해 여러분 자신을 모니터링하는 것은 해로운 패턴을 피하는 필수사항이다. 헌드레드(Hundred)와 같은 운동을 할 때 특별한 주의를 해야 한다. 강한 내쉬기는 복부 장기를 아래쪽으로 이동시켜 회음을 손상시킬 수 있다(Calais-Garmain과 Raison 2010). 하중을 아래쪽으로 내림으로써(발을 내리거나 테이블 탑 자세에서), 이 책의 마지막 장에서 거론되는 근운동감각 단계(깊은 코어 연결을 유지하는 것 같이)에 유의하면서 안전을 유지한다.

그림 3.12(b)에서처럼, 적절한 복부 내압(IAP) 전략에 의해 조절되지 않는 과도한 아래 방향 압박이 있을 때 일어나는 복부 팽창을 체크해 본다. 깊은 배벽과 골반바닥을 활성화시키고, 그 다음 척추와 골반의 적절한 지지를 위해 통제된 호흡을 첨가한다.

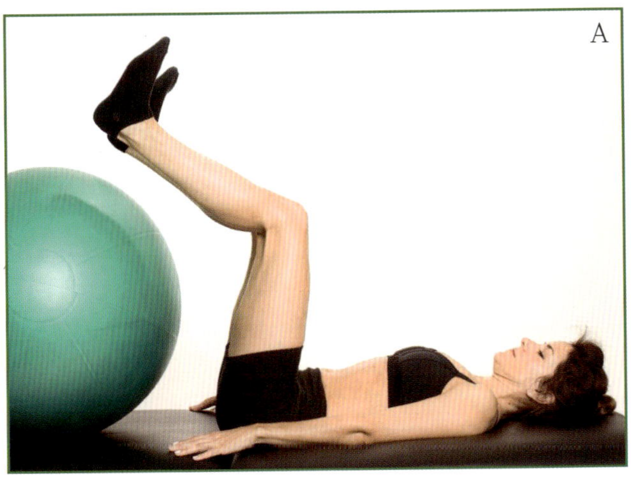

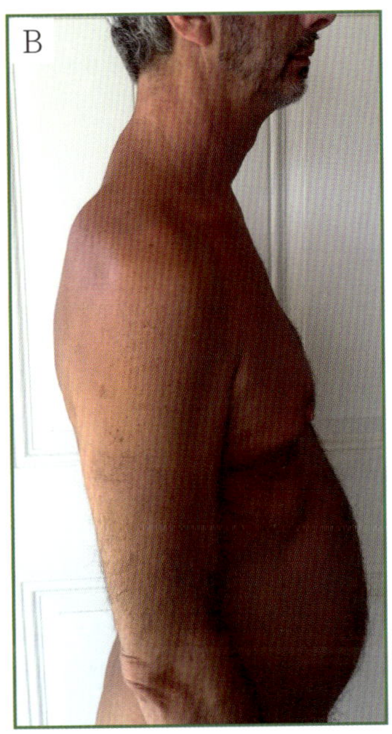

그림 3.12: (a) 깊은 배벽과 골반바닥을 활성화시키고, 척추와 골반의 적절한 지지를 위해 통제된 호흡을 첨가한다. (b) 복부 팽창.

압박 형태의 전략에 의지하지 않고, 신체를 효율적으로 움직이고 삶을 효율적으로 살아가기 위해서는, 자세와 움직임에 요구되는 깊은 근막계(DMS)를 활성화시키고, 복부 내압(IAP)을 발달시키는 올바른 호흡이 필수적이다. 그 다음, 우리는 3차원 호흡을 발달시키고 복부 내압(IAP)을 생성하는 방법을 살펴볼 것이다. 복부 내압(IAP)은 몸통, 척추 및 골반을 안정화시키는데 꼭 필요하다. 보다 효율적인 코어 안정화 전략을 발달시키는데 있어서, 우리는 호흡과 깊은 근막계(DMS) 활성의 협응 방법을 증명해 보일 것이다. 이 전략에는 정렬 촉진, 중심화(centering), 집중, 호흡, 조절, 정확성 및 흐름 등이 있다. 본질적으로, 이 전략은 모든 필라테스 원리를 하나의 단순한 운동 진전과 연결시키는 것이다.

3차원 호흡의 발달과 깊은 근막계(DMS)의 활성화 (Developing Three-Dimensional Breathing and Activating the Deep Myofascial System)

자각과 중립 정렬 조절의 발달은 효율적인 코어 안정화 전략 발달의 매우 중요한 요소이다. *중립 자세(Neutral posture)*는 상대적으로 낮은 하중을 받는 관절의 위치이고, 이것은 생리적으로 효율적인 자세로 고려될 수 있는데, 그 이유는 적은 노력으로도 그 자세를 유지할 수 있기 때문이다. 우리가 나중에 살펴볼 것들 중의 하나는 부적절한 자세와 움직임 패턴을 유지하는데 근막계의 활성 증가가 어떻게 요구되는가이다. 중립 자세는 배가로근(TVA)과 골반바닥과 같은 깊은 근막계(DMS)의 근육을 활성화시킬 수 있는 가장 좋은 자세 중의 하나이다(Richardson 등 2004).

우리는 많은 사람들이 부적절하거나 보상적인 자세 전략을 발달시켜 왔기 때문에, 중립 자세가 대다수 사람에게 있어 찾거나 조절하기 어려운 고난이도의 자세임을 발견했다. 그러므로 우리의 목표는 중립 자세를 달성할 수 있도록 돕는 방법을 통해 신체를 정렬시키는 것이다. 만성 보상적 자세를 가진 사람과 중립 자세를 찾기 어려워하는 사람을 위해, 우리는 얕은 근막계(SMS)를 이완시키는 동시에 척추의 중립위에 근접하도록 돕는 최상의 방법으로 그 사람을 위치시키는 것이다.

다양한 자세를 이용할 수 있다 하더라도, 우리는 누운 자세에서 시작할 것이다. 목표는 머리, 몸통, 척추 및 골반의 중립 자세를 지지하는 방법으로 신체를 정렬시키는 것이다. 누운 자세는 관절 정렬, 호흡 및 코어 조절을 먼저 설정하는 가장 앞선 자세이다. 적절한 코어 기능을 촉진하고 재설정하기 위해 "행복한 아기 자세"로 되돌아가는 것이 매우 유익할 수 있다(그림 3.13).

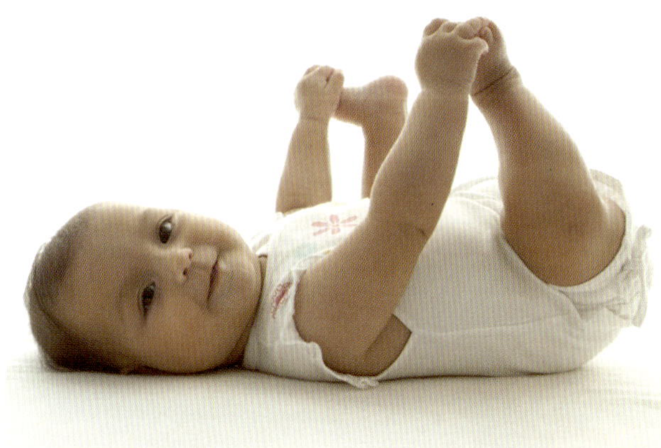

그림 3.13: 행복한 아기 자세.

적절한 호흡을 위한 정렬 (Alignment for Optimal Breathing)

적절한 호흡과 코어 활성화를 달성하려면, 머리, 목, 코어(TPC)의 관절들이 중립위로 정렬되어야 하고, 각 구조물 위에 중심이 잘 맞아야 한다. 이 자세는 이상적인 호흡과 안정화에 요구되는 관절 정렬과 근육 활성화 패턴을 촉진할 것이다.

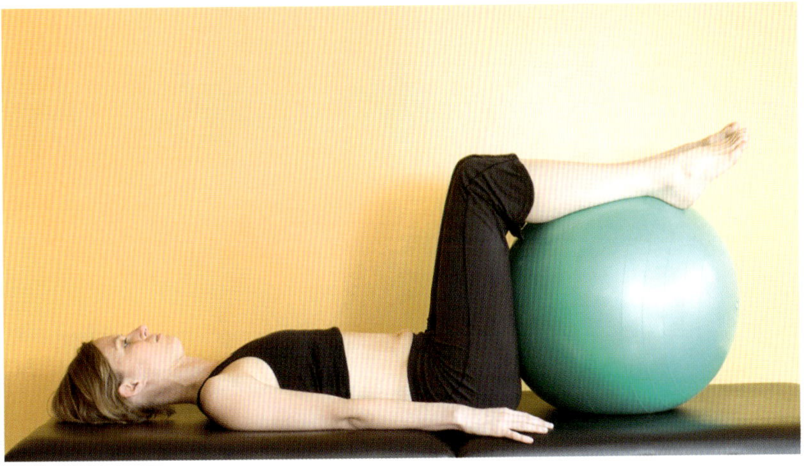

그림 3.14: (a) 선 자세에서의 머리와 코어(TPC)의 적절한 정렬. (b) 누운 자세에서의 적절한 정렬. 적절한 호흡과 근육 활성화를 지지하는 앞에서 설명된 "행복한 아기 자세"와 비슷하다.

목표는 머리가 몸통과 일직선 되게 중립위를 취하는 방법으로 코어(TPC)를 정렬하는 것이다. 선 자세를 측면에서 관찰할 때, 연추선이 귀의 중간지점, 아래쪽 목뼈의 몸통, 중간등뼈의 바로 앞쪽을 통과하는 것이 이상적이다. 목표는 여러분 스스로나 클라이언트를 비슷한 자세로 정렬시키는 것이고, 측면에서 관찰할 때 머리의 수평이 보장된다. 이 자세는 중요한 자세인데, 그 이유는 깊은 목 굽힘근 활성화가 적절할 수 있도록 머리와 목의 자세가 이루어져야 하기 때문이고, 또 깊은 목 굽힘근이 목갈비근과 목빗근의 사용을 최소화하는 동시에 목의 안정화를 적절하게 도울 수 있기 때문이다. 특히 목갈비근과 목빗근은 머리 앞쪽 쏠림 자세와 목 앞쪽 쏠림 자세를 일으키는 주된 근육이다.

아래쪽 가슴우리 벌림(갈비우리의 바닥)이 골반 쪽인 위쪽으로 열림될 수 있도록 자세를 취해야 한다. 앞쪽과 뒤쪽에서 관찰했을 때 척추가 곧게 정렬되어 있어야 하고, 측면에서 관찰했을 때 자연스런 만곡이 유지되어야 한다. 골반은 가슴우리 아래쪽에서 중립으로 정렬되어야 하고, 또 양쪽 넙다리뼈머리 위에서 대칭적으로 배치되어야 한다.

그림 3.14에 보여지는 것처럼, 뚜렷한 머리 앞쪽 쏠림 자세를 가진 사람도 누운 자세를 취할 때 적절한 자세를 달성할 수 없을 것 같다. 이러한 경우, 머리,

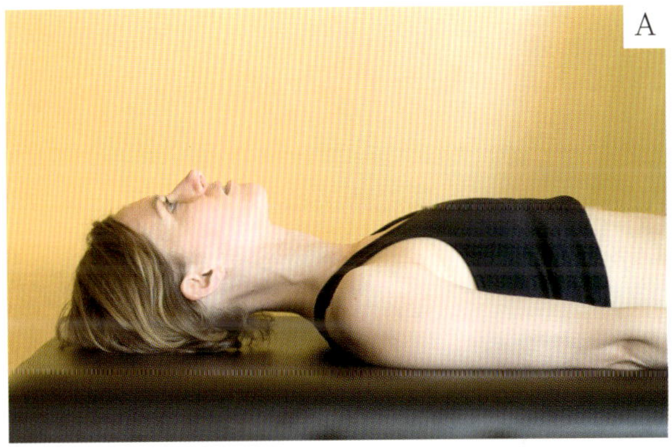

A

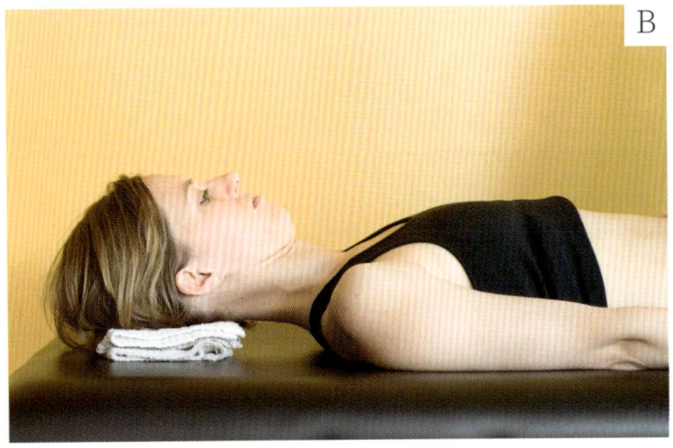

B

그림 3.15: 타월 지지나 베개 지지가 뒤통수밑의 폄이나 등뼈 뒤굽음의 증가를 가진 사람의 머리 정렬에 이용될 수 있다: (a) 부적절한 정렬과 (b) 적절한 정렬.

목 또는 어깨 밑에 지지를 사용하여 중립 자세를 만들 수 있고, 관절에 최소한의 스트레스만 가해지도록 만든다(그림 3.15). 엉덩관절과 무릎을 굽힘하고 골반을 중립위로 유지하기 위해 다리를 들어올린다.

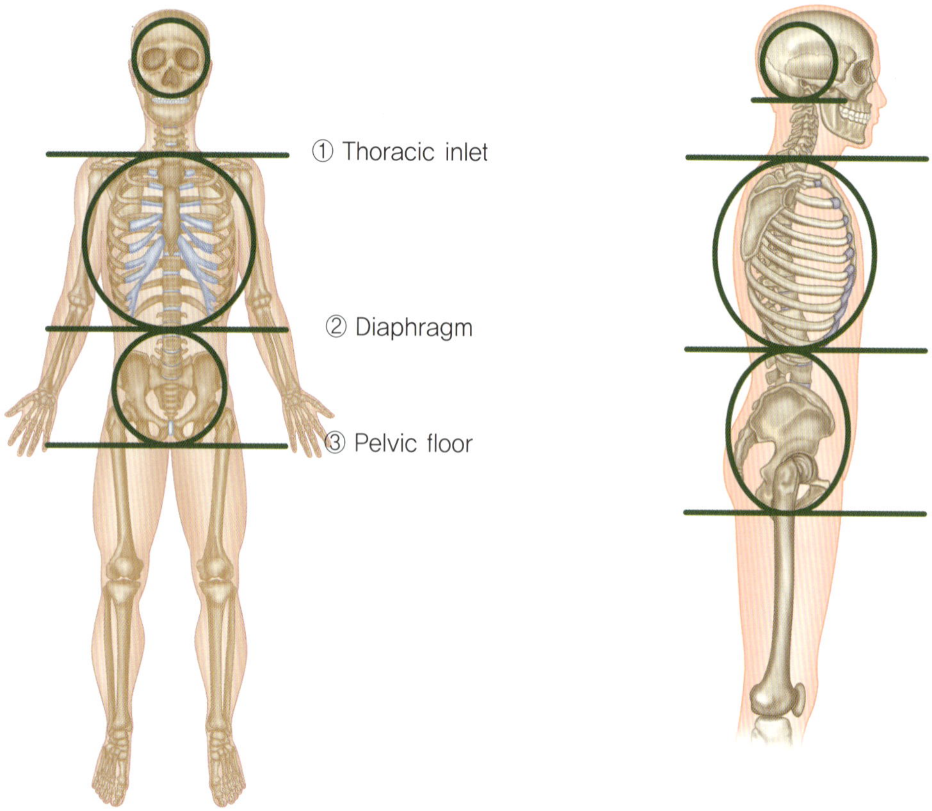

그림 3.16: 가슴 입구를 덮고 있는 가로근막(흉부입구, thoracic inlet), 호흡 가로막, 골반바닥. 머리, 목 및 코어(TPC)의 적절한 정렬이 있으면, 이 3개의 가로막들은 압력 조절 장치와 현수 지지 시스템으로서 작용한다.

코어, 몸통, 척추 및 골반의 뼈들 정렬 이외에, 우리는 중립 자세를 취함으로써 코어(TPC)의 3개 가로막을 정렬시킨다: 가로근막(thoracic inlet)(양쪽 폐 위쪽을 덮고 있는 가로근막층), 호흡 가로막과 요생식 가로막(골반바닥, pelvic floor). 이 가로막 정렬들은 신체의 여러 공간 내의 압력을 조절하고 주변 장기를 지지한다. 부가적으로, 코어(TPC)와 가로막의 보다 나은 정렬은 몸통, 척추와 골반 주위에 있는 과도한 보상성 근막 장력을 완화하는 능력을 증가시킬 것이다(그림 3.16).

적절한 코어(TPC)의 정렬 소실은 등허리 이음부(thoraco-lumbar junction; TLJ, 아래쪽 가슴우리와 등뼈가 허리뼈와 연결되는 부위)의 과도한 폄에 의해 생성될 수 있다(그림 3.17). 이 자세에서, 가로막은 적절한 호흡을 지지하거나 압박 조절을 지지하기 위해 정렬되지 않는다. 이 자세는 배가로근(TVA)의 적절한 활성화를 달성할 수 없고 골반바닥에 압박을 증가시킬 수 없을 것이다.

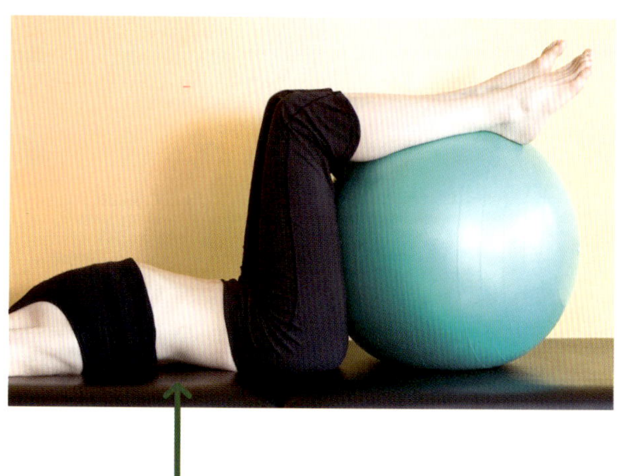

그림 3.17: 적절한 코어(TPC) 정렬의 소실로 아래쪽 갈비우리가 들어올려지고, 골반과 정렬이 이루어지지 않는다.

호흡 동안의 가슴우리와 가로막의 운동 (Motion of the Thorax and Diaphragm During Respiration)

여러분이 필라테스 강사이든 필라테스를 좋아하는 사람이든 간에, 무엇이 이상적인 호흡 기전에 영향을 주는지를 이해하고 인지하는 것은 중요하다. 왜냐 하면, 이것이 효율적인 코어 안정화를 발달시키는 토대이기 때문이다. 우리는 이러한 이상적인 호흡 기전뿐만 아니라, 클라이언트나 환자의 적절한 호흡을 발달시키거나 회복시킬 수 있는 몇 가지 방법을 거론할 것이다. 우리의 가장 중요한 목표는 호흡 기전을 향상시키고, 호흡과 깊은 근막계(DMS)의 활성을 연결하는 것이다. 우리는 완벽을 위해 노력하는 것이 아니라, 보다 효율적인 전략을 설정하려는 시도를 하고 있다. 사람이 호흡하는 방법과 깊은 근막계(DMS)의 활성에 그 호흡을 어떻게 협응하는지를 알았을 때, 우리는 자세의 향상, 만성 근긴장의 감소, 그리고 근력 향상이 반복적으로 일어나는 것을 보아 왔다.

호흡과 관련하여 중요하게 생각해야 할 것: 3차원 호흡의 향상은 효율적으로 호흡을 할 수 없었던 사람에게 심오한 효과를 제공한다. 이러한 사람을 위해서 너무 빠르게 그들의 기전을 향상시키려는 시도보다는 느리게 시작하는 것이 중요하다: 강한 호흡을 수행해서는 안 된다. 호흡이 잘 일어나지 않는 부위를 자각하면, 가벼운 촉진을 통해 3차원 호흡을 촉진하고 적은 횟수의 호흡(1-3회)으로 시작한다. 그런 다음, 호흡 주기 사이의 정상 호흡 전략으로 돌아간다. 클라이언트가 효율적인 호흡 전략을 발달하기 시작할 때 멍한 느낌이나 어지러움이 일어날 수 있다. 만약 이러한 증상이 일어나면, 정상으로 회복될 때까지 클라이언트는 즉각 호흡을 중단하고 정상의 호흡 속도와 호흡 깊이로 되돌아간다.

- **들이쉬기:** 우리가 들이쉴 때, 가로막과 갈비사이근의 수축이 아코디언의 열림과 비슷하게 갈비뼈를 확장시킨다. 가로막은 중간 가슴 부위의 안정 자세보다 더 아래쪽으로 움직여, 복부 장기를 골반 쪽인 아래쪽으로 밀어낸다: 그러므로 내쉴 때 복부가 팽창한다. 목빗근, 목갈비근과 작은가슴근의 수축은 복장뼈와 위쪽 갈비뼈의 올림을 도와 가슴우리의 앞뒤 직경을 증가시킨다. 갈비사이근과 갈비올림근의 수축도 갈비사이공간을 증가시켜, 가슴우리의 팽창을 돕는다(그림 3.18-그림 3.20). 갈비우리의 뒤쪽에 있는 위뒤톱니근은 위쪽 갈비를 들어올리고, 아래뒤톱니근과 허리네모근은 아래쪽 갈비뼈를 내림하기 때문에, 가슴우리의 위아래 직경을 증가시킨다.

휴식 시나 고요한 호흡을 수행할 때는 가슴우리 내의 움직임을 쉽게 하기 위해 배근육이 상대적으로 이완되어야 한다. 운동이나 강제 호흡 동안에는 배근육이 배가로근(TVA)과 갈비사이근의 작용에 저항을 한다. 이것은 몸통, 척추 및 골반의 안정성을 향상시키기 위해 작용한다.

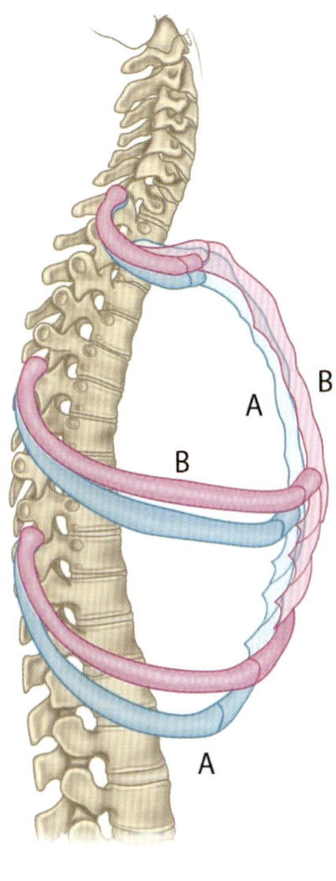

그림 3.18: 내쉬기 끝지점에서의 복장뼈와 갈비뼈의 위치(A). 들이쉴 때는 복장뼈와 갈비뼈가 가슴우리의 앞뒤 직경을 증가시킨다(B).

- **내쉬기:** 내쉴 때는 들이쉴 때 일어나는 작용과 반대되는 작용이 일어나고 있다. 가로막이 가슴우리 안으로 올라갈 때 가로막은 원심성 수축하지 않고 이완되어 있다. 복장뼈가 내려갈 때 갈비사이공간이 좁아지고 갈비뼈가 서로 가까워지는데, 그 이유는 가슴우리 체적을 감소시키는 근육이 이완되어 있기 때문이다.

들이쉴 때 코어(TPC) 주변의 근막 구조물에서 발생된 수동장력의 결과로서 가슴우리의 체적이 감소하는데, 그 이유는 내쉬기를 반사적으로 촉진하는 흉강 내압의 변화 때문이다(들이쉬기 이후 즉각 흉강이 더 커진다).

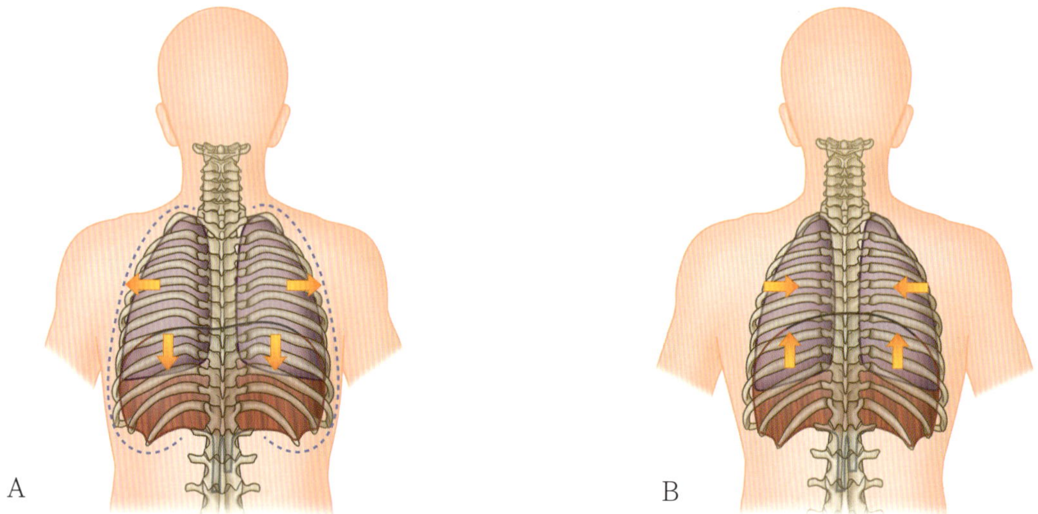

그림 3.19: 들이쉬기(a)와 내쉬기(b) 동안의 코어 의 뒤쪽면.

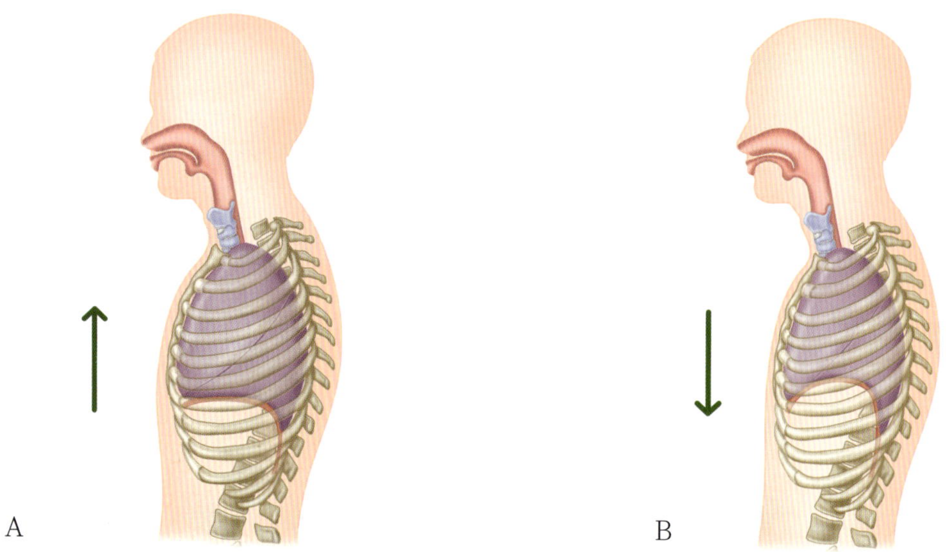

그림 3.20: (a) 사람이 들이쉴 때, 복장뼈가 위쪽으로 돌림되고, 갈비사이공간이 증가하고, 가로막이 아래로 내려가서, 가슴우리의 직경이 증가한다. (b) 내쉴 때, 가로막은 올라가고 복장뼈는 내려간다. 그리고 갈비사이공간이 좁아져 가슴우리의 직경이 감소한다.

문헌적으로 호흡 근육은 1차 역할이나 2차 역할(호흡 시 1차 근육을 돕는)을 가진 것으로 알려져 왔다. 더 많은 1차 역할을 가진 근육을 정의하고, 표 3.1에 목록된 근육의 대부분은 그것의 범주에 관계없이 적절한 휴식이나 고요한 호흡 전략을 발달하는데 있어 중요한 역할을 하고 있다.

복장근과 갈비올림근을 포함한 몇몇 근육들이 적절하게 연구되지 않았기 때문에, 호흡 기전이나 코어 안정화에서 그것들의 정확한 기능적 역할을 알 수 없다. 이때 우리 모두는 그들 근육이 가슴우리에 붙은 부착점 때문에, 호흡과 자세 조절에서 자신만의 역할을 가지고 있는 것 같다고 추측할 수 있다.

1차 근육 (Primary Muscles)	보조 근육 (Accessory Muscles)
가로막-호흡 (Diaphragm-respiratory)	목빗근 (Sternocleidomastoid)
목갈비근 (Scalenes) - 3가지 근육 모두	빗장밑근 (Subclavius)
위뒤톱니근 (Serratus posterior superior)	작은가슴근 (Pectoralis minor)
아래뒤톱니근 (Serratus posterior inferior)	위등세모근 (Upper trapezius)
복장근 (Sternalis)	어깨올림근 (Levator scapulae)
가슴가로근 (Transversus thoracis)	앞톱니근 (Serratus anterior)
허리네모근 (Quadratus lumborum)	척주세움근 (Erector spinae)
배근육 (Abdominals)	
바깥갈비사이근 (External intercostals)	
속갈비사이근 (Internal intercostals)	
짧은갈비올림근과 긴갈비올림근 (Levator costarum-brevis and longus)	

표 3.1: 호흡 근육.

고요한 호흡 동안에 작용하는 근육들이 1차 호흡 근육으로 분류된다. 이 근육들이 억제되거나 기능에 변화가 일어나면, 2차 근육(주로 목빗근, 위등세모근, 어깨올림근 및 가슴근)이 호흡을 돕기 위해 과도하게 활동하기 때문에 자세와 안정화에 대한 인상적인 효과가 일어난다. 나중에 근육의 억제, 근막 과긴장, 그리고 보상성 안정화와 움직임 패턴의 발달과 잘못된 호흡 기전으로 발생하는 스트레스의 역할에 대해 자세히 살펴볼 것이다.

적절한 호흡 전략 재교육하기 / Retraining an Optimal Breathing Strategy

다리를 들어올리고 지지한 누운 자세는 대부분의 사람이 호흡 운동하기에 가장 쉬운 자세이다. 이러한 자세는 적절한 호흡을 재교육하는데 몇 가지 역할을 제공한다:

1. 이 자세는 척추, 몸통 및 골반의 중립 정렬 뿐만 아니라 3개 가로막 정렬을 달성하기 가장 좋은 자세이다.
2. 이 자세는 척추의 관절과 원반에 스트레스가 가장 적게 가해지는 자세이고, 호흡 동안 가슴우리를 완전히 팽창하는데 필요한 관절의 동작을 더 쉽게 촉진할 수 있다.
3. 척추에 대한 중력의 효과가 이 자세를 취할 때 최소화된다; 그래서 그 자세는 가슴우리의 적절한 팽창을 억제하는 근육의 과도한 긴장을 완화하는데 도움을 준다.
4. 사람의 등에 가해지는 바닥이나 지면의 압박은 자각을 증가시키는 근운동감각 피드백을 제공할 뿐만 아니라, 그들의 머리, 몸통, 척추 및 골반의 위치를 자가 모니터링하도록 돕는다.
5. 이 자세는 아동으로서 우리가 적절한 호흡과 안정화를 발달시켰던 가장 초기 자세 중의 하나여서, 신경계에 매우 친숙한 자세이다.

우리는 호흡과 안정화의 기능적 ABC로서 묘사된 3개의 분리된 단계(정렬, 호흡, 협응)를 통해 호흡을 재교육시킬 것이다.

단계 1 — 정렬 (Step 1-Alignment)

사람은 엉덩관절과 무릎관절이 각각 90°로 굽힘되도록 양쪽 다리를 들어올린다. 엉덩관절의 가동성이 제한되거나 뻣뻣한 사람은 엉덩관절을 90°보다 약간 더 많이 굽힘할 필요가 있을 것이고, 무릎을 머리로부터 약간 더 멀리 움직일 것이다. 집이라면 다리를 커피 테이블이나 의자 위에 올려놓을 수도 있지만, 체육시설이라면 공(stability ball)을 이용할 수 있다〔그림 3.21(a)〕. 그러나 공의 불안정성과 좁음은 엉덩관절을 해부학적 자세로 배치할 수 없게 만들거나, 또는 엉덩관절 근육을 완전하게 이완할 수 없게 만들 수 있어서 다리를 올려놓을 수 있는 이상적인 도구로서 공을 선택할 수 없는 이유이다. 지지를 이용할 수 없는 장소에서 운동을 할 때는 무릎 세우고 누운 자세(무릎을 굽힘하여 양 발바닥을 지면에 붙인 자세)가 좋은 자세일 수 있다〔그림 3.21(b)〕.

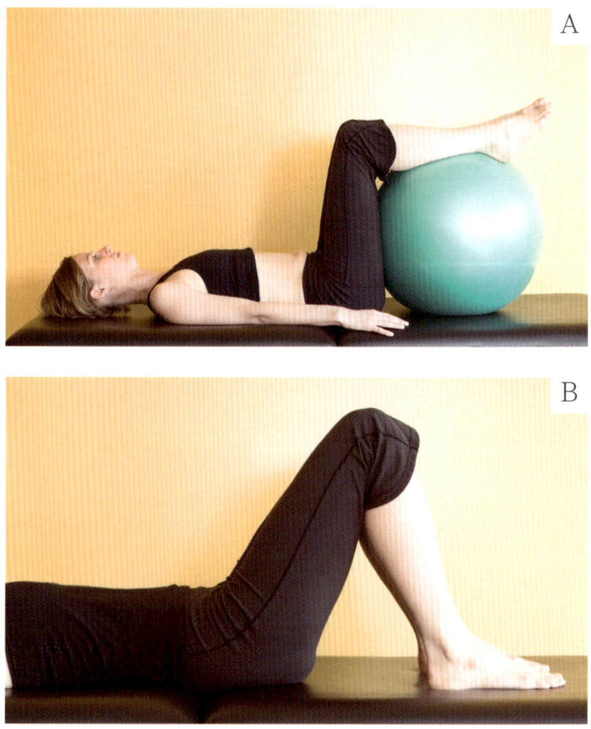

그림 3.21: (a) 공 위에 지지된 다리. (b) 무릎을 세우고 누운 자세.

많은 사람의 경우에는 코어(TPC) 주변의 만성 긴장을 완화하는 것이 유익할 수 있다. 호흡과 코어 활성화를 하기 전에 엉덩관절과 척추 주변의 물렁조직을 가동시킬 수 있는 2가지 방법은 골반경사와 자가-근막이완법(self-myofascial release; SMFR)이다.

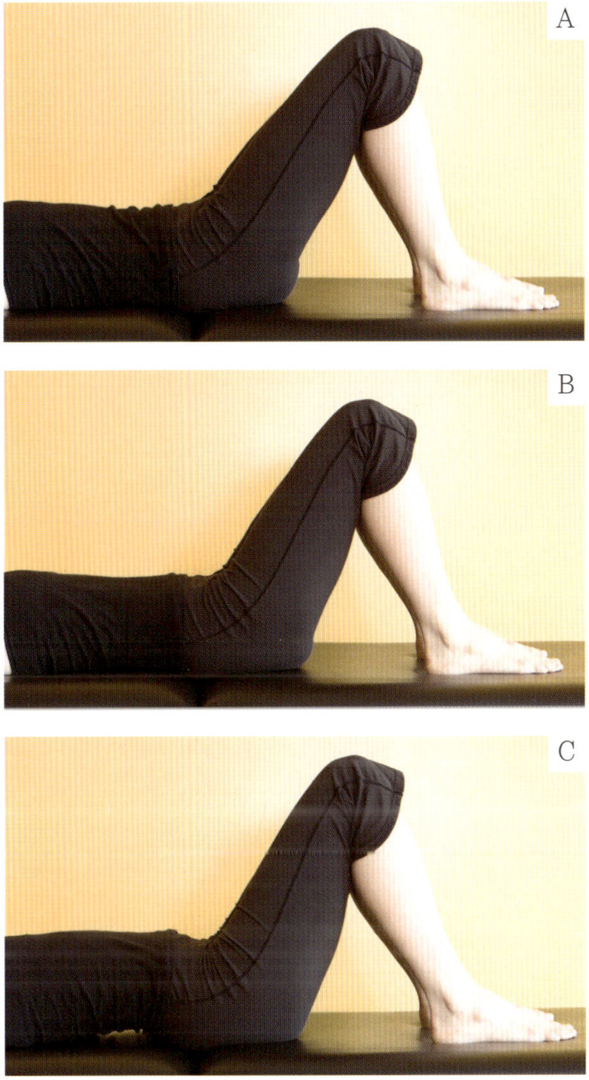

그림 3.22: 골반경사: (a) 골반 뒤쪽경사, (b) 골반의 중립위, (c) 골반 앞쪽경사.

골반경사(그림 3.22)는 엉덩관절과 척추 주변 근막의 과긴장과 꽉 잡음을 감소시키는데 도움을 줄 수 있고, 일단 다리가 지지된 자세를 취했다면, 그 사람은 중립 정렬을 더 쉽게 달성할 수 있을 것이다. 앞위엉덩뼈가시(ASIS)가 두덩결합과 거의 동일한 수평면에 위치해 있을 때 그 사람은 상대적인 중립의 골반 자세를 취한 것이다. 골반 경사는 자각을 강화하고, 골반의 움직임에 친숙해지는 좋은 방법이다. 골반경사 운동은 엉덩관절과 척추 주변의 과긴장을 감소하는데 효율적이고, 또 골반과 허리뼈를 중립 자세로 재설정하는데 도움이 된다.

공이나 폼 롤러를 이용한 물렁조직 이완(soft tissue release)(그림 3.23)은 가슴우리, 허리뼈, 엉덩관절 주변의 근막 제한을 완화하는데 매우 유익할 수 있고, 적절한 정렬을 더욱 쉽게 달성할 수 있게 만든다. 자가근막이완법(SMFR)은 특히 등허리 이음부(갈비우리의 바닥과 허리뼈가 시작되는 지점 사이의 영역)에 효과적일 수 있다. 많은 사람은 등허리 이음부의 만성 근막 과긴장과 꽉 잡음을 갖고 있다. 이 기법은 호흡 재교육을 시작하는데 필요한 등뼈 가동성을 촉진하는데 매우 유용하다. 척추와 갈비뼈 위에 자가근막이완법을 수행할 때는 주의해서 수행해야 한다. 골다공증을 가진 사람, 최근에 수술을 받은 사람, 또는 급성 손상을 가진 사람이라면, 골성 스트레스나 아탈구(척추의 부정정렬)를 피하기 위해, 뼈를 멀리하거나 몸통과 척추의 물렁조직 구조물을 그대로 남겨두어야 한다.

다리를 지지하거나 무릎 세워 누운 자세를 이용한 이상적인 설정 자세를 취했다면, 여러분이 찾을 수 있는 최상의 골반 중립 자세를 취하기 전에, 골반의 앞쪽경사와 뒤쪽경사를 연속으로 5–10회 반복 수행해 본다. 이러한 자세를 모니터링하기 위해, 한 손을 앞위엉덩뼈가시(ASIS)위에 올려 놓도록 하고, 배꼽에서 시작하여 두덩결합 위에 손이 놓일 때까지 다른 손을 배 아래쪽으로 활주한다. 이 두 뼈는 서로 수평으로 정렬되어야 한다.

관절과 물렁조직 구조물(특히, 가로막)을 정렬시키는 자세로 사람을 단순하게 배치하는 것만으로도 근막계의 과활동을 감소시키고 이상적인 호흡 패턴을 자연스럽게 촉진시킬 만큼 충분하다. 만약 신체 계통이 기능부전이 아니거나, 장시간 동안 기능부전이 없었다면, 관절 정렬이 고유수용성과 근육 활성화를 향상시킬 수 있고, 이상적인 기능을 촉진할 수 있다. 적절한 기능을 강화하기 위해, 대부분의 사람은 일반적으로 특별한 재교육을 필요로 하고, 정확하게 호흡을 어떻게 하고 어느 부위에서 일어나는지를 지도 받을 필요가 있다.

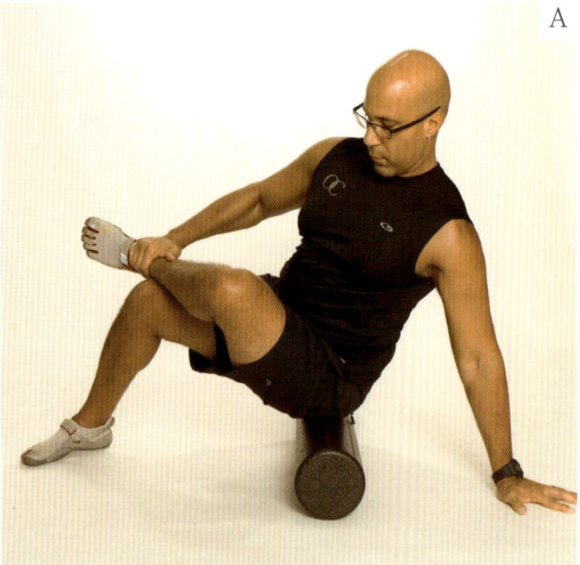

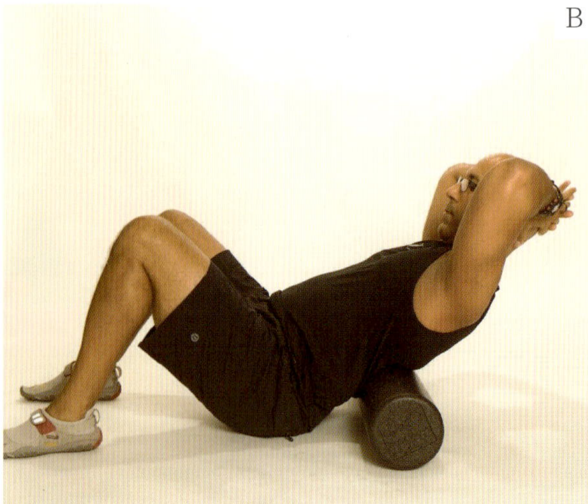

그림 3.23: 폼 롤러를 이용한 자가 근막 이완법(SMFR): (a) 엉덩이, (b) 가슴우리.

단계 2 — 호흡 (Step 2-Breathing)

신체가 적절하게 정렬되면, 호흡 재교육을 시작할 수 있다. 단계 1에서 설명된 뼈와 물렁조직 구조물의 정렬은 이상적인 코어 안정화에 필요한 적절한 호흡과 근육 활성화를 크게 발달시킬 수 있다. 적절한 호흡 전략의 최종 목표는 전체 호흡 기전에 영향을 주는 각 코어(TPC) 부위를 가지는 것이다. *3차원 호흡(Three-dimensional)*은 전체 가슴우리가 호흡 작용과 관련되는 과정이다: 즉, 들이쉴 때 위-아래 팽창, 좌우 팽창, 앞뒤 팽창이 일어난다(그림 3.24).

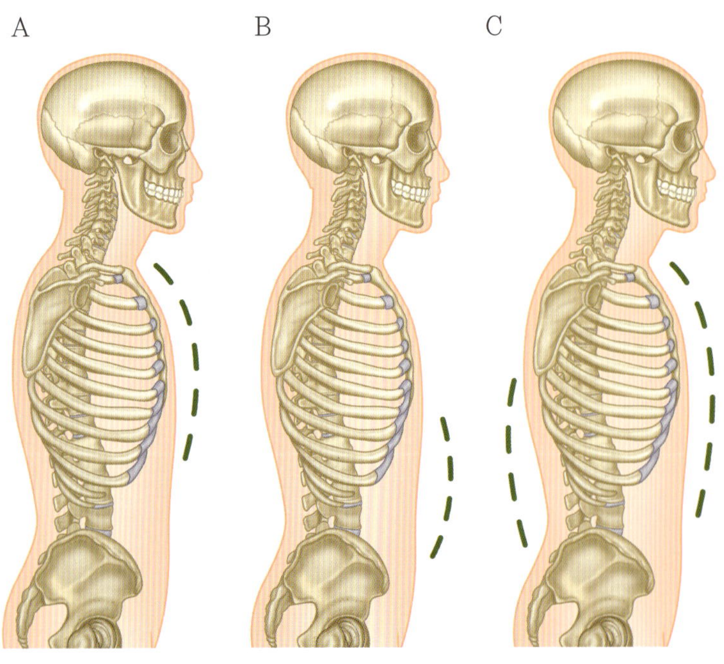

그림 3.24: 부적절한 호흡 전략에 주의한다: (a) 가슴 부위가 우세함, (b) 배 부위가 우세함. 적절한 3차원 호흡(c)은 전체 흉강과 복강을 증가시키고, 심지어 등 부위도 팽창한다.

초기 호흡 재교육 동안 가슴우리를 개별 부위(배, 갈비, 뒤가쪽)로 분할하는 것이 더 쉬워진다; 일반적으로 쉬운 것(배)에서 어려운 것(뒤가쪽)으로 진전한다. 호흡 재교육의 중요한 요소는 이상적인 기전이 없는 부위의 자각을 증가시키는 것이고, 이를 위해 과정을 반복한다. 우리의 현재 습관을 자각하는 것은 변화를 촉진하는데 있어 매우 중요한 단계인데, 그 이유는 알지 못하는 패턴을 우리가 변화시킬 수 없기 때문이다.

자각을 시작하기 가장 좋은 방법은 여러분의 현재 호흡 전략에 친숙해지는 것이다. 여러분은 깊은 호흡을 하고 있는가 아니면 얕은 호흡을 하고 있는가? 여러분은 주로 목, 가슴, 배, 갈비우리 또는 등 부위로 호흡하고 있는가?

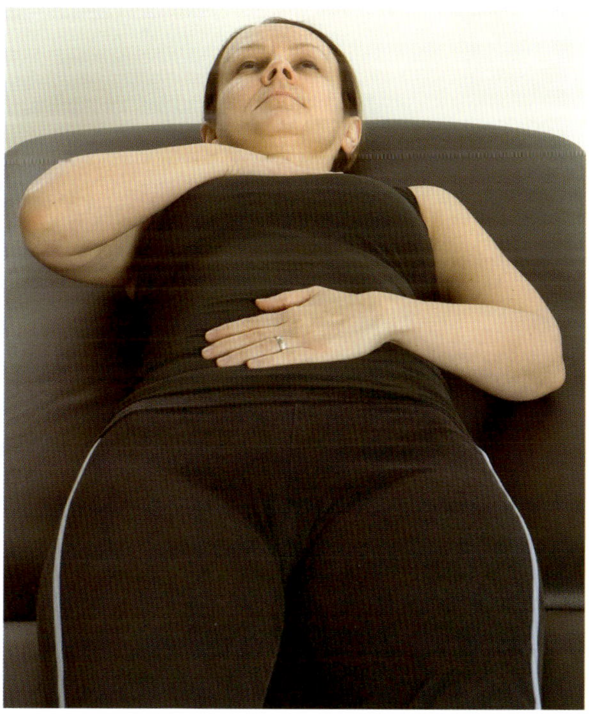

그림 3.25: 한 손을 가슴에 배치하고, 다른 손을 배에 배치한다. 여러분은 어느 쪽에서 더 많은 움직임이 일어나는지를 느끼는가? 적절하게 호흡을 할 때, 여러분은 먼저 배 위에 놓인 손의 움직임을 느껴야 하고, 가슴에 놓인 손보다 더 많이 움직여야 한다.

그 다음, 아래쪽 갈비뼈의 측면(가슴 바로 아래쪽)을 따라 여러분의 손을 배치한다. 갈비뼈가 대칭적으로 열리고 닫히는 것을 여러분은 느낄 수 있는가? 이것은 호흡 동안에 일어나는 적절한 갈비뼈 움직임을 의미한다. 이번에는 여러분의 등을 체크한다. 누워 있는 지면에서 여러분 자신의 호흡을 느낄 수 있는가? 즉, 가로막의 뒤쪽 면이 적절하게 움직이고 있는지, 그리고 갈비우리의 뒤쪽면이 팽창하고 있는지를 느낄 수 있는가?

부위에 집중하기 (Focus on a Region)

적절한 호흡 전략을 재교육할 때, 우리가 적절한 기전을 이용하고 있는지, 이 3 부위들을 잘 평가하고 있는지를 보장하기 위해, 종종 개별 영역(배 부위, 갈비 부위, 뒤가쪽 부위)에 집중할 필요가 있다. 이러한 부위에 집중은 자각, 집중, 그리고 과제에 대한 목적 의식을 가지는데 도움을 준다.

복식호흡 (Abdominal Breathing)

일반적으로 관찰하고 재교육을 시작하기 가장 쉬운 호흡은 복식호흡이다. 복식호흡에는 기술적으로 특별한 것이 없다. 가로막이 수축하면 가로막이 복부 장기를 아래쪽으로 압박하게 되고, 복부 장기는 다시 복강을 아래쪽으로 압박하게 되어, 배의 팽창을 느낄 수 있다. 이것이 우리가 *복식호흡*이라고 말하는 것이다.

복식호흡을 촉진하고 또 가로막이 적절하게 수축하고 있는지를 알아보기 위해, 손가락을 양쪽 앞위엉덩뼈가시(ASIS)의 안쪽에 배치한다(그림 3.26). 이번에는 숨을 들여 쉬고, 배벽이 손가락을 바깥으로 밀어내는 것을 느껴본다. 가로막의 강한 수축에 의해 촉진되는 적절한 복식호흡은 여러분의 아랫배가 손가락을 바깥으로 밀어내야 한다. 가로막이 복부장기를 아래쪽으로 압박하기 때문에 배가 팽창한다. 여러분은 배벽의 팽창을 느끼고 있다.

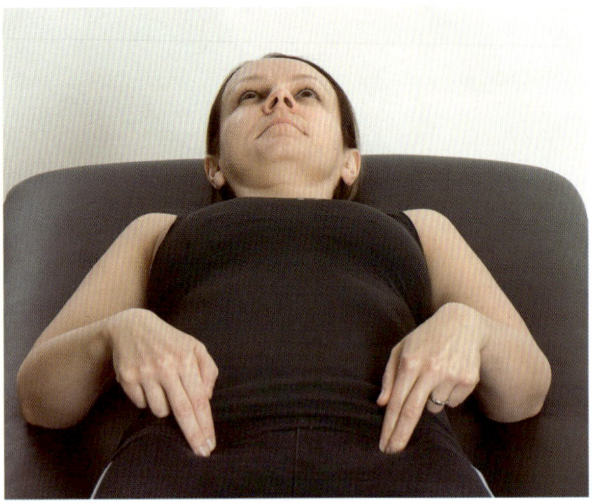

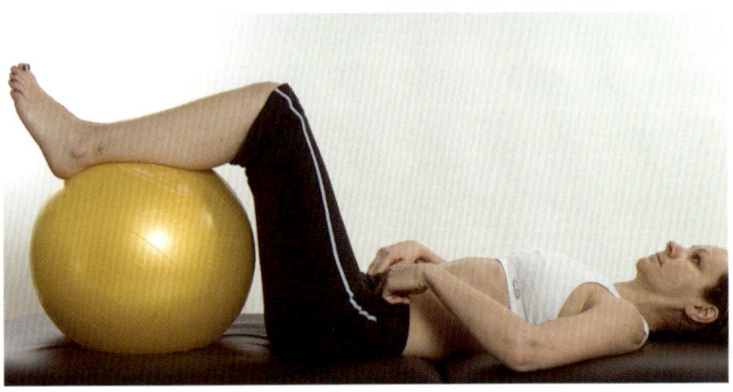

그림 3.26: 복식호흡을 할 때 배의 팽창이 3차원으로 이루어져야 한다. 여러분은 들이쉴 때 배가 손가락을 바깥으로 밀어내는 것을 통해 배의 팽창을 느낄 수 있어야 한다.

만약 배벽에 의해 손가락이 바깥으로 밀어나지 않으면, 가로막의 적절한 움직임을 억제하는 무엇인가가 있다. 일반적인 원인은 다음과 같다:

- 배벽의 뻣뻣함과 단축이 앞쪽 팽창을 제한한다
- 등허리의 펌 상태(이것은 들이쉬기 시 가로막의 움직임을 제한하여 가로막의 하강을 억제한다)로 만성적으로 잠긴 척추로 인한 긴장근 근력의 감소
- 과도한 상부 가슴과 목의 호흡
- 과거의 복부 수술이나 골반 수술로 복부 근막이나 장기의 유착이나 흉터 조직 형성

필라테스 운동 (Pilates Exercises)

우리는 라운드 백(Round Back) 변형, 니 스트레치(Knee Stretch) 변형, 그리고 엘리펀트(Elephant) 등이 복식호흡 패턴을 가르치고 강화시키는 좋은 필라테스 운동이라는 것을 알고 있다. 이 운동들과 다른 운동의 설명과 사진을 보고 싶으면, 6장의 운동 단락을 참고하기 바란다.

우리는 *복식호흡*이 이상적인 호흡이라는 것을 가르쳐 왔지만, 적절한 호흡의 한 부분일 뿐이다. 복식호흡은 흉식호흡 전략을 이용할 때보다 다소 낫지만, 우리가 궁극적으로 얻을 것은 없다. 그러므로 우리는 적절한 호흡 전략의 다음 전략인 3차원 호흡(갈비호흡, 가쪽호흡)으로 넘어갈 것이다.

갈비호흡 또는 가쪽호흡 (Costal or Lateral Breathing)

*갈비호흡*이나 *가쪽호흡*은 갈비우리의 가쪽 팽창, 또는 좌우 팽창을 의미하는 것이다. 가로막이 중심힘줄에 대항해 수축할 때, 갈비우리를 가쪽으로 밀어낸다. 우산을 펼칠 때를 생각해 보자: 우산의 중심 부분을 위로 밀어 올리면, 우산의 주변부가 증가된다. 비슷하게, 가로막의 수축과 갈비사이근의 수축은 갈비우리의 3차원 체적을 증가시키는데 도움을 준다.

갈비호흡을 강화시키기 위해, 여러분은 클라이언트의 갈비우리나 자신의 갈비우리 측면에 여러분의 손을 완전히 접촉시킨다(그림 3.27). 숨을 들여 마신 후 풍선을 불듯이, 그 숨을 여러분의 손 쪽으로 전달한다. 가쪽 갈비 팽창을 촉진하기 위해, 가슴우리의 근막이 압박되거나 뻣뻣해져 있으면, 절반 정도만 들이쉬도록 주문하고 가볍게 갈비우리를 압박하는 것이 도움이 된다. 그 다음, 나머지 들이쉴 때 압박을 부드럽게 완화시킨다.

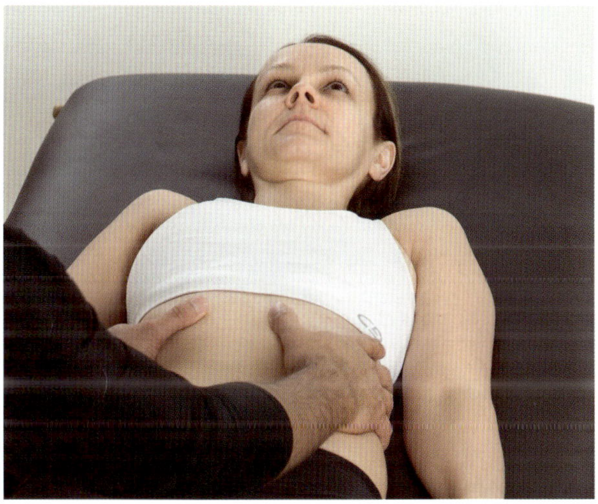

그림 3.27: 갈비우리의 갈비 팽창 촉진. 앞쪽 갈비우리가 상승되어 있거나 뻣뻣함을 가진 사람의 경우에는, 여러분은 내쉬기를 강화하기 위해 갈비우리의 앞쪽면을 아래쪽인 발쪽으로 부드럽게 견인할 수 있다.

갈비우리의 가쪽 팽창 제한은 흔한 경우이고, 특히 뻣뻣한 가슴우리(상승된 가슴이나 들이쉬기 자세)를 가진 사람에게 더욱 그러하다(그림 3.28). 가쪽 갈비 팽창은 호흡의 내쉬기 단계 동안 갈비우리의 부드러운 아래쪽과 안쪽의 견인으로 좋아질 수 있다. 들이쉬기 단계 동안 가슴우리의 과도한 올림을 억제하기 위해 숨을 가볍게 멈추는 것이 도움된다(그림 3.27 참고). 이러한 견인은 부드러워야 하고 통증이 발생해서는 안 된다. 여러분은 내쉬기를 촉진하는 시도를 반드시 해야 한다. 가로막이 올라갈 때 가슴우리의 아래쪽 움직임을 촉진해야 한다.

갈비우리의 아래쪽 견인이 목이나 위쪽 가슴우리의 자세에 변화를 주어서도 안 되고, 불편을 초래해서도 안 된다. 견인은 실제로 목 뒤쪽을 길게 늘여야 하고, 깊은 목 굽힘근으로의 접근을 용이하게 만들어야 한다. 부가적으로, 아래쪽 견인은 골반과 가슴우리의 정렬을 더욱 좋게 하여, 배벽과 골반바닥의 활성화를 촉진해야 한다.

여러분의 손을 갈비우리의 아래, 가쪽면에 가볍게 배치한다. 숨을 내 쉴 때, 아래쪽 견인과 같은 방법으로 갈비우리를 부드럽게 아래쪽과 중심쪽으로 당김한다. 이러한 견인은 부드러운 견인이어야 하고, 반사적 들이쉬기 반응을 촉진하기 위해 가로막과 다른 호흡 근육을 촉진하는 갈비우리의 자세를 만들어야 한다. 그리고 이러한 반응을 억제할 수 있도록 다른 근육의 긴장이 없어야 한다.

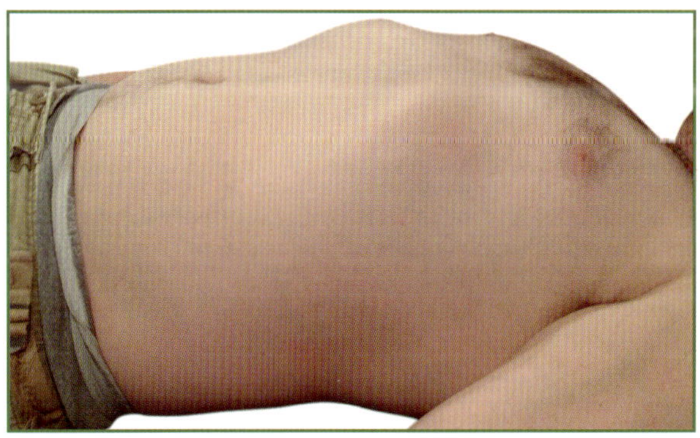

그림 3.28: 클라이언트는 갈비우리의 들이쉬기 자세를 취하고 있다(갈비우리의 아래앞쪽이 튀어나와 있다).

갈비우리를 가쪽 팽창할 수 없는 몇몇 요소는 다음과 같다:

- 배근육(특히, 배빗근), 갈비사이근 및 척주세움근의 과긴장
- 흉부수술이나 복부수술로 인한 흉터조직과 관절 뻣뻣함.
- 가로막의 긴장성 근력 부족에 영향을 주는 갈비우리의 들이쉬기 자세.

등뼈 가동성의 향상은 좋지 못한 움직임 패턴 뿐만 아니라 호흡과 연결된 움직임을 교정하는 열쇠이다. 아랫등, 엉덩이, 어깨 및 목도 뻣뻣한 등뼈의 희생양이 될 수 있다. 이것은 매일 3차원 호흡 패턴을 해야 하는 또다른 이유이다.

등뼈 가동성을 향상시킬 수 있는 몇몇 운동을 제시하고자 한다.

공이나 폼롤러를 이용한 물렁조직 이완 (Soft Tissue Release with Balls or a Foam Roller)

이 방법은 배 근육과 척주세움근의 근막 제한을 이완하는데 도움을 줄 수 있다. 여러 크기와 밀도를 가진 다양한 공을 이용할 수 있고, 각 종류는 다양한 장점을 제공한다: 크고 부드러운 공은 전반적인 가동성에 좋고, 작고 단단한 공은 타이트한 척주세움근을 이완하는데 좋다. 천천히 시도하고, 여러분의 감각을 믿는다. 우리는 여러분께 통증유발점 자가관리를 다룬 책을 보도록 권장한다.

더 넓은 효과를 위해, 무릎 세워 누운 자세에서 양쪽 어깨뼈 사이에 멜론 크기의 부드러운 공을 배치한다. 척추를 좌·우로 옆굽힘함으로써 어깨뼈 사이를 마사지한다. 척추를 길게 늘이기 위해 공 위에서 머리와 어깨를 뒤쪽으로 펌하고, 그 다음 머리와 어깨를 들어올리기 위해 배근육을 이용하여 윗몸 일으키기를 한다(골반은 중립위로 안정화되어야 한다).
이러한 운동을 여러 번 교대로 반복한다.

척추에 수직으로 배치된 폼 롤러를 롤링(Rolling)시키는 것은 등뼈의 가동성을 향상시키는 또 다른 효과적인 방법이다〔그림 3.29(a)〕. 무릎 세워 누운 자세를 취하고, 척추를 어깨에서 아래쪽 갈비뼈까지 롤링한다(뜬갈비뼈 위를 롤링할 때는 주의해야 하는데, 그 이유〔그림 3.29(b)〕는 그것이 약하기 때문이다). 여러분은 목 근육의 과도한 작용을 피하기 위해 손으로 자신의 머리를 지지할 필요도 있다.

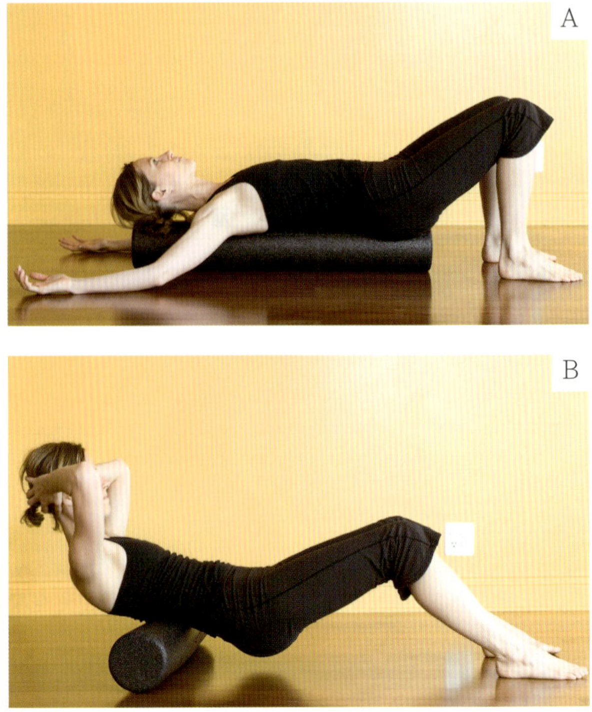

그림 3.29: 폼롤링(Foam Rolling): (a) 척추를 따라 길게 배치; (b) 척추를 가로질러 배치.

돌림 패턴 (Rotational Patterns)

몇몇 필라테스 운동은 돌림 패턴을 갖고 있다. 이 운동들은 등뼈 가동성의 다음과 같은 중요한 원리를 가르칠 때 좋은 기회를 제공한다:

- 허리뼈의 안정화
- 척추를 감압하는 축성 신장
- 돌림 동안 척추의 이동이나 전단력
- 골반 가로막과 호흡 가로막을 정렬시키고, 등허리 이음부의 안정화에 도움을 주는 뒤가쪽 호흡(나중 단락 참고)
- 고유수용성, 기능, 민첩성과 조절을 향상시키기 위한 척추의 관절운동

기본 패턴으로 시작하고, 그 다음 부가적으로 난이도를 높여나간다. 여기에 몇 개의 예를 제시한다.
자세한 내용을 알고 싶으면 6장의 교정 운동 단락을 참고하길 바란다.

숏 박스(Short Box). 운동은 몇 가지 최상의 좋은 등뼈 가동성 기회를 제공한다[예: 옆굽힘(Side Bends), 비틀림(Twists), 뻗기가 동반된 돌림(Twists with Reach), 노젓기]. 고유수용성의 난이도를 높이기 위해, 선 자세의 런지(Lunge)에서 이 운동들을 수행할 수도 있다.

올바른 사고방식으로 수행한다면 옆굽힘, 돌림, 굽힘, 엉덩관절의 단독 힌징(Isolated Hip Hinging) 및 롤링-업(Rolling-Up) 패턴이 결코 지루하지 않을 것이다.

감각과 도전으로 위의 원리와 이 운동들에 세심하게 주의를 한다. 창의적으로 운동을 한다. 근막 피트니스에 영감을 얻은 주는 몇몇 숏 박스(Short Box)를 알고 싶으면, 6장의 운동 단락을 참고한다.

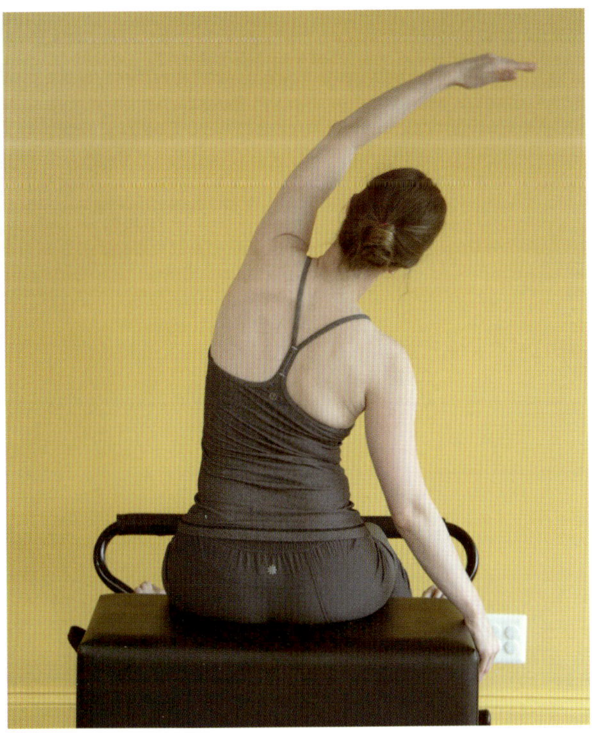

그림 3.30: 숏 박스(Short Box)의 예.

재미와 탐구를 갖는 동일한 감각은 **머메이드**(Mermaid)와 같은 다른 등뼈 가동 운동에 의해 얻어질 수 있다. 딱딱한 마루 바닥 위에서 "바닥 문지르기"를 위하려면 가구 슬라이더를 이용한다(양 손으로). 유동(Fluidity)과 부드러운 바운싱(Bouncing)으로 운동한다: 좋은 느낌으로 척추를 스트레칭하고 관절을 운동시킨다. 앞쪽과 옆쪽으로 움직이고, 호흡과 뻣뻣한 느낌이 드는 신체 부위를 통해 운동한다.

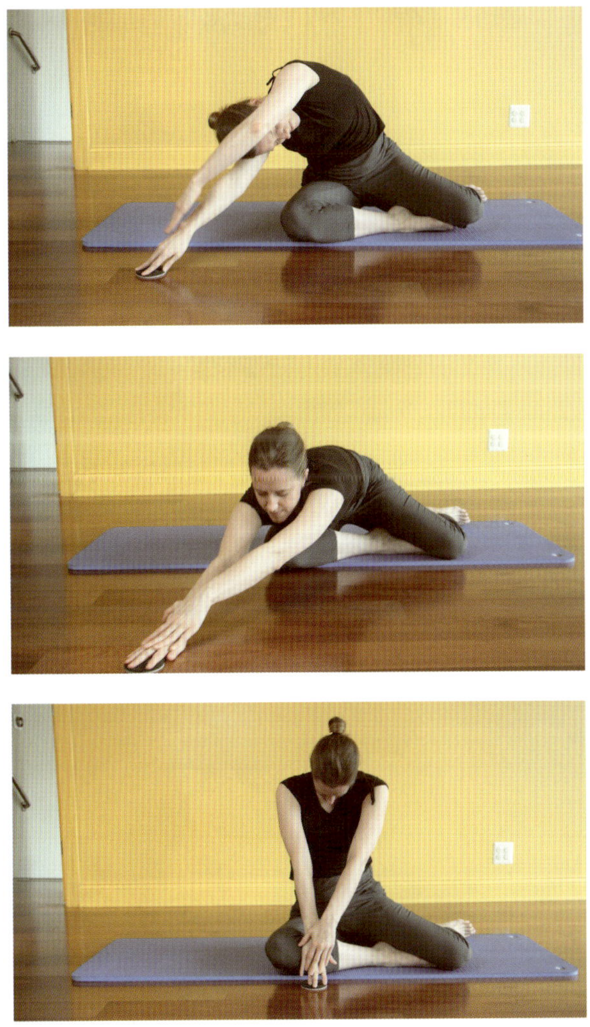

그림 3.31: 머메이드(인어, Mermaid) 변형.

6장의 운동 단락과 여기에서 설명되는 캣 스트레치(Cat Stretch)/카우 스트레치(Cow Stretch), 또는 **로우 런지 변형**(low lunge variation)과 같은 **네발 자세**의 운동을 재미있게 할 수 있다.

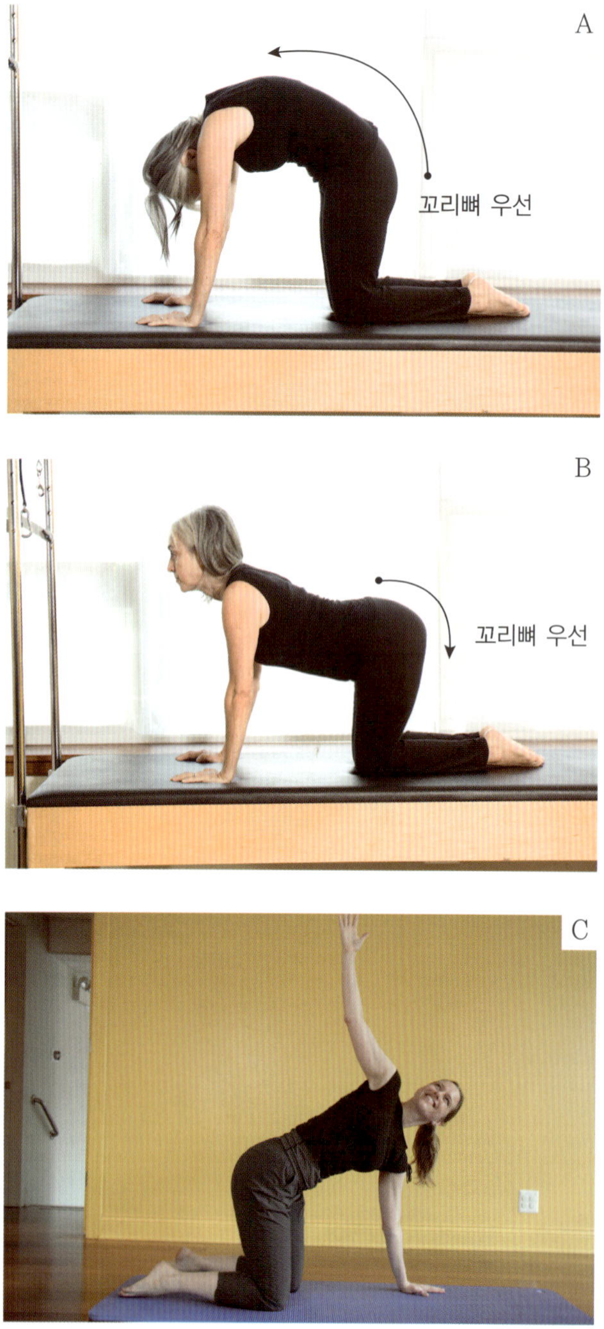

그림 3.32: 네발 자세 운동의 예: (a) 캣 스트레치(Cat Stretch), (b) 카우 스트레치(Cow Stretch), (c) 로우 런지(Low Lunge).

- **캣/카우(Cat/Cow):** 전체 척추의 굽힘과 폄을 교대로 하는 것이라기보다는, 한 번에 척추뼈 하나씩 움직여 여러분 척추의 뇌 심상지도를 강화하는 운동이다. 만약 여러분이 캣 스트레치(Cat Stretch)를 할 때, 먼저 꼬리뼈를 천장 쪽으로 감는다. 그 다음, 척추의 각 분절을 움직이고, 나중에 목과 머리를 들어올린다. 캣 스트레치(Cat Stretch)로 되돌아가기 위해, 먼저 꼬리뼈를 다리 사이에 말아감고, 그 다음 천천히 머리쪽으로 등뼈를 하나하나씩 움직인다.
- 네발 자세에서 앞쪽굽힘과 돌림 패턴을 실시한다(난이도를 높이기 위해, 네발 자세에서 한쪽 발을 앞쪽으로 가져간다). 한쪽 손을 들어올려, 몸의 정중선을 가로질러 뻗는다. 작고 부드러운 바운스가 척추의 깊은 돌림근에 도움을 주었다면, 반대쪽 손과 무릎 사이로 뻗는다(한쪽 발을 앞쪽으로 위치시켰다면, 반대쪽 손과 엉덩관절 사이로 뻗는다). 거기에서 멈추지 않는다. 바닥과 평행한 이러한 뻗기를 머리 위로 그리고 지지 쪽 팔 쪽으로 계속 뻗는다.
- 네발 자세에서 한 팔을 정중선으로 멀어지도록 천장 쪽으로 팔을 돌림하여 등뼈의 폄과 돌림을 실시하고, 다시 네발 자세로 되돌아온다. 정중선으로부터 멀어지도록 돌림하여 옆굽힘을 실시한다. 그런 다음, 요가의 사이드-엔젤 포즈(side-angle pose)처럼, 바닥과 평행하게 팔을 뻗는다. 끝으로, 가장 복잡한 패턴: 앞의 2가지 동작(돌림과 옆굽힘)을 자유형 수영 패턴으로 결합한다. 이것이 어깨관절을 과도한 동작과 마모로부터 보호하기 때문에, 등뼈의 폄과 동시에 팔 운동을 시작한다.

뒤가쪽 호흡 (Posterolateral Breathing)

적절한 호흡을 촉진하기 위해, 여러분이 관심을 갖는 마지막 부위는 아래쪽 갈비뼈와 등뼈가 허리뼈의 위쪽영역과 연결되는 뒤가쪽 (후외측) 부위이다. 이 부위는 가로막의 기능에 매우 중요하고, 뒤가쪽 호흡 전략의 완전한 이용은 적절한 복부 내압(IAP)을 만들어 코어의 안정화를 발달시킨다.

뒤가쪽 부위는 매우 중요한 부위인데, 그 이유는 다음과 같은 여러 구조물의 근막들이 등허리 이음부의 고정장치로 서로 연결되어 있기 때문이다: 가로막(뒤쪽), 허리근, 배가로근(TVA) 및 허리네모근 등. 이 근육들은 코어(TPC)를 지지하기 위해 등허리 근막과 근막으로 연결되어 있다(그림 3.33). 적절한 3차원 호흡 전략은 기능 활동 동안 이 근육 모두를 참여시켜 코어를 안정화시킨다.

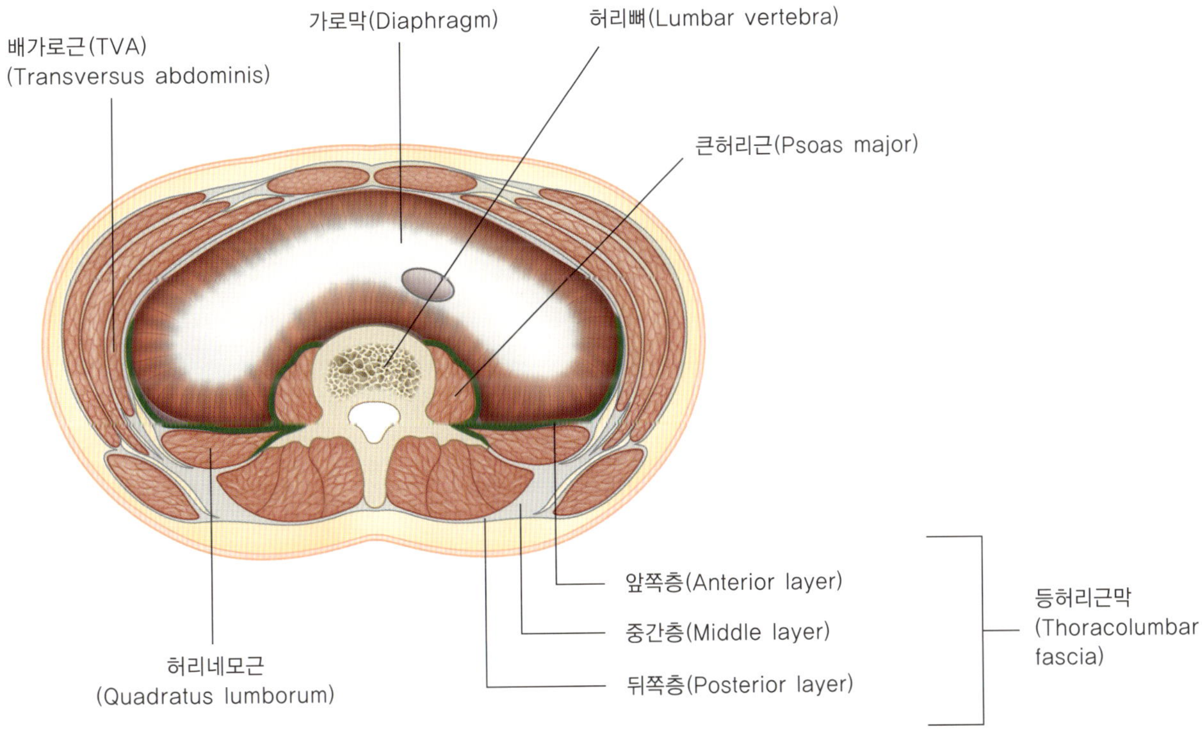

그림 3.33: 등허리 이음부는 가로막, 허리근, 배가로근(TVA) 및 허리네모근이 등허리 근막과 연결되는 부위이다. 이 근육들의 협력작용은 3차원 호흡과 함께 작용하여 효율적인 자세 전략과 움직임 전략에 필요한 안정성을 형성한다.

뒤가쪽 호흡을 강화하기 위해, 여러분의 손바닥을 아래쪽 갈비우리의 가쪽면에 배치하고, 그 손바닥과 갈비우리가 잘 밀착되어 있는지를 자각한다. 마치 풍선을 불 듯이, 이 부위의 갈비우리로 깊은 호흡을 한다. 가로막의 활동이 올바르게 일어난다면, 배벽의 뒤가쪽(엉덩뼈와 12번 갈비뼈 사이)을 촉진하고, 여러분이 숨을 들여 쉴 때 손가락으로 이 부위를 압박해야 한다(그림 3.34와 그림 3.35).

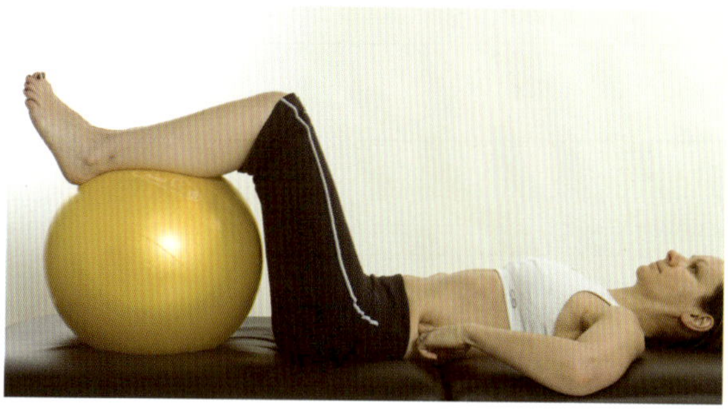

그림 3.34: 뒤가쪽 갈비 팽창의 촉진.

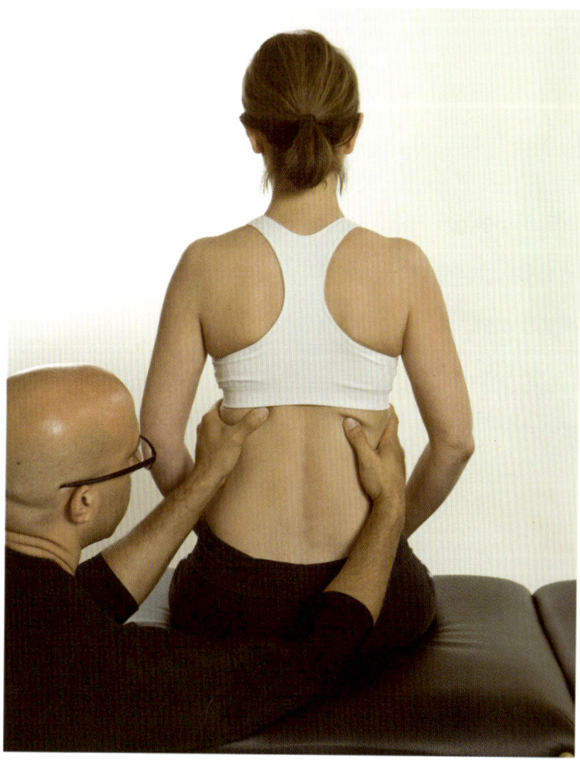

그림 3.35: 똑바른 앉은 자세에서 호흡을 할 때 이루어지는 뒤가쪽 갈비 팽창을 촉진한다. 환자가 누운 자세를 취하든, 앉은 자세를 취하든 간에 동일한 팽창이 일어나야 한다.

만약 가슴우리가 근막에 의해 압박을 받거나 뻣뻣하다면, 뒤가쪽 갈비 팽창을 촉진시키기 위해, 뒤쪽 호흡에 집중하면서 앞쪽 갈비우리의 압박을 유지하는 것도 도움이 될 수 있다. 들이쉬기 자세로 고정된 뻣뻣한 가슴우리의 경우에서처럼, 여러분은 내쉬기 단계 동안 갈비우리를 부드럽게 아래쪽으로 견인하고, 들이쉬기 단계에서는 과도한 올림을 억제하기 위해 그것들의 움직임을 제한할 수 있다.

갈비우리를 뒤가쪽으로 팽창시킬 수 없는 몇몇 요소들은 다음과 같다:

- 잘못된 안정화와 자세 전략으로 인한 등허리의 폄 증가.
- 배빗근의 가쪽분지, 갈비사이근의 뒤쪽 부분, 아래뒤톱니근, 허리네모근, 척주세움근 등의 과긴장
- 가로막과 배가로근(TVA)의 긴장성 근력 부족과 앞쪽 배벽의 과신장으로 인한, 들이쉬기 자세로 고정된 갈비우리.

허리통증을 가진 환자(그림 3.36)는 등허리 이음부의 폄과 증가된 등허리뼈 척주세움근의 과긴장을 가지고 있다. 이것은 흔한 경우이지만, 뒤쪽 가로막의 활성화와 전체 코어 시스템의 적절한 기능을 억제하는 부적절한 코어 안정화 전략이다. 또 이러한 전략은 허리에 압박력을 증가시키고 앞쪽 배근육을 과신장시켜, 코어(TPC)를 안정화시키는데 필요한 조절의 발달을 불가능하게 만든다. 그래서, 근막의 긴장을 이완하고, 호흡 동안 뒤가쪽 팽창을 향상시키는 것이 필요하다. 그리고 보다 이상적인 전략을 회복하기 위한 적절한 자세와 움직임을 추가하는 것이 필요하다.

뒤가쪽 팽창을 좋게 만드는 몇몇 운동들은 나중에 설명될 것이다. 머메이드(Mermaid), 숏 박스(Short Box), 라운드 백(Round Back), 니 스트레치(Knee Stretch), 엘리펀트(Elephant)(6장 참고) 등과 같은, 필라테스 운동들은 갈비우리의 뒤가쪽 팽창을 훈련

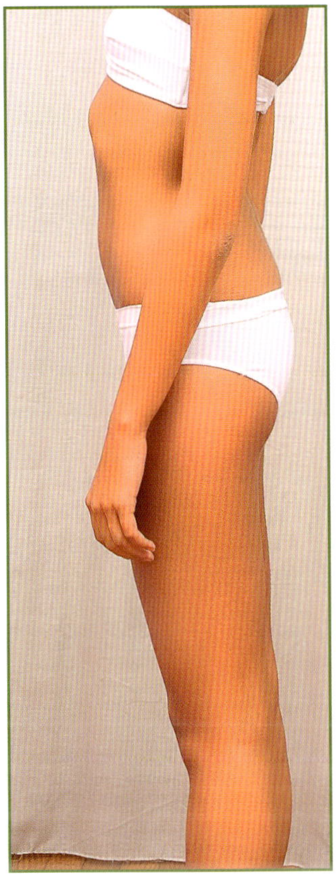

그림 3.36: 허리통증 환자의 등허리 이음부의 폄과 등허리뼈 세움근의 과긴장 증가

시키는 좋은 기회를 제공한다. 교육자로서, 아랫등과 갈비뼈 측면에 배치된 여러분의 손은 정신적으로 이 부위와 관련된 문제를 가진 클라이언트에게 큰 도움을 줄 수 있다. 다양한 자세와 움직임을 통해 이 부위를 팽창하는 호흡에 집중해 본다:

- 똑바른 선 자세나 앉은 자세 (양팔을 옆으로 벌린 상태에서, 앞쪽으로 팔을 들어 올린 후, 머리 위로 위치시킨다)
- 돌림
- 엎드린 자세, 다리 위로 몸을 접은 자세, *차일즈 포즈(Child's Pose)*로 알려진 요가의 휴식 자세 등.
- 옆굽힘〔머메이드(mermaid)에서처럼〕

누운 자세에서의 뒤가쪽 팽창(하중 아래에서의 등허리 안정화)의 훈련은 필라테스 훈련 프로그램의 필수 부분이다. 불안정한 등허리 이음부를 촉진하는 호흡 습관(앞쪽 갈비뼈와 단축된 뒤쪽 가로막의 통합 부족)으로부터 클라이언트를 배제하는 것은 높은 인내와 스킬의 수준을 필요로 하지만, 넓은 매트 필라테스 시설에서도 학생들은 그들 스스로 이러한 정렬을 인지하고 교정하는 것을 배울 수 없다.

레그 슬라이드 (Leg Slide)

무릎 세워 누운 자세에서 양 손을 배 위로 올려놓고 시작한다. 이것은 뒤가쪽 갈비뼈의 팽창을 배울 수 있는 가장 쉬운 자세이다. 누운 자세에서 무릎을 굽힘하고 골반을 중립위로 배치한다:

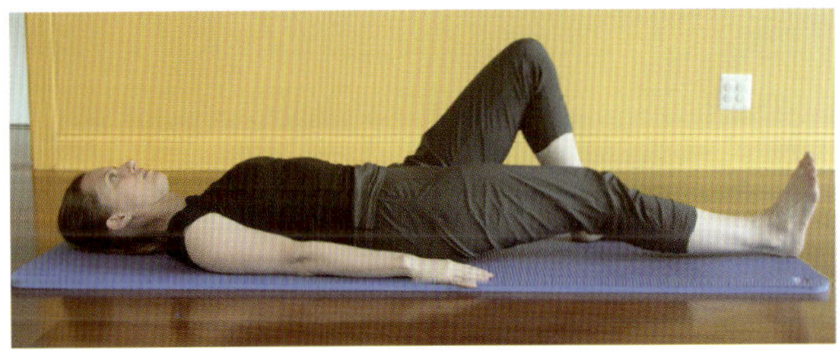

그림 3.37: 레그 슬라이드(Leg Slides).

1. 들이쉬고, 아랫등 갈비뼈(low back rib)의 뒤쪽에서 충만감을 느낀다. 내쉬고 앞쪽 갈비뼈들이 가까워지는 것을 느낀다. 이러한 방법으로 계속 들이쉬고, 호흡하는 동안 아랫등 갈비뼈는 매트에 계속 접촉되어야 한다.
2. 갈비뼈와 매트의 접촉을 유지하면서, 한쪽 다리를 뻗으면서 활주시킨다. 갈비뼈가 튀어나오기 시작하면, 활주를 멈추고 원래 자세로 되돌아간다. 같은 방법으로 양쪽 다리를 교대로 수행한다.
3. 이번에는 팔을 움직인다. 한쪽 팔을 천장 쪽으로 뻗고, 그 다음 뒤쪽 방향의 바닥에 내려 놓는다. 갈비뼈가 튀어나오면, 움직임을 멈추고 원래 자세로 되돌아간다. 같은 방법으로 양쪽 팔을 교대로 수행한다.
4. 끝으로, 한쪽 다리는 활주하고, 반대쪽 팔은 뒤쪽으로 뻗는다. 운동하는 내내 아래쪽 갈비뼈와 매트의 접촉이 유지되어야 한다. 양쪽 팔 · 다리를 교대로 수행한다.

노트 (Note)

어깨가 타이트하다면, 팔을 뒤쪽으로 뻗을 때 갈비뼈의 앞쪽 부분이 들어올려짐으로서 추가적인 범위가 나타날 것이다. 갈비뼈의 앞쪽 부분이 튀어나오는 이러한 움직임은 코어 안정성에 나쁜 영향을 준다.

코어가 약하거나 아랫등과 엉덩관절의 굽힘힘근이 타이트하면, 다리를 아래쪽으로 활주할 때 갈비뼈가 튀어나오게 될 것이다. 이것은 개가 꼬리를 흔드는 상황과 비슷하다. 모든 근육이 자연스런 균형을 이룰 수 있도록 골반과 갈비뼈의 중립위를 찾는 방법을 배운다.

마칭 스텝(Marching Steps)과 로우어 리프트 (Lower Lifts)

레그 슬라이드(Leg Slide)로부터, 우리는 마칭 스텝(Marching Step)으로 진전할 수 있고, 마지막에는 로우어 리프트(Lower Lift)를 한다(무릎을 편 상태).

1. **첫 번째 진전:** 골반을 중립위로 하고 무릎 세워 누운 자세에서 시작한다. 한쪽 무릎을 엉덩관절 위로 들어올린다. 이때 아래쪽 갈비뼈는 매트에 접촉되어 있어야 한다. 다시 다리를 매트 위로 내리고, 반대쪽 다리를 들어올린다.

2. **두 번째 진전:** 테이블 탑 자세(무릎을 엉덩관절 위로 들어올린 자세)에서 시작한다. 한쪽 발을 바닥으로 내린다. 무릎을 90° 굽힘 자세로 유지할 때, 아래쪽 갈비뼈와 매트가 접촉되어야 한다. 그 발을 다시 시작 자세로 들어올린다. 같은 방법으로 반대쪽 다리도 수행한다.

3. **세 번째 진전:** 로우어 리프트(Lower Lift)(수정된 변형). 양쪽 무릎을 바닥으로 내림한다. 이때 아래쪽 갈비뼈와 매트의 접촉이 유지되어야 한다. 허리에 문제가 발생하지 않도록 골반은 안정되어야 한다. 시작자세로 다시 돌아가고, 이를 반복해 본다. 변형 3과 4에서는 다리를 몸쪽으로부터 멀리 움직일 때 들이쉬고, 다리를 몸쪽으로 움직일 때 내쉬기를 쉰다.

4. **네 번째 진전:** 로우어 리프트(Lower Lift)(완전 변형). 양쪽 다리를 완전히 뻗고, 바닥 쪽으로 내림한다. 이때 아래쪽 갈비뼈와 매트의 접촉이 유지되어야 한다. 허리에 문제가 발생하지 않도록 골반은 안정되어야 한다. 시작자세로 다시 돌아가고, 이를 반복해 본다.

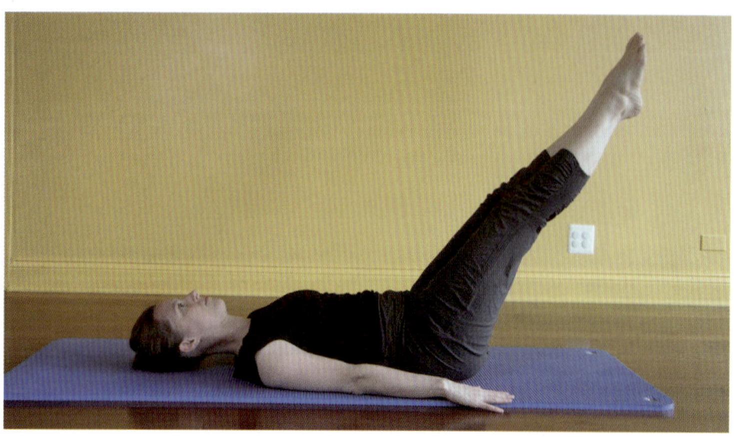

그림 3.38: 마칭 스텝(Marching steps)과 로우어 리프트(Lower Lifts).

브리징 (Bridging)

리포머(Reformer) 이용: 머리 받침대를 낮추고 2-5개의 스프링을 연결한다(무겁게 시작하고, 난이도를 증가시키기 위해 장력을 감소시킨다).

1. 등을 대고 눕고, 양쪽 발꿈치를 풋바(footbar) 위에 배치한다.
2. 가장 아래쪽 갈비뼈까지 롤-업(Roll-Up) 한다(엉덩관절부터 시작한다). 아래쪽 갈비뼈는 매트에 붙어 있어야 하고, 엉덩관절은 들어올려져야 한다.
3. 등허리 이음부 안으로 호흡을 하고, 갈비뼈가 매트로 팽창되는 것을 느껴본다. 마치 코르셋을 조이던 것처럼, 갈비뼈 앞쪽을 부드럽게 조여 준다.
4. 발로 압박하면서 다리를 뻗는다. 즉, 풋바(footbar)로부터 캐리지(carriage)를 멀리 움직인다. 이때 호흡을 자연스럽게 한다. 이때 아래쪽 갈비뼈는 매트에 접촉되어야 한다.
5. 시작자세로 캐리지를 다시 이동시킨다. 이때 척추 자세를 그대로 유지한다(엉덩관절은 들어올려지고, 등은 매트에 붙어 있어야 한다).
6. 이 동작을 계속하고, 아래쪽 갈비뼈 쪽으로 호흡하는 것에 집중한다.

매트 위에서: 누운 자세에서 무릎을 세운다. 리포머에서와 마찬가지로, 갈비우리의 바닥이 매트를 누르는 것을 느낄 때까지 롤-업(Roll-Up)을 한다. 아랫등이 타이트하거나 다리의 뒤쪽이 약하다면, 엉치뼈를 요가 블록 위에 올려놓고 이 동작을 실시하면 더 쉽게 성공할 수 있을 것이다. 편안하게 할 수 있을 만큼 이 자세를 유지하고, 등허리 이음부 쪽으로 호흡을 가져간다. 난이도를 높이기 위해, 한쪽 다리를 들고, 그 다음 다른 쪽 다리를 들어올린다. 이때 아래쪽 갈비뼈가 매트로 팽창되는 것을 느껴 본다.

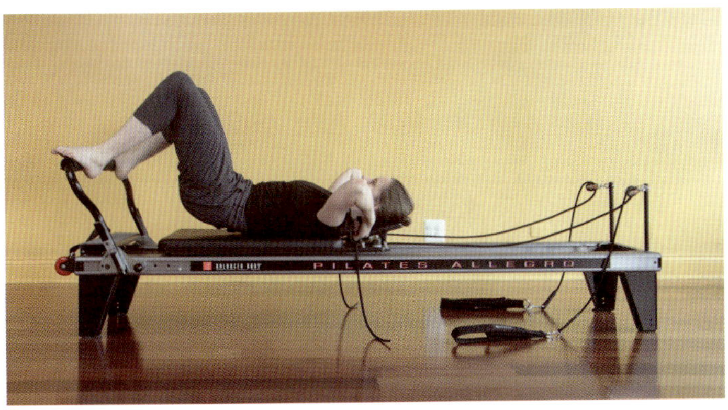

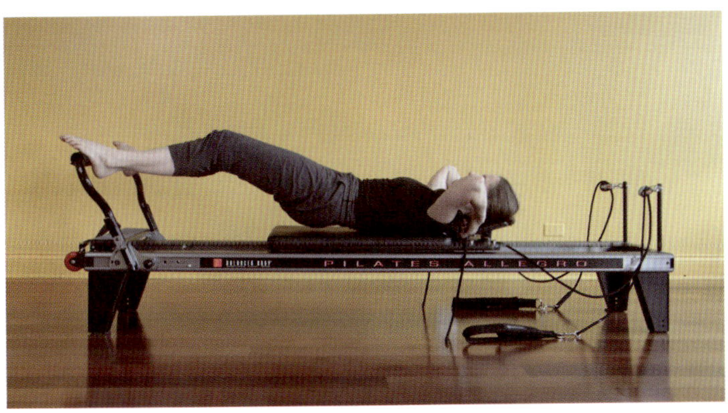

그림 3.39: 브리징(Bridging).

월 엔젤스 (Wall Angels)

이 운동은 가정에서 쉽게 할 수 있는 운동이고, 어깨와 척추를 신장하고 호흡 습관을 향상시키는데 많은 이점을 제공한다. 코어(TPC)가 이상적인 정렬을 이룰 때(즉, 호흡 가로막과 골반 가로막이 평행을 이룰 때), 아래쪽 갈비뼈가 벽에 접촉되고, 허리뼈 만곡이 적게 일어난다. 팔과 어깨를 추가로 폄함으로써 난이도를 증가시킨다. 타이트한 가슴근이 척추의 중립 정렬을 깨뜨리고, 갈비우리를 앞쪽으로 당겨 갈비우리를 벽으로부터 떨어지게 만든다. 처음에는, 척추의 중립위를 설정하고 벽에 의한 고유수용성 피드백을 촉진한다. 그리고 클라이언트에게 아래쪽 갈비뼈로 호흡하는 방법을 가르쳐 준다. 앞쪽 어깨 근육이 적절한 길이를 얻을 때까지 양 팔을 벽에 붙지 않아도 된다. 양 팔을 10회 정도 위아래로 움직인다. 이때 호흡을 아래쪽 갈비뼈의 뒤쪽으로 가져가고, 목과 척추를 길게 늘인다.

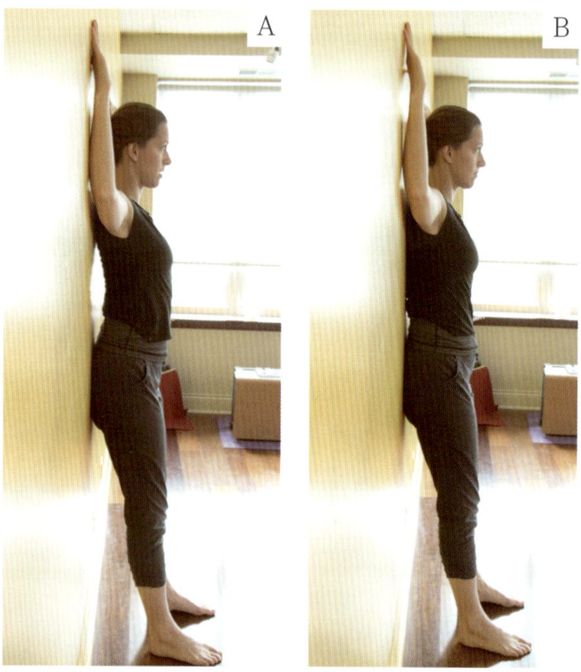

그림 3.40: 월 엔젤스(Wall angels). (a) 부적절한 정렬과 (b) 올바른 정렬.

엎드린 자세, 누운 자세, 앉은 자세에서든, 적절한 하중을 이용한 이들 가슴 안정화 패턴 훈련은 필수이다. 난이도가 높은 운동으로 진전하기 전에 처음에는 가벼운 하중을 이용한다[예: 로우어 리프트(Lower Lifts)를 하기 전에 마칭 스텝부터 시작하고, 또 플랭크(Plank) 운동을 하기 전에 네발자세 패턴부터 숙달한다]. 이러한 방법은 여러분의 신체와 뇌를 이들 패턴에 잘 통합시킬 뿐만 아니라, 더 많은 것을 얻는데 필요한 근력을 가지도록 만든다.

적절한 호흡의 속도와 빈도 (Rate and Frequency of Optimal Breathing)

적절한 분당 호흡수와 호흡주기의 각 단계를 얼마 동안 지속해야 하는지에 대한 많은 권장사항이 있지만, 일반적으로 다음 가이드라인을 이용한다:

- 이상적인 호흡수는 분당 8-12이다.
- 내쉬기는 들이쉬기보다 약 2배 정도 길어야 한다. 이것은 폐의 적절한 비움을 촉진하고, 해당 들이쉬기의 촉진을 위한 필수 신경유도 반사를 설정한다.
- 들이쉬기와 내쉬기 사이에 약 1초 동안 숨을 멈추어야 한다. 이러한 숨의 멈춤은 호흡 속도를 늦추고 과환기(호흡 훈련 시 흔하게 발생하는)의 가능성을 줄인다.

실습 때, 호흡 패턴은 다음과 같다:

- 4초 동안 들이쉰다.
- 1초 동안 숨을 멈춘다.
- 7초 동안 내쉰다.
- 1초 동안 숨을 멈춘다.
- 호흡을 반복한다.

뚜렷한 호흡 기능부전을 가진 사람은 정규적인 호흡 전략을 하기 전에, 1-2회의 호흡 주기를 수행한다. 보다 적절한 전략을 하기 위해, 안정 시 호흡 패턴으로 되돌아기 전, 2-5회의 호흡 주기를 수행한다. 클라이언트가 진전을 하고 그의 근막과 호흡계가 잘 적응을 하면, 3-5회의 호흡을 3-5회 실시한다. 많은 운동

횟수와 반복에 대한 주요 결정은 보상작용 없이 적절한 호흡 패턴을 완성하는지에 좌우된다. 물론, 궁극적인 목표는 이러한 호흡 전략을 일상생활의 호흡 안으로 습관화시키는 것이다.

적절한 호흡 패턴 발달의 부가적 이점 (Additional Benefits of Developing Optimal Respiratory Patterns)

3차원 호흡은 산화와 안정화 이외에, 일반적으로 척추 건강과 전신 건강에 직접적으로 관여하기 때문에 3가지 부가적인 이점을 제공한다.

1. **몸통과 척추의 가동.** 가로막이 수축하여 몸통과 척추를 따라 그것의 부착점을 당기기 때문에, 척추가 부드럽게 가동된다. 가로막이 가슴우리에 붙어 있기 때문에, 가로막의 운동은 전체 몸통과 척추의 가동성을 촉진한다. 3차원 호흡은 일반적으로 몸통과 척수의 가동성을 촉진하고, 이러한 가동성의 촉진으로 다시 3차원 호흡이 촉진된다.

2. **내장기 관리.** 가동성과 장기로의 혈류는 내장기의 건강에 매우 중요한 역할을 한다(Wetzler 2014). 가로막은 복부장기 바로 위에 위치하고, 폐와 심장 바로 아래에 위치한다. 가로막은 수축을 통해 복부장기를 아래쪽으로 압박하고, 이로 인해 폐와 심장 부위의 공간이 증가한다. 가로막의 가동성은 복부장기를 마사지하고 가동성시킬 뿐만 아니라, 복부와 골반 부위로 가는 혈류와 림프 흐름을 촉진한다.

3. **정서 관리.** 적절한 호흡은 자각을 깨우치고 과제에 집중할 수 있게 하는 가장 효율적인 방법 중의 하나이고, 정서적 스트레스를 관리하는데도 매우 도움이 된다. 깊은 횡격막 호흡 또는 3차원 호흡의 수행은 교감신경이 우세한 상태에서 몸의 휴식과 재생을 더 유도하는 부교감신경이 우세한 상태로 우리의 몸을 빠르게 전환시킬 수 있다(Osar 2012, Umphred 2007).

단계 3 – 협응 (Step 3 – Coordination)

어떤 클라이언트의 경우에는, 3차원 호흡 전략의 향상만으로도 깊은 근막계(DMS)의 동원과 활성화를 향상시키기에 충분하다〔가로막, 배가로근(TVA), 허리근, 골반바닥, 허리네모근 및 뭇갈래근〕. 그러나 근육 억제의 경우(특히, 장기간의 문제를 가졌거나 복부 수술, 허리 수술 및 골반 수술을 받은 경우), 특별한 활성화 기법이 깊은 근막계를 활성화하거나 흥분시키는데 요구된다.

깊은 근막계의 활성화는 호흡과 협응되어야 하는데, 그 이유는 깊은 근막계의 작용이 얕은 운동 시스템의 당김이나 수축에 저항하는 분절성 관절 안정화를 제공하기 때문이다. 이러한 협력 능력에서, 가로막과 배근육이 나머지 깊은 근막계와 함께 코어를 안정화시킨다. 이러한 협응 기능은 거의 대부분 적절한 호흡을 억제하거나 깊은 근막계의 적절한 활성을 억제하는 손상, 외상, 수술, 염증, 기타 스트레스 요인에 의해 문제시된다. 코어의 진짜 활성화는 깊은 근막계 작용과 3차원 호흡을 협응시키는 능력이고, 기능 활동이나 필라테스 운동 내내 이러한 협력작용을 유지한다.

> **협응과 유지 (Coordinate and Maintain)**
>
> 코어의 진짜 활성화는 깊은 근막계(DMS) 작용과 3차원 호흡을 협응시키는 능력이고, 기능 활동이나 필라테스 운동 내내 이러한 협력 작용을 유지한다.

호흡과 코어 활성의 협응 (Coordination of Breathing and Core Activation)

우리는 깊은 근막계(DMS) 활성화와 횡격막 호흡〔*호흡 활성화 전략(BAS)*〕을 협응시키는 전략에 대해 설명할 것이다. 호흡 활성화 전략(BAS)는 간단한 브레이싱(부목) 작용이 아니라, 안정성을 일으키기 위해 코어 주위에 있는 모든 근육들을 동시에 활성화시키는 것이다. *호흡 활성화 전략(BAS)*의 중심 요소는 얕은 근막계(SMS)가 특정 활동에 요구되지 않는 한 그것의 기여와 관계없이, 우리가 호흡을 할 때 깊은 근막계(DMS)를 미리 동원하거나 활성화시키는 것뿐만 아니라, 이러한 활성화를 유지하는 것이다.

깊은 근막계(DMS)의 활성화가 중요한데, 그 이유는 그것이 낮은 수준의 전략을 이용하여 지구력을 활성화하고 강화시키는 기회를 우리에게 제공하기 때문이다. 반대로 지구력은 높은 수준의 브레이싱(Bracing) 전략을 이용할 때 제한된다. 이것은 관절 조절에 요구되는 안정성을 우리에게 제공하고, 동시에 낮은 수준의 과제(앉기, 서기, 굽힘하기, 걷기 및 돌림하기 등)에 대한 적절하고 비보상적인 전략을 발달시킨다.

앞에서 언급되었듯이, 근육 억제에 의한 코어 기능부전이 발생하면, 우리의 신경계는 대다수의 활동에 대한 높은 수준의 안정화 전략이나 브레이싱(bracing) 안정화 전략의 이용을 일반적으로 할 수 없다. 장기간의 코어 기능부전이 있을 경우, 3차원으로 호흡하는 능력과 적절한 복부 내압(IAP)의 발생에 나쁜 영향을 미칠 뿐만 아니라, 나중에 물렁조직 손상과 퇴행성 관절 질환에도 영향을 줄 수 있는 관절의 압박을 증가시킬 수 있다.

호흡 활성화 전략의 통합 (Incorporate the Breath Activation Strategy)

호흡 활성화 전략(BAS)은 우리로 하여금 낮은 수준의 안정화 전략을 개발하도록 하고, 이러한 안정화 전략은 깊은 근막계(DMS)의 지구력을 활성화하고 강화할 뿐만 아니라, 3차원 호흡과 깊은 근막계(DMS) 활성을 협응하는데 중요한 역할을 한다. 이것은 균형되고 효율적인 코어 안정화 전략을 발달시키는데 있어 가장 중요한 단계 중의 하나이다.

호흡 활성화 전략(BAS)은 근력보다 운동조절을 향상시키기 위해 특별히 고안된 것이다. 운동조절은 근육 활동의 타이밍, 강도 및 지구력을 협응하고, 진행중인 과제가 적절할 수 있도록 보장한다. 또한 운동조절은 적절한 안정성과 움직임을 일으킬 수 있도록 근육을 흥분시킨다.

근력강화는 운동조절이 달성되었을 때만 이루어져야 한다. 만약 그렇지 않다면, 우리는 기능부전 전략을 강화하게 될 것이다. 나쁜 운동조절 상태에서 이루어지는 근력강화는 잘못된 골프 스윙의 발달과 연결되고, 잘못된 신경 패턴을 강화하게 될 것이다. 그 대신에, 여러분은 적절한 스윙 패턴(협응, 타이밍, 조절)의 미묘한 차이를 학습하는데 많은 시간을 투자해야 하고, 또 그것을 현재의 골프 게임에 통합시키는데 집중해야 한다. 일반적으로 여러분은 초기에 더 열심히 하지만, 골프 게임을 강화시킬 적절한 신경학적 패턴을 학습해야 한다.

코어 근력을 향상시키는 필라테스 패턴은 6장에서 설명될 것이다; 효율적인 운동조절 전략이 발달되었을 때 코어 강화를 위해 필라테스 패턴을 이용한다.

근육 활동의 협응 (Coordinate Muscle Activity)

운동조절은 적절한 안정성과 움직임을 일으켜야 하는 근막계를 보장하기 위해 근육 활동의 타이밍, 강도 및 지구력에 대한 신경계의 협응이다. 근력강화는 운동조절이 달성되었을 때만 해야 한다.

호흡 활성화 전략(BAS)은 배가로근(TVA)의 앞쪽면 활성으로 시작하는데, 그 이유는 이것이 자각과 근육 동원의 느낌을 알 수 있는 가장 쉬운 부위이기 때문이다. 활성화가 앞쪽면에서 느껴지면, 가쪽면과 뒤쪽면의 활성화를 느껴야 할 것이다. 부가적으로, 배가로근(TVA)의 앞쪽면 활성화는 난이도가 높지만 가쪽

면과 뒤쪽면을 활성화시키는 능력을 강화시킨다.

여러분이 적절한 호흡 전략을 가졌다고 가정해 보자. 여러분은 자신의 양손을 좌우 앞위엉덩뼈가시(ASIS) 안쪽에 배치한다. 깊게 들이쉬고, 모든 공기를 밖으로 내보낸다. 배벽 안으로 손가락이 더 이상 들어가지 않도록 아래쪽 배벽〔배가로근(TVA)〕에 약간의 긴장을 일으킨다.

배가로근(TVA)(배빗근이 아니라)이 활성화하고 있다면, 여러분은 손가락 밑에서 약간 긴장을 느껴질 수 있다. 긴장의 증가나 안쪽 당김(drawing in)이나 활성화는 배속빗근과 배바깥빗근의 활성화를 초래할 것이고, 척추, 골반 및 몸통의 분절 안정화를 강화시키는 배가로근(TVA)의 사용을 하지 않도록 만들 것이다. 여러분은 마치 랩이 감싸져 있는 정도의 매우 가벼운 긴장을 손가락으로 느껴야 한다. 손가락이 배 부위에서 밀려나가는 현상이 나타나면, 배빗근이 작용한 것이고, 이것은 더 강한 활성화를 원할 때 일어나는 현상이다; 깊은 근막계(DMS)의 활성화를 회복시키려고 노력할 때 강한 긴장(활성화)은 좋지 않다. 깊은 근막계(DMS)를 활성화시킬 때는, 가벼운 긴장이 더 효과적이다.

여러분이 근막계의 활성화를 갖고 있다면, 활성화를 유지한 상태로 3차원 호흡을 한다. 완전히 내쉬기를 한 후 가볍게 호흡을 멈추고, "근육 활성화와 호흡의 협응"을 유지하는지를 알아보기 위해 배가로근(TVA)의 이완을 느껴본다. 여러분이 할 수 있는 만큼 이러한 전략을 반복해 본다. 초기에는 이러한 전략이 어려울 수 있지만, 여러 번 반복하면 점차 쉬워질 것이고, 힘들이지 않고도 3차원 호흡으로 이를 수행할 수 있을 것이다.

여러분이 배벽의 앞쪽면을 활성화 했다면, 배가로근(TVA)의 뒤가쪽면도 활성화할 수 있어야 한다. 배가로근(TVA)은 갈비우리와 엉덩뼈능선 사이의 영역을 감싸는 섬유이고, 등허리 근막에 붙어 있다. 뒤가쪽으로 호흡을 시도했을 때처럼 손가락을 가장 아래쪽 갈비뼈와 엉덩뼈능선 사이에 배치한다. 이번에는 근육의 앞쪽 부위를 활성화시키기 위해 위와 동일한 순서로 수행해 본다. 깊게 들이쉰 후, 모든 공기를 밖으로 내보낸다. 가쪽 배벽 안으로 손가락이 들어가는 것에 저항이 일어날 만큼 가벼운 긴장을 일으킨다. 깊은 호흡을 할 때 이러한 활성화를 유지한다. 내쉬기를 유지하고, 호흡 동안 활성화를 유지한다.

많은 물리치료사와 골반 전문가들이 사용하는 다른 전략은 배가로근(TVA)과 함께 활성화되어야 하는 골반바닥의 활성화이다. 골반바닥의 우선적 활성화는 배가로근(TVA)의 공동 수축을 달성하는데 효과적일 수 있다. 이러한 활성화는 출산이나 자궁절제술, 전립선 수술 후의 요실금을 경험한 사람에게 특히 도움이 된다. 골반바닥(요생식 가로막)은 가로막의 활동에 저항해야 하고, 또 나쁜 호흡 습관, 외상 및 수술에 의해 가로막의 활성이 억제될 때 배가로근(TVA)과 비슷한 방법으로 골반바닥이 활성화될 필요가 있다.

골반바닥의 활성화를 얻을 수 있는 몇 가지 효율적인 전략은 다음과 같다:

- 항문, 질(여성) 및 고환(남성)을 부드럽게 들어올린다.
- 꼬리뼈와 두덩뼈 뒤쪽을 연결하는 장력선의 이미지를 만든다.
- 꼬리뼈와 두덩뼈 사이의 해먹이나 엘리베이터를 부드럽게 들어올리는 것을 상상한다.

사용되는 자극에 관계없이, 배가로근(TVA)와 골반바닥의 활성화를 훈련시킬 때, 골반이나 허리뼈의 정렬이 변화되어서는 안 되고, 또 3차원 호흡을 유지하는 능력도 변하지 않아야 한다. 정렬의 변화, 볼기근이나 엉덩관절 돌림근의 과도한 수축, 호흡의 멈춤은 부적절한 활성화 전략으로 간주되고 있고, 나쁜 안정화 형태를 영속시킬 것이다.

적절한 협응의 비율과 빈도 (Rate and Frequency of Optimal Coordination)

여러분이 발달시켜 왔던 초기 운동조절 훈련은 호흡과 활성화 사이의 적절한 협응을 촉진하도록 고안된 것이다. 목표는 1-3회의 호흡주기 동안 깊은 근막계(DMS)의 활성화를 유지하는 것이다. 적절한 전략이 발달되었다면, 횟수와 반복을 증가시킴으로서 지구력을 증가시키는 쪽으로 이동해야 한다. 초기에는 세트당 5회 반복을 5세트까지 깊은 호흡을 하고, 그 다음에는 그것의 운동 패턴 동안 협응을 유지할 수 있는 지점까지 깊은 호흡을 한다. 궁극적으로, 호흡 활성화 전략(BAS) 훈련은 훈련 동안과 일상생활 활동 동안 안정화에 대한 무의식 전략을 발달시키는데 도움을 주도록 설계된 것이다(그림 3.40).

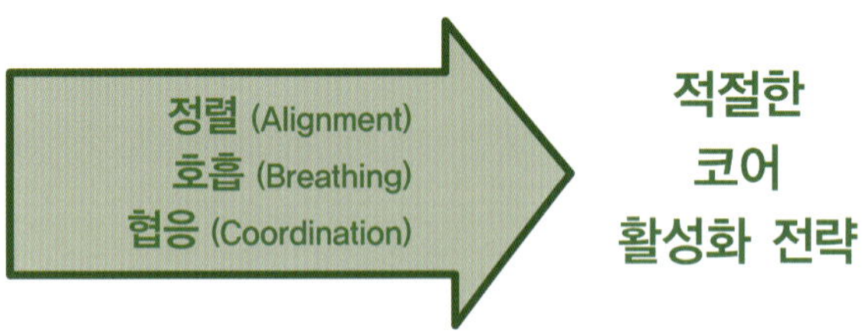

그림 3.40: 적절한 코어 안정화 전략의 발달은 가로막(폐 위쪽을 덮고 있는 근막, 호흡 가로막, 그리고 요생식 가로막)을 정렬하는 능력과 3차원 호흡을 수행하는 능력, 그리고 깊은 근막계(DMS)의 활성화와 호흡을 협응하는 능력으로부터 이루어진다. 적절한 코어 안정화 전략을 발달시키면, 우리는 우리의 자세를 유지할 수 있고, 또 가장 쉽게 움직일 수 있을 것이다. 타이트니스, 기능부전과 통증을 초래하는 보상성 전략의 발달 가능성을 줄일 수 있다.

코어 안정화의 달성 (Achieve Core Stability)

3차원 호흡과 깊은 배벽의 활성화를 협응시키고, 기능적 필라테스 운동이나 일상활동을 통해 이러한 전략을 유지할 수 있을 때 코어 안정화가 달성된다.

호흡 활성화 전략의 기능부전 (Dysfunction of the Breath activation Strategy)

적절한 호흡 기전에 대한 이해와 효율적인 코어 안정화 전략과 호흡 기전 사이의 관련성에 대한 지식은 필라테스 프로그램을 설계하고 수행할 때 필수적이다. 그러나 부적절한 호흡 기전의 징후를 인지하는 것도 똑같이 중요하다. 본 장에서 설명했던 것처럼, 부적절한 호흡 기전은 나쁜 코어 안정화를 초래한다. 나쁜 안정화는 자세를 어긋나게 하고 보상작용을 유도하는 특정 근육의 과사용과 근불균형을 초래할 것이다.

예로, 앞에서 설명되었던 이상적인 3차원 호흡(그리고 코어를 안정화시키는)을 수행할 수 없게 만드는 흔한 기능부전은 완전한 내쉬기를 할 수 없는 것이다. 이 환자들은 종종 넓게 벌어진 갈비우리와 튀어나온 아래쪽 갈비뼈를 가진다(그림 3.41). 그들은 일반적으로 좋은 복부 호흡을 하겠지만, 내쉬기 동안 갈비우리의 앞쪽 부분이 아래쪽으로 내려가지 않을 것이다. 또한 그들은 등허리 부위가 젖힘 상태로 자주 잠김되기 때문에 뒤가쪽 호흡이 힘들어 질 것이다.

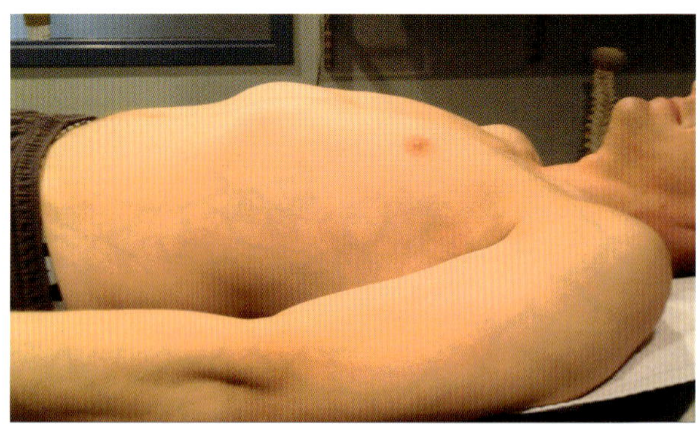

그림 3.41: 이 사람은 완전한 내쉬기를 달성할 수 없다—갈비우리가 벌어지고, 아래쪽 갈비뼈가 튀어나와 있다.

호흡 주기 동안 완전한 내쉬기를 할 수 없거나 가슴우리의 중립 자세로 되돌아올 수 없는 경우는 적절한 호흡과 복부 내압(IAP)을 발달시키는데 몇 가지 어려움을 보인다:

- 그것은 다음 호흡을 촉진해야 하는 1차 호흡근의 반사 작용을 억제한다. 그러므로 완전한 호흡을 하려면, 보조 호흡근을 과도하게 사용해야 할 것이다. 이것은 근육의 과긴장을 증가시키고 머리 앞쪽 쏠림 자세와 어깨 앞쪽 쏠림 자세, 나쁜 호흡 기전을 영속시킨다.
- 가로막 움직임이 뻣뻣한 가슴우리에 의해 제한되고, 적절한 안정 시 정렬로 하강할 수 없을 때, 호흡에 대한 기여가 감소되고, 보조 근육의 보상성 과사용이 필요할 것이다.
- 적절한 가슴우리 움직임 부족은 가로막의 정상 움직임 패턴을 허용하지 않는다. 그러므로 가로막은 전반적인 가슴과 척추의 가동성에 기여할 수 없다. 이것은 가슴 뻣뻣함, 가로막 저가동성, 보조 호흡근의 과사용을 영속시킨다.

깊은 근막계(DMS)와 얕은 근막계(SMS)의 균형을 유지할 수 없는 경우와 3차원 호흡으로 복부 내압(IAP)을 발생시킬 수 없는 경우는 단기적으로 볼 때 큰 문제가 아니지만, 점진적으로 근막계에 인상적인 변화를 일으킬 수 있다. 시간이 경과함에 따라, 효율적인 호흡 활성화 전략(BAS)을 이용하지 못한 결과로 인해 전반적인 기능이 파괴될 수 있다.

앞에서 설명했듯이, 달걀이 가득 들어있고, 그 달걀들이 공에 의해 지지되는 상자를 생각해 보자. 공기가 빠져나갈 수 있도록 바람마개를 제거한 경우를 생각해 보자. 여러분이 그 상자 위에 앉았을 때 어떤 일이 발생하겠는가? 공과 상자가 붕괴되어, 달걀이 파손될 것이다. 이것은 호흡을 적절하게 할 수 없을 때, 깊은 근막계(DMS)를 공동 활성화할 수 없을 때, 그리고 몸통과 척추를 안정화시키는데 요구된 복부 내압을 발생시킬 수 없을 때, 일어나는 현상과 비슷하다.

호흡 활성화 전략(BAS)을 적절하게 이용할 수 없는 능력과 관련된 일치 문제는 3가지이다:

1. 장기간의 원반 압박이 원반 퇴행을 초래하기 때문에, 그것은 퇴행성 원반 질환에 기여하는 요소 중의 하나이다. 결국, 원반 퇴행은 척추관(척수가 위치하는 곳)과 척추사이구멍(몸을 주행하기 위해 척수에서 말초신경이 나오는 곳)을 좁힌다. 척추의 과도한 압박은 퇴행성 원반 질환과 척추협착증(척추관이 좁아지는 증상)의 주 원인이다.

2. 그것은 퇴행성 관절 질환(*골관절염*으로 알려진)에도 영향을 주고, Wolff의 법칙으로 작용한다. 뼈나 관절에 가해지는 스트레스 증가는 뼈 생산을 증가시키고, 신체계통을 감압하는 복부 내압의 발생 능력이 없을 때, 뼈가시의 성장과 척추 주변 관절의 비대가 일어날 수 있다. 원반 퇴행과 함께, 뼈 성장은 척추관과 척추사이구멍의 크기를 감소시키고, 신경과 인대와 같은, 물렁조직 구조물을 압박할 수 있다.

   부가적으로, 이러한 부적절한 안정화 전략은 인대나 관절주머니와 같은 척추 주변 조직의 비대나 비후를 일으킨다. 황색인대(척추의 층판이나 뒤쪽면을 지지하는 인대)의 비후는 척추협착증과 허리 통증에 기여하는 또 다른 주요 요소이다.

3. 이상적인 호흡 활성화 전략(BAS)을 통해 우리는 얕은 근막계(SMS)의 수축을 상쇄시키고 관절에 가해지는 스트레스와 압박을 감소시킬 수 있다. 복부 내압(IAP)은 내부 압력을 조절하는 중요한 전략이다; 그러나 안정화를 위한 얕은 근막계(SMS)의 과도한 수축이나 사용 증가가 있을 때, 아랫배와 골반에 가해지는 압박이 증가한다. 복부 내압(IAP)을 발달시키는 이상적인 호흡 활성화 전략(BAS)이 없다면, 외부 압력과 내적 스트레스가 아랫배를 내밀고 골반바닥으로 내려가기 시작한다. 이러한 압력조절의 부족은 배곧은근 분리, 아랫배 팽창, 스포츠 헤르니아 및 실금 등에 영향을 주는 요소로 간주되어 왔다(Oscar 2014).

허리근 / The Psoas

허리근을 특별히 언급할 가치가 있는데, 그 이유는 코어 안정화의 중요한 기여 요소이고 아랫등과 엉덩관절의 기능부전에 대한 그것의 영향 때문이다. 포괄적이지는 않지만, 본 단락은 잘못 알려진 근육에 대한 통찰력을 제공할 것이다. 허리근(그림 3.42)은 T12-L5(가로돌기와 척추뼈몸통)의 앞쪽면에 부착하는 몸쪽 부착점을 가지고 있다. 허리근은 척추사이원반의 앞쪽면에 부착하는 이는곳을 가지고 있고, 먼쪽으로는 골반의 앞쪽면을 가로질러, 넙다리뼈의 작은뼈돌기에 부착된다.

이는곳과 닿는곳을 얼핏 볼 때, 허리근은 엉덩관절의 굽힘근으로 작용하는 것처럼 보인다. 그러나 허리근이 실제로 엉덩관절의 1차 굽힘근이라고 우리가 믿고 있는지에 대해 의문이 든다: 허리근은 왜 허리뼈의 모든 레벨과 심지어 아래쪽 등뼈에 붙어 있는가? 게다가, 허리근의 기능적 역할에 대한 안목을 제공하는 부착점의 부가적인 2가지 주요 영역이 있다.

허리근은 가로막과 배가로근(TVA)에 붙어 있는 몸쪽 근막 부착점을 갖고 있고, 먼쪽으로는 골반바닥의 근막과 연결되어 있다(Gibbons 2005). 사실, 한 연구에 따르면, 허리근은 척추 안정근으로 작용하고 있다고 한다(Hu 등 2011). 누운 자세에서 이루어지는 한쪽 다리의 뻗어 들어올리기(SLR)는 반대쪽 허리근 또는 움직이지 않는 다리쪽(no-moving)의 허리근을 활성화시키는데, 그 이유는 반대쪽 허리근이 척추를 안정화시키는 작용을 하기 때문이다.

허리근은 깊은 근막계(DMS)의 일부로서 작용하여 절구 내에서 넙다리뼈머리의 중심화를 유지하는데도 도움을 준다(Gibbons 2005).

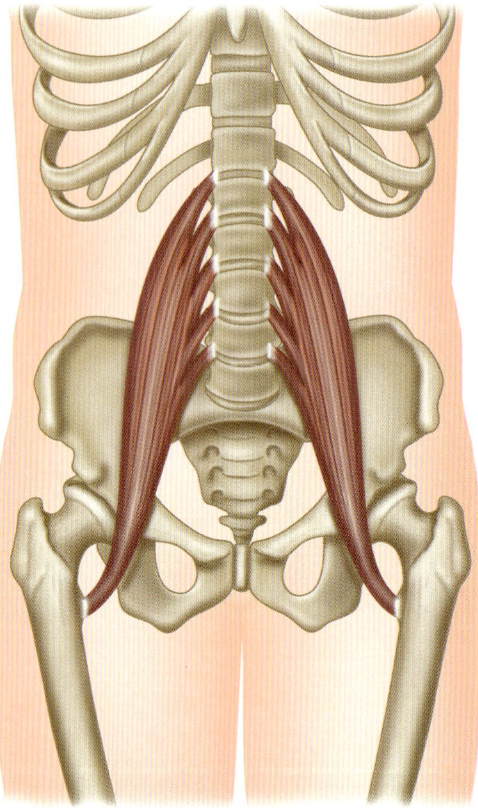

그림 3.42: 허리근.

부가적으로, 요통 환자의 MRI에 따르면, 뭇갈래근과 허리근의 위축이 나타났다(Barker 등 2000). 통증이나 염증이 있을 때는 깊은 근막계(DMS)의 근육들이 우선적으로 억제되는 것 같다.

허리통증과 엉덩관절 기능부전에 대한 허리근의 영향과 코어를 안정화시키는 허리근의 주요 역할을 다시 생각해 보자.

골반의 앞쪽 경사, 허리통증 및 엉덩관절 타이트니스를 위한 많은 재활 프로토콜은 "타이트"하거나 "단축"된 허리근을 스트레칭하는 것에 기반을 둔다.

에반(Evan)의 임상 경험에 따르면, 나는 클라이언트나 환자의 허리근이 타이트하거나 단축된 것을 찾을 수 없었다. 사실, 나는 허리근이 과도하게 늘어난 경우를 종종 찾았고, 또한 코어와 엉덩관절의 기능부전을 가진 사람을 도수근력검사했을 때 허리근의 약증을 볼 수 있었다. 이것은 척추 안정화 역할을 하는 얕은 척주세움근의 과사용과 엉덩관절을 굽힘하는 역할을 하는 얕은 엉덩관절 굽힘근〔주로 넙다리곧은근과 넙다리근막긴장근(TFL)〕의 과사용을 종종 필요로 한다. 많은 환자와 클라이언트는 이 근육들의 타이트니스를 호소하고 있고, 우리는 뚜렷한 근막 과긴장과 통증유발점을 찾으려는 경향을 갖는다. 이 사람들은 허리근의 억제가 있을 때 코어의 자세 지지와 엉덩관절 굽힘을 도와주는 그들의 등이나 앞쪽 엉덩관절의 조임을 경험한다(Oscar 2012, Oscar 2014).

많은 전문가들은 골반 앞쪽경사의 앉은 자세와 허리근 단축을 탓하고 있다. 한편, 그들은 하루 종일 골반을 앞쪽경사된 자세로 하고 앉는 것을 제안하고 있다. 서 있을 때 이 자세를 반영하는 허리근의 단축이 나타난다. 골반을 앞쪽경사하고 앉는 자세는 의식적으로 그렇게 앉는 것을 시도하지 않는 한, 실제로 약간 어려운 자세이다. 우리 사회의 대부분은 앞쪽경사보다는 뒤쪽경사된 자세로 앉는 경향이 강하다(그림 3.43). 앉은 자세와 습관으로 발생한 골반의 뒤쪽경사는 허리근 억제와 코어 안정성과 엉덩관절 조절의 소실에 크게 영향을 준다. 이러한 앉은 자세와 습관의 예로서는 배를 안쪽으로 당기거나, 꼬리뼈를 아래쪽으로 숙이거나, 또는 허리뼈를 일자로 만드는 것 등이 있다(Oscar 2012, Oscar 2014).

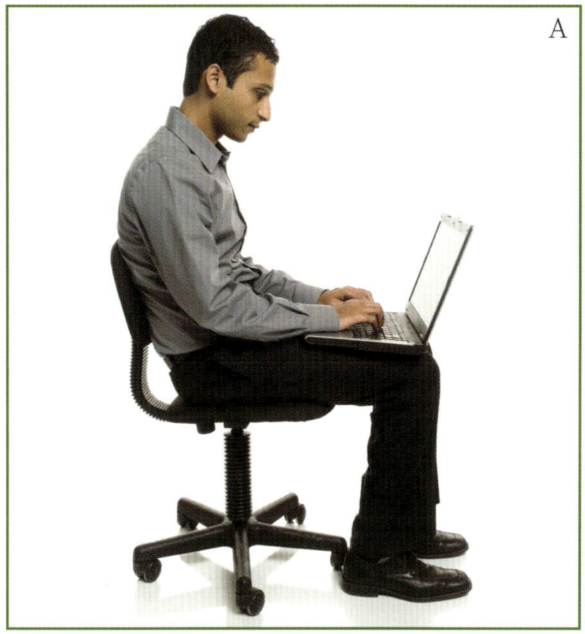

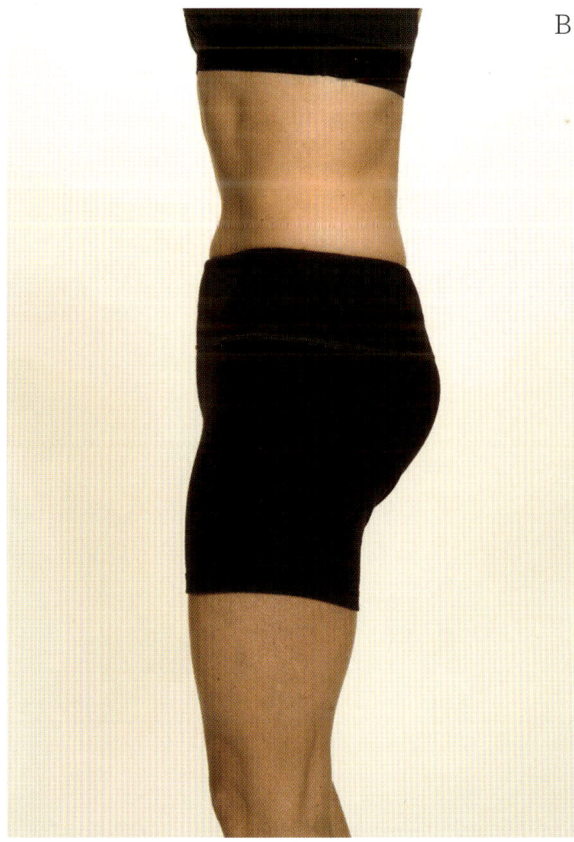

그림 3.43: (a) 가슴우리가 골반 뒤쪽에 위치하고 골반이 뒤쪽경사가 된 자세로 앉아 있다. 이것은 허리근의 억제를 일으키고 아랫등과 엉덩관절의 기능부전을 초래하는 일반적인 앉은 자세이다. (b) 지나치게 배를 안쪽으로 당기고 골반을 아래쪽으로 숙이면, 골반이 뒤쪽경사되고 허리뼈가 일자로 바뀐다. 클라이언트는 만성 허리 통증과 타이트한 엉덩관절(허리근 억제와 관련된)을 가지고 있다.

허리근의 길이 평가 – 수정된 토마스 검사 (Evaluating Psoas Length – Thomas Test)

수정된 토마스 검사는 넙다리곧은근, 넙다리근막긴장근 및 허리근 등을 포함한 엉덩관절 굽힘근의 길이를 평가하는 표준 검사법이다.

환자는 테이블 끝에서 다리를 늘어뜨리고 앉는다. 환자는 한쪽 다리를 가슴 쪽으로 당긴 후, 반대쪽 다리를 평가하기 위해 등을 대고 눕는다.

이 검사의 양성 소견은 다음과 같다:

- 허벅지가 테이블 높이보다 올라가면, 허리근이 타이트한 경우이다〔그림 3.44(a)〕.
- 허벅지가 벌림되고 정강뼈가 가쪽돌림되면, 넙다리근막긴장근과 엉덩정강띠가 타이트한 경우이다〔그림 3.44(b)〕.
- 무릎관절의 각도가 90° 보다 더 커지면, 넙다리곧은근이 타이트한 경우이다〔그림 3.44(c)〕.

허벅지 앞쪽 근육의 근막이 타이트한 경우도 수정된 토마스 검사를 할 때 가짜 양성 허리근 타이트니스가 나타날 수 있다. 진짜 허리근 문제는 허벅지가 테이블 높이보다 올라갈 때와 허리근 힘살을 촉진했을 때(샅인대 바로 안쪽), 과긴장이 느껴지는 경우이다. 허벅지가 테이블 높이보다 올라갔지만 허리근의 과긴장을 느낄 수 없다면, 허리근의 단축이기 보다는 허벅지 앞쪽 근막이 타이트한 경우이다(Oscar 2014).

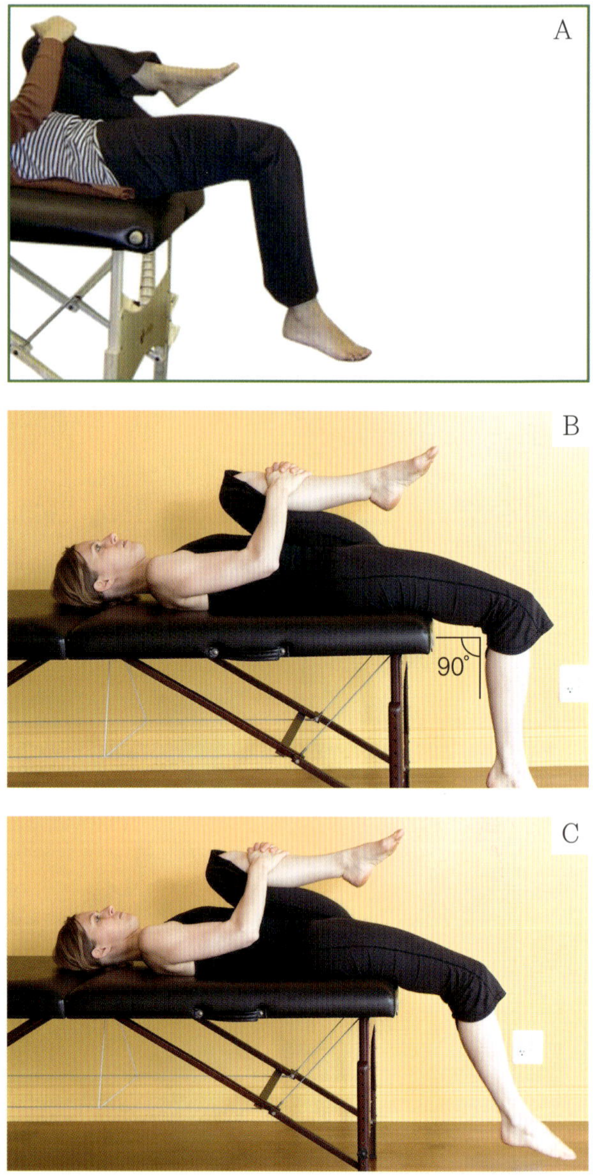

그림 3.44: 수정된 토마스 검사: (a) 허리근 단축의 양성 검사–무릎이 테이블 높이보다 더 높다. (b) 엉덩관절 굽힘근의 적절한 길이–무릎이 허벅지 높이와 동일하다. (c) 과도하게 늘어난 허리근–무릎이 허벅지보다 더 아래에 위치한다.

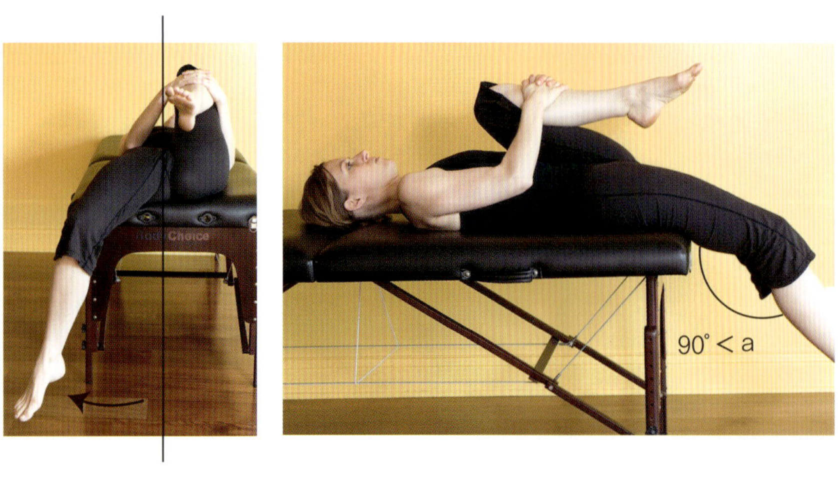

그림 3.45: 수정된 토마스 검사(Thomas Test): (a) 넙다리근막긴장근과 엉덩정강띠의 단축–다리가 몸통과 일직선으로 유지되지 않고 벌림되어 있다. (b) 넙다리곧은근의 단축–정상 길이를 가졌다면 무릎은 직각으로 굽힘되어야 한다(오른쪽).

그림 3.46의 환자는 아랫등의 불편과 엉덩관절의 타이트니스를 갖고 있다. 그녀의 물리치료사는 재활 프로그램의 하나로서 그녀에게 허리근을 스트레칭하고, 골반의 뒤쪽경사를 수행하도록 교육시켰는데, 그 이유는 그녀의 골반이 앞쪽경사되어 있고, 이것으로 인해 허리 통증이 발생하였기 때문이다. 여러분은 수정된 토마스 검사(Thomas Test)를 통해 허리근이 실제로 너무 늘어난 것을 확인할 수 있다; 그녀의 다리는 몸과 일직선을 유지해야 하지만, 몸보다 더 아래쪽 위치하였다. 이것은 엉덩관절과 아랫등의 문제를 가진 사람에게서 흔하게 나타나는 소견이다. 또 이러한 사람은 골반의 앞쪽경사로 오인될 수 있는 등허리의 젖힘을 종종 보인다.

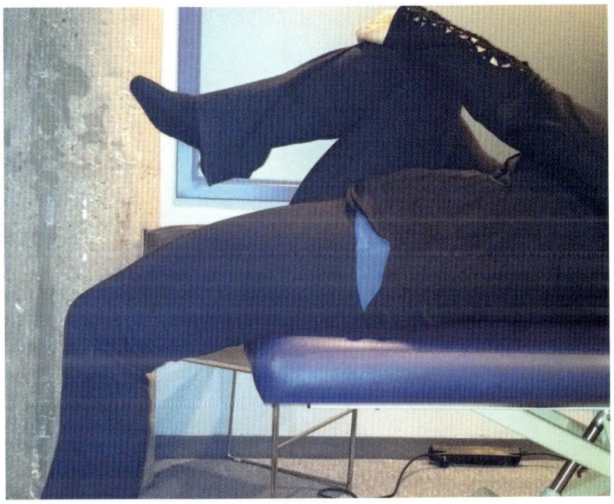

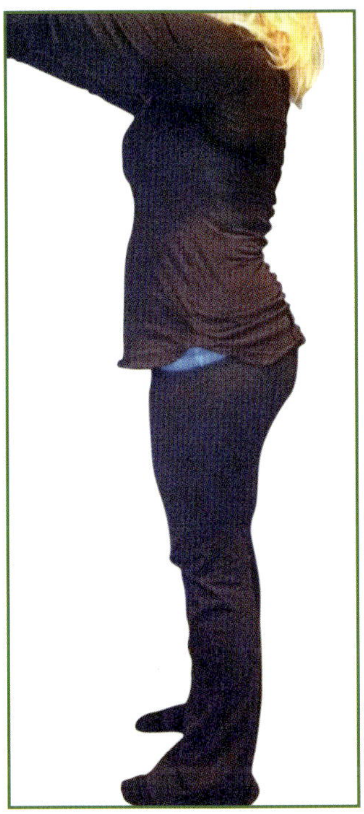

그림 3.46: 아랫등의 불편과 엉덩관절 타이트니스를 가진 환자의 수정된 토마스 검사(Thomas Test) 결과.

허리근 활성화시키기 (Activating the Psoas)

과도하게 늘어나거나 억제된 허리근을 가진 사람의 경우, (토마스 검사 때 허리근이 과도하게 늘어난 경우와 도수근력검사 때 허리근 약증을 가진 경우), 허리근은 나머지 깊은 근막계(DMS)와 비슷하게 활성화될 것이다. 그것의 기능적 협력근(배바깥빗근, 볼기근과 엉덩근)이 동원되기 이전에 깊은 근막계(DMS)〔배가로근(TVA), 골반바닥 및 허리근〕의 우선적인 활성화가 이루어져야 한다. 재교육 동안의 목표는 얕은 엉덩관절 굽힘근〔넙다리곧은근과 넙다리근막긴장근(TFL)〕이나 모음근의 참여없이 허리근을 우선적으로 활성화시키는 것이다. 엉덩관절 굽힘에 얕은 엉덩관절 근육이 필요하지 않다는 것을 제시하기 보다는 깊은 엉덩관절 근육과 얕은 엉덩관절 근육 사이의 발화(활성) 타이밍에 변화를 제공한다.

허리근은 앞에서 설명한 것처럼 깊은 근막계(DMS)와 비슷하게 동원될 것이다. 공이나 의자 위에 다리를 올려놓고 누운 자세를 취할 때(그림 3.47), 앞에서 여러분이 했던 것처럼 깊은 근막계(DMS)를 활성화시킬 수 있다. 넙다리근곧은근과 넙다리근막긴장근(TFL) 또는 모음근들이 동원되지 않음을 확인하기 위해 여러분의 다른 손으로 엉덩관절의 앞쪽 부위를 촉진한다. 척추의 앞쪽(허리근의 이는곳)과 사타구니 근처의 엉덩관절 앞쪽(넙다리뼈 작은돌기에 부착되는 허리근의 닿는곳)을 연결하는 하나의 깊은 선을 상상해 본다. 깊은 근막계(DMS)의 활성을 유지한 채, 공이나 의자를 따라 다리를 천천히 활주(엉덩관절을 굽힘하는 방향으로)시킨 후, 다시 원래 위치로 되돌아간다. 이러한 방법이 낮은 수준의 활성화 전략이기 때문에, 얕은 엉덩관절 굽힘근의 참여가 필요 없을 것이고, 이러한 패턴 내내 얕은 엉덩관절 굽힘근은 이완해야 한다. 이 운동을 5회 반복을 3–5세트로 수행한 후, 힐 슬라이드(Heel Slide), 레그 로우어링(Leg Lowering) 및 레그 서클(Leg Circles)과 같은 여러분의 필라테스 패턴에 허리근 운동을 통합시킨다.

허리뼈의 허리근 이는곳을 고정하고, 양쪽 엉덩관절을 들어올리는 "허리근 운동"을 실시한다. 이것은 유아가 발을 잡고 입으로 가져가는 동작과 비슷하다(그림 3.48). 지지를 위한 레그 스프링의 추가는 성인들이 이러한 원시적인 움직임 패턴을 수행할 수 있는 좋은 방법이다.

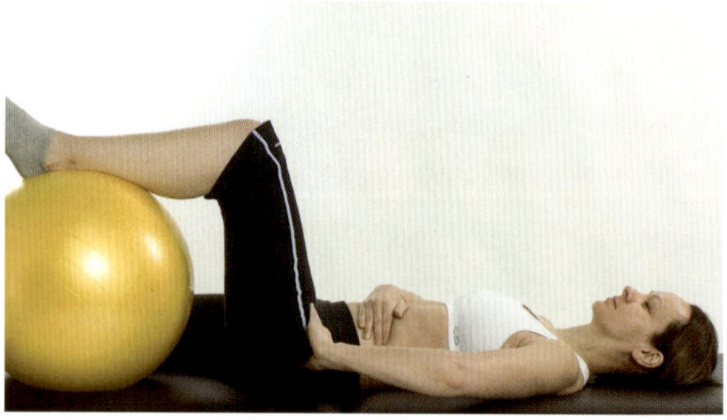

그림 3.47: 엉덩관절을 굽힘하는 동안 배가로근(TVA)와 허리근의 동원을 촉진한다. 엉덩관절을 가슴 쪽으로 굽힘할 때 얕은 엉덩관절 굽힘근은 상대적으로 이완되어야 한다.

필라테스 강사의 특별한 주의 (Special Note to Pilates Instructors)

*"The Psoas Book"*의 저자인 리즈 코우치(Liz Koch)(2012)는 골반을 뒤쪽으로 경사시키고 궁둥뼈 뒤쪽으로 앉은 자세는 엉치엉덩관절의 인대들을 과도하게 신장시켜, 척추 정중선을 따라 긴장을 유발하고 허리근의 단축과 과사용을 초래하는 것으로 믿고 있다. 이러한 관점과 반대로, 그 개념은 허리근의 진짜 단축으로부터 초래된 허리근 문제를 가진 클라이언트를 연구하는데 귀중한 근거가 된다. 이 책의 저자로서 그녀와 공통된 우리의 견해는 허리근의 근운동감각 자각의 발달이 코어의 기능과 균형을 회복시키는 열쇠라고 인지하는 것이다.

부가적으로, 시인이자 수필가인 랄프 왈도 에멀슨(Ralph Waldo Emerson)가 "사람은 보고 싶어 하는 것만 본다"고 적었던 글을 주목해 보자. 건강과 피트니스 분야에서 일하는 우리들의 대부분은 골반의 앞쪽경사와 허리근의 타이트니스를 보기 위해 준비되어 있었다. 여러분은 운동을 권장하기에 앞서, 자세 평가와 기타 평가(움직임 평가, 가동범위, 근육 검사 등과 같은)에서 여러분이 찾고자 하는 것을 추구해야 한다.

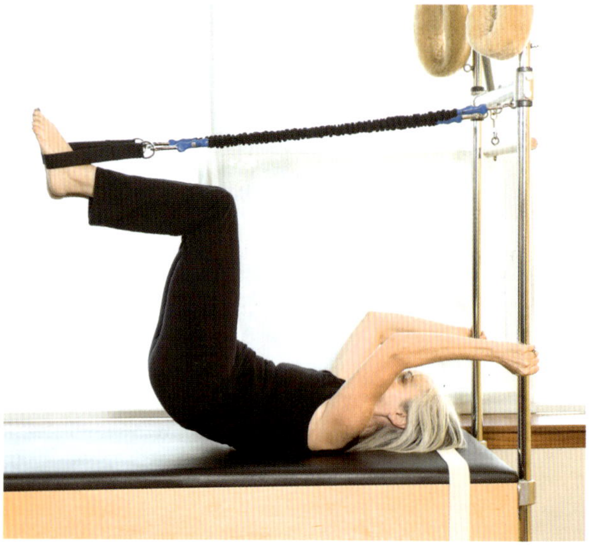

그림 3.48: 스프링 지지를 이용하여 배근육과 함께 허리근을 활성화한다.

결론 / Conclusion

근막계는 효율적인 코어 안정화 전략을 발달시키는 중요한 요소이다. 3차원 호흡을 발달시키고, 또 3차원 호흡을 깊은 근막계(DMS) 활성화에 협응시킴으로써, 우리는 코어(TPC)의 안정화와 감압에 필수적인 복부 내압(IAP)을 발생시킬 수 있다. 근막계의 연결을 통해, 깊은 근막계(DMS)와 얕은 근막계(SMS) 모두가 몸통, 척추 및 골반을 안정화시킬 수 있는 근막성 장력과 현수를 일으킨다.

협응된 호흡과 안정화 전략을 통해, 근막계는 자세와 움직임을 지지하는 적정 수준의 관절 안정성을 만드는데 기여하고, 또 한편 기능 활동 동안 손상을 일으킬 수 있는 전단력, 돌림력 및 장력을 줄이기도 한다. 그래서 적절한 코어 기능은 섬세한 균형, 협응, 호흡 조절, 활성화 및 기능 움직임의 통합에 의존한다. 근막계와 근막 제한 사이의 불균형 뿐만 아니라, 신체 부위의 부적절한 습관 발달도 코어 안정성에 인상적인 효과(자세와 움직임 모두에 영향을 주는)를 줄 수 있다. 다음 장에서 부적절한 자세와 움직임의 발달을 살펴볼 것이다.

적절한 코어 안정성을 달성하는 통합적 접근법을 이용한다 (Use an Integrative Approach to Achieve Optimal Core Stability)

- 3차원 호흡는 척추를 길게 만들고 압박을 제한하는 복부 내압(IAP)을 발달시킨다.
- 깊은 근막계(DMS)의 활성화는 몸쪽 관절 조절을 생성한다.
- 얕은 근막계(SMS)는 적절한 관절 압박의 양을 생성하는 한편, 신체 움직임을 촉진한다.

종합적으로, 이 작용들은 적절한 코어 안정화와 필라테스 훈련과 관련된 모습("길고 날씬하고", 그리고 잘 통제된 모습)의 발달에 영향을 준다.

코어의 기능부전 / Dysfunction of the Core

4장

3장에서는 적절한 코어 안정화를 달성하기 위해 3 차원 호흡과 깊은 근막계(DMS)와 깊은 근막계(SMS)가 어떻게 협응하는지를 공부했다. 효율적인 코어 안정화 전략을 가지는 것은 배가로근(TVA)만을 활성화시키는 것이 아니고, 또 튼튼한 코어(TPC)를 만들기 위해 단순히 코어를 브레이싱(Bracing)하는 것이 아님을 상기해 본다. 효율성은 적절한 호흡을 유지하고, 관절을 보호하고, 삶의 요구에 적응할 수 있는 전략을 발달시키는 것이다. 우리의 코어 활성화 전략에 더 잘 적응할수록, 우리의 몸은 정기적으로 우리가 필요로 하거나 원하는 과제를 더 효율적으로 수행할 수 있을 것이다.

3장에서 효율적인 코어 안정화를 발달시키는 방법을 공부했다. 낮은 수준의 과제(걷기, 앉기, 서기 등)와 높은 안정성 수준을 요구하는 과제〔무거운 상자 들기, 달리기, 필라테스의 사이드 플랭크(Side Plank) 수행 등〕에 필요한 자세와 움직임을 위해 적절한 안정화 전략을 이용할 것이다.

본 장에서 왜 많은 사람들이 부적절한 코어 안정화 전략을 발달시키고, 어떻게 안정화 전략들이 잘못된 자세와 움직임 패턴을 초래하는지에 대한 일반적인 이유를 다룰 것이다.

우리는 깊은 근막계(DMS)의 억제와 깊은 근막계(SMS)의 과활동이 코어 기능에 어떻게 영향을 주는지 그리고 엉덩관절과 같은 다른 신체 부위의 수행에 어떤 영향을 주는지를 살펴볼 것이다. 끝으로, 부적절한 전략이 자세와 움직임에 미치는 단기 효과와 장기 효과를 확인할 것이다.

코어 기능부전의 발달과 관련된 개념들을 이해하는 이점은 다음과 같다:

- 여러분은 부적절한 코어 안정화의 흔한 3가지 원인을 확인할 수 있을 것이고, 또 신경계가 부적절한 코어 안정화 전략을 어떻게 보상하는지를 설명할 수 있을 것이다.

- 여러분은 여러분 자신이나 클라이언트(여러분이 필라테스 강사라면)에게서 부적절한 코어 안정화로부터 초래되는 자세와 움직임의 흔한 기능부전을 인지할 수 있을 것이다.
- 만약 여러분이 필라테스 강사라면, 그것은 단순히 약화되고 억제된 근육을 강화하거나 과활동으로 타이트된 근육을 신장하기 보다는 효율적인 코어 안정화 전략을 발달시켜야 하는 근거를 학생들에게 교육할 때 도움이 될 것이다.

우리가 부적절한 코어 안정화를 발달시키는데, 3가지 주요 이유가 있다.

- **신경발달**: 아동기 발달 동안에 습득된 부적절한 신경운동 패턴
- **외상**: 급성 외상, 습관된 자세와 패턴으로 인한 반복성 또는 누적성 외상, 흉터조직을 형성하는 수술, 근억제 및 보상 전략
- **습관**: 부적절한 코어 기능을 영속시키는 학습된 자세와 움직임의 전략

몇몇 경우에는, 이 3가지 요소의 결합이 그것들의 개별 전략에 영향을 준다. 중요한 것은 기능부전 전략 발달에 영향을 주는 원인들에 의해 지배되지 않는 것이고, 또 부적절한 자세와 움직임의 발달 뒤에 숨은 원인을 이해하는 것이다. 이 정보는 적절한 자세와 움직임을 지지하는 효율적인 코어 안정화 전략을 발달시키는데 도움을 준다.

신경발달 / Neurodevelopment

우리들 모두는 안정화되고 움직일 수 있는 선천적 또는 자연스런 능력을 가지고 태어난다. 적절한 신경운동계 발달 동안, 우리가 평생 동안 사용해야 할 자세와 움직임의 패턴을 신경학적으로 좌우하는 깊이 배여 있고 예정된 안정화 패턴들이 있다. 적절한 발달에 있어서, 자세 안정화 기능은 움직임 발달보다 앞서 일어난다: 한편, 우리는 목적 있는 움직임을 수행하기 전에 자세 안정성을 먼저 학습한다.

예를 들어, 생애의 첫 3개월 동안에는, 유아가 위상근〔깊은 근막계(SMS)의 일부가 되는 근육〕 활동과 대항근의 공동 활동을 발달시키기 시작할 것이다. 이러한 협응된 근육 발달은 아동의 머리 조절 능력 발달과 누운 자세와 엎드린 자세에서의 안정화 방법에 도움을 줄 것이다(그림 4.1).

생애의 2번째 3개월 동안, 가로막은 순수한 호흡 기능에서 자세를 지지하는 기능으로 이동한다. 복부내압(IAP)을 발달시키고 지속시키는 깊은 근막계(DMS)의 능력은 초기의 척추 발달과 안정화에 중요한 역할을 한다. 이 시기 동안, 깊은 근막계(DMS)와 얕은 근막계(SMS) 사이의 협응은 관절의 중심화 또는 하중과 돌림에 대해 최상으로 관절을 정렬시키는 자세를 생성한다.

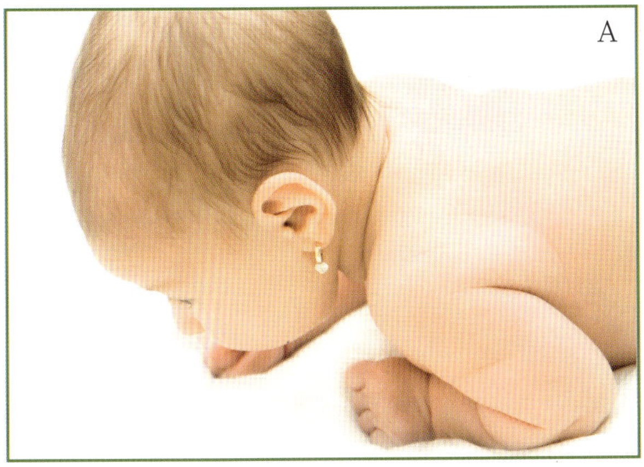

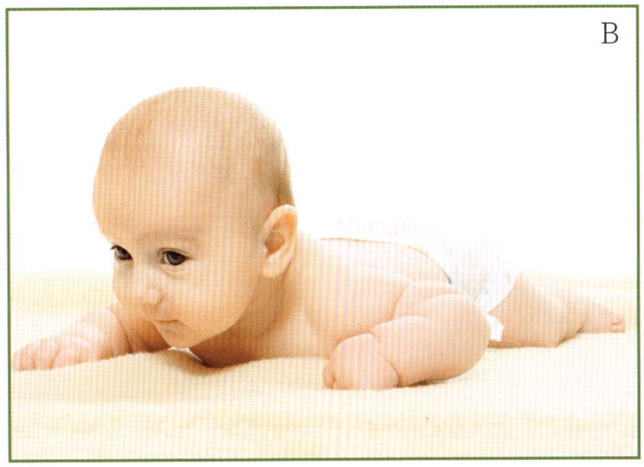

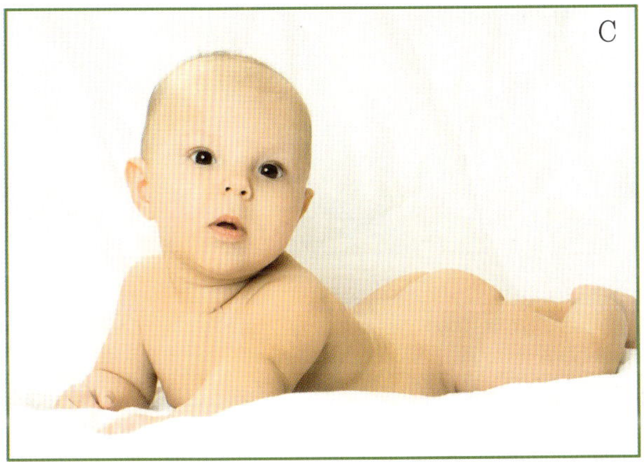

그림 4.1: 엎드린 자세의 발달 진전의 예. 엎드린 자세의 자세 지지 기능은 생애 첫 3개월 동안과 두 번째 3개월이 시작할 때 발달한다: 처음에는 팔이 어깨 바로 밑에서 지지를 하다가(a), 점차 진전하여 어깨 높이와 팔과 동일한 위치에서 지지하고(b), 마지막에는 팔이 어깨 앞쪽에 위치하여 지지를 한다(c). 마지막 자세의 경우, 아동은 아래팔 지지로 자신을 푸쉬-업 하는데 요구되는 코어 안정화를 발달시킨다. 엎드린 자세 패턴은 등허리 이음부의 젖힘에 의한 들어올림 때 보다는 척추를 펴하는 동안 척추를 길게 늘이는 능력에 중요한 역할을 한다.

이러한 초기 진전에 대한 이해는 우리들이 부적절한 코어나 엎드린 자세에서의 부적절한 어깨 지지를 가진 클라이언트의 적절한 운동 진전을 발달시키는데 도움을 준다. 예를 들어, 길게 엎드린 자세(그림 4.2)는 머메이드(Mermaid)나 스위밍(Swimming)과 같은 다른 누운 자세 패턴에 필요한 코어와 어깨 조절을 발달시킬 수 있는 훌륭한 패턴이다. 사람은 길게 엎드린 자세에서 아래팔 지지로 중립의 코어(TPC)를 유지한 채, 깊은 근막계(DMS)를 활성화하고, 또 3차원 호흡과 깊은 근막계(DMS)를 협응시킨다.

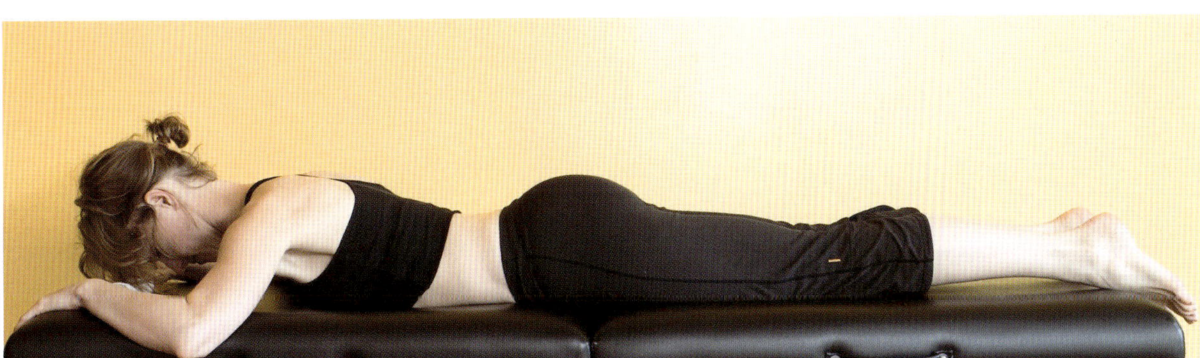

그림 4.2: 코어와 어깨의 조절을 발달시키는 길게 엎드린 자세.

생후 7-9개월 경에는, 코어 안정화와 자세 지지의 발달이 계속 되어 유아가 네발기기를 할 수 있게 된다(그림 4.3). 코어의 발달 이외에, 네발 기기는 반대쪽 어깨와 엉덩관절의 안정성을 발달시키는데 도움을 준다. 어깨와 엉덩관절의 안정성은 똑바른 지지의 필수 조건이다. 네발 자세와 네발기기의 패턴은 쭈그려 앉기와 같은 똑바른 체중부하 자세로의 전환을 돕는다(그림 4.4).

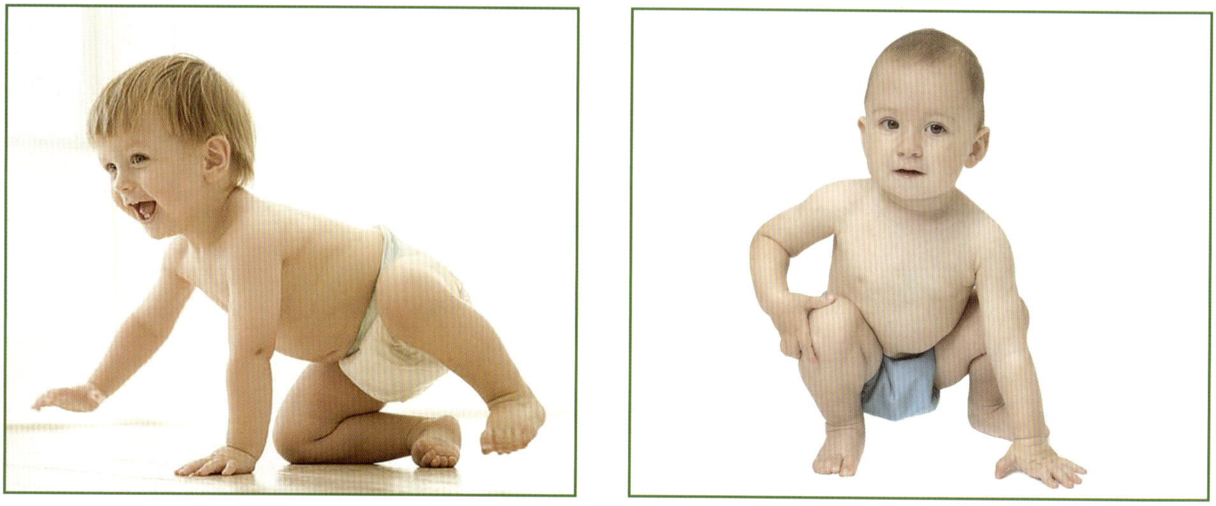

그림 4.3: 네발기기 패턴.

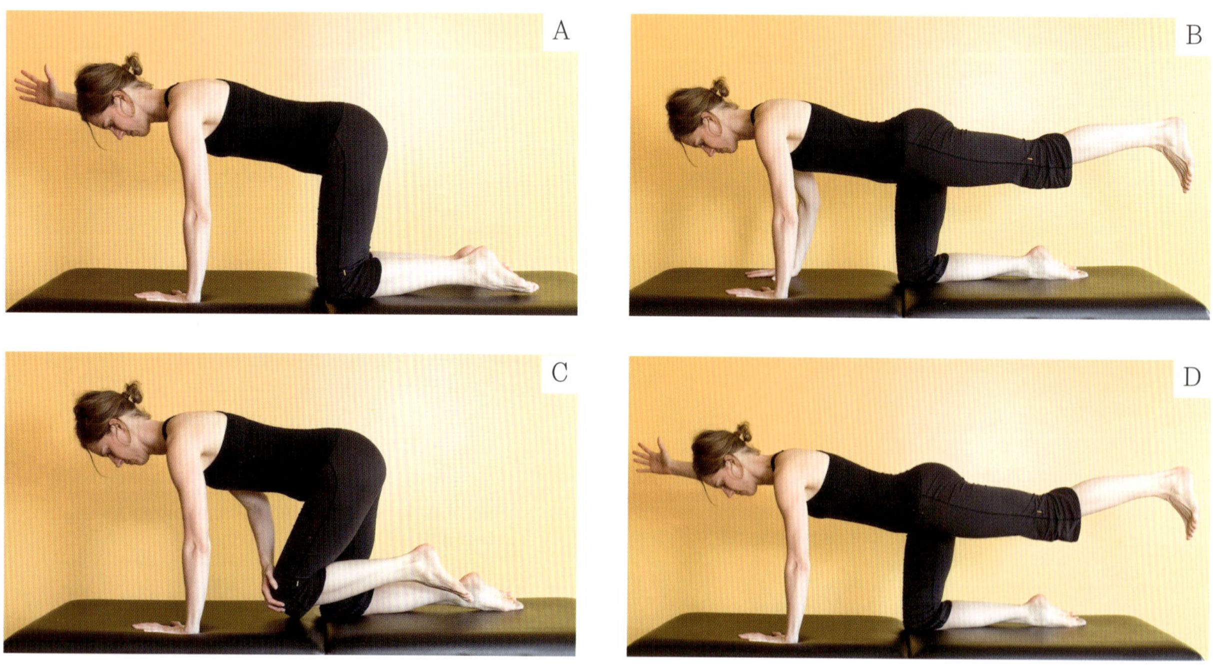

그림 4.4: 버드 도그(Bird Dog) 운동은 코어 안정성을 발달시키는 훌륭한 패턴이고, 그림 4.3의 네발기기 패턴과 비슷한 반대쪽 지지와 팔다리 움직임을 한다. 이것은 많은 재활 프로그램에 있는 일반적인 패턴이고, 팔다리를 움직일 때 중립의 코어(TPC) 정렬을 유지시키기가 어렵다. 이러한 패턴으로부터 최상의 이점을 얻기 위해 적절하게 진전해야 한다. 한쪽 팔 · 다리를 들 때(a–b), 척추의 움직임이 없어야 하고, 어깨 조절의 소실이 없어야 한다. 그런 다음 반대쪽 패턴을 수행한다(c–d).

생후 12~15개월 내의 각 순간마다, 신경계는 통제된 똑바른 자세와 움직임을 달성하는 과정에서 근막, 뼈인대, 호흡계를 협응시킨다. 적절한 신경운동 발달이 있으면, 아동은 평생 동안 똑바른 자세와 움직임을 지지하는데 필요한 안정화 전략을 발달시킬 수 있을 것이다.

이 시기 동안, 신경계는 누운 자세(supine), 엎드린 자세(prone), 구르기(rolling), 네발기기(crawling) 및 쭈그려 앉기(squatting) 등과 같은 틀에 박힌 자세를 통해 자세와 움직임을 지지하기 위해 근막계의 협응을 발달시킨다. 그러나 적절한 시간이 발달 자세(누운 자세, 엎드린 자세 등)에 있지 않거나 똑바른 자세를 지지하는 뼈, 근막 및 인대 구조물이 발달하기 전에 아동을 체중 부하 자세로 유지하기 위해 인공 지지 장비를 사용한다면, 적절한 안정화와 움직임의 발달이 붕괴될 수 있다(그림 4.5).

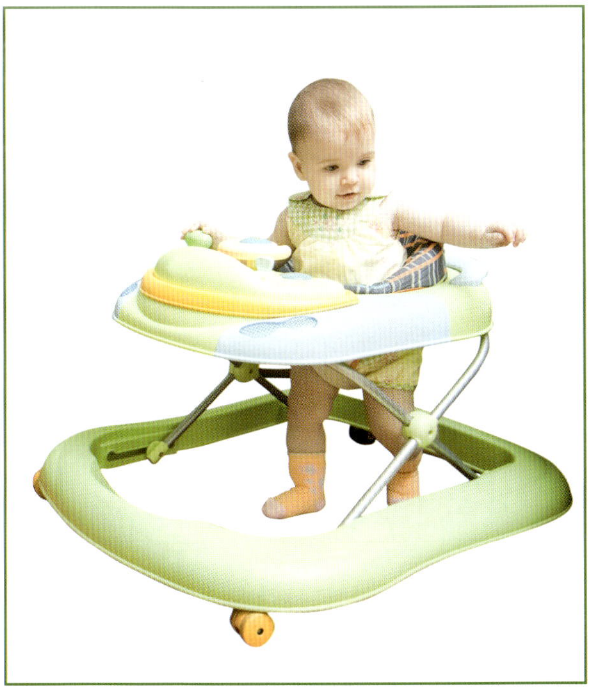

그림 4.5: 생애 초기 때의 적절한 안정화와 움직임 발달이 붕괴.

발달 동안의 기능부전 (Dysfunction During Development)

소아 신경학자인 백클라브 보이타(Vaclav Vojta)는 발달 운동학과 신경운동계(neuromotor) 발달 연구의 초기 선구자 중의 한 명이었다. 보이타(Vojta) 박사는 뇌성마비아동을 대상으로 연구했고, 건강한 아동이 특정 자극에 반응했고, 그들의 초기 발달에서 예측가능하고 태어난 운동 반응을 가지고 있음을 확인했다. 또한 그는 뇌성마비 아동에게서 이들 반응이나 반사가 심하게 제한되었음을 인지했다.

보이타 박사는 특정 반사점의 활성화와 움직임 패턴이 뇌성마비 아동에게서 향상된 운동 반응을 일으켰다고 언급했다. 이러한 소견을 토대로 그는 반사 이동의 토대를 형성했던 보이타 원리를 개발했다. 반사 이동(reflex locomotion)은 파벨 콜라(Pavel Kolář)에 의해 개발된 발달적 신경근육 안정화 모델을 포함한 많은 소아 재활 방법과 성인 재활 방법에 영향을 주었다.

보이타 박사는 "건강한" 아동 또는 "정상으로" 간주되는 아동 3명 중 1명에서도 적절한 신경운동 패턴(neuromotor patterns)이 발달되지 못했음을 확인했다(Cohen 2010). 비효율적인 안정화와 자세 패턴을 가진 이들 아동은 평발 또는 과도하게 엎침된 발, 밖굽이무릎, 날개형 어깨뼈 등을 포함한 흔한 자세 변형의 1차 원인 중의 하나인 중추성 협응 붕괴를 가진다(Kolář 등 2013).

중추성 협응 붕괴를 가진 아동은 "어색한" 동작을 하거나 잘못된 협응을 하는데, 그 이유는 그들이 효율적이거나 협응된 안정화와 움직임 전략을 발달시키지 못했기 때문이다. 이 아동들은 뛰어난 운동 능력을 보이지 않고, 종종 기본적인 달리기, 도약, 던지기, 발차기 등의 활동에서 다른 학급 친구들보다 뒤처진다.

이 아동들이 초기에 더 많은 문제를 반드시 발달시킨다는 것은 아니지만, 그들 중 많은 아동은 평생 동안 움직임 전문가의 도움을 필요로 할 것이다. 왜냐하면, 그 아동들은 부적절한 자세와 움직임의 패턴과 관련된 유해 효과를 경험하기 쉽기 때문이다.

비록 부적절한 패턴이 그들의 평생 신경계 프로그래밍의 일부일 수 있지만, 우리는 그들의 코어 안정화 전략과 움직임 패턴을 향상시키는데 도움을 줄 수 있다(그림 4.6). 예를 들어, 호흡 활성화 전략(BAS)이 기능 향상에 꼭 필요한 기본적인 코어 안정화를 발달시키고 유지하는데 매우 효율적일 수 있다.

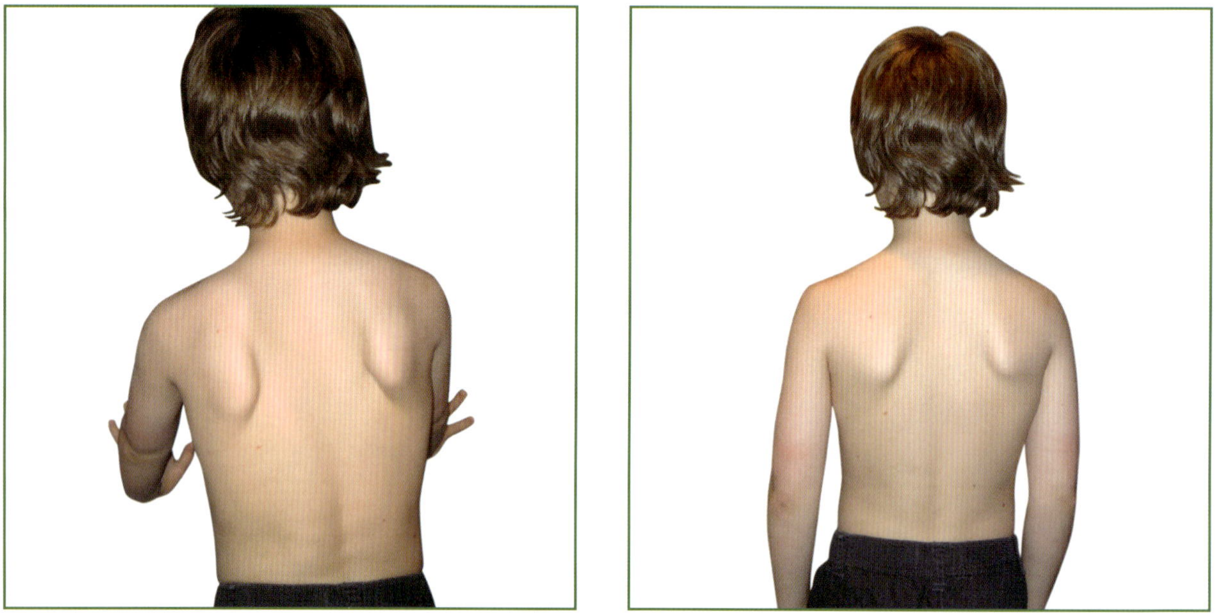

그림 4.6: 10살 아동이 어깨 통증과 날개형 어깨뼈와 과도한 허리뼈 세움근의 긴장을 가지고 있다. 어린 연령대에서 나타나는 이러한 형태의 자세 기능부전은 일반적으로 근육 활동의 부적절한 신경성 협응과 관련되어 있다. 필라테스 원리는 부적절한 안정화 전략을 가진 사람에게 도움을 주어 그들 자신의 자세와 움직임 패턴을 향상시킬 수 있도록 돕는다.

외상 / Trauma

코어 기능부전(core dysfunction) 발달의 두 번째 주요 원인은 외상이다. 낙상, 자동차 사고, 접촉 손상 등으로 초래된 급성 외상이 코어 기능을 손상시킬 수 있지만, 본 단락은 반복성 외상과 수술에 초점을 맞출 것이다.

반복성 외상 (Repetitive Trauma)

*반복성 외상*은 이 활동들을 수행하는 방법뿐만 아니라, 우리가 매일 수행하는 반복적인 일로 발생한 외상을 의미한다. 이 반복 활동들은 조직 내성을 초과하거나 나쁜 안정화로 수행했을 때 종종 물렁조직의 미세한 외상을 초래한다. 미세 외상이 반드시 문제를 발생시키는 것은 아니지만, 시간이 경과하면 누적 효과가 발생할 것이다.

현대 사회에서 미세 외상의 가장 흔한 원인과 가장 좋은 예 중의 하나는 앉기 자세이다. 대부분의 사람이 하루 중 앉아 있는 시간의 길이를 고려해 보자. 그들은 앉아서 직장에 가고, 앉아서 일하고, 직장에서 집으로 돌아갈 때 앉아서 간다. 집에서도 그들은 앉아서 식사를 하고, 잠을 자기 전까지 앉아서 TV를 본다. 그들은 하루 중 굉장히 많은 시간을 앉아서 보낸다.

왜 앉은 자세가 코어 기능에 결정적인 효과를 가지는가? 문제의 중요한 부분이 앉아 있는 시간과 관련이 있지만, 실제로는 앉은 자세와 관련된 많은 효과는 *어떻게* 앉아 있는가와 관련이 있다.

종종 말하건대, 앉은 자세의 증가는 골반 앞쪽경사와 같은 흔한 자세 기능부전은 물론, 엉덩관절 굽힘근과 허리뼈 세움근의 단축과 볼기근, 뒤넙다리근 및 배근육의 과신장인 근불균형을 초래한다. 그러나 실제로 일어나는 것은 무엇인가? 사람들이 앉은 자세에서 하는 주요 활동은 노트북 작업, 비디오 게임, 또는 바에 앉아서 술을 마시는 것 등이다(그림 4.7).
그들은 허리뼈를 굽힘하고 골반을 뒤쪽경사한 채로 앉는다. 앉은 자세는 대부분의 우리들이 하루 대부분 취하는 자세이다.

장시간 굽힘된 앉은 자세에서 나타나는 문제점은 인대, 관절주머니 및 근막을 포함한 물렁조직이 시간의 경과로 천천히 늘어나거나 변형〔종종 *'크립(creep)'*이라고 불리는 과정〕되는 것이다. 장시간의 허리뼈 굽힘도 속질핵(척추사이원반의 중심에 있는 체액)의 뒤쪽 이동을 초래한다. 지지 구조물의 늘어남과 함께, 속질핵의 뒤쪽 이동은 척추사이원반을 잘못된 위치로 이동시킨다. 이것은 원반 손상의 가장 흔한 원인으로서 결국에서 원반 팽창과 원반 탈출을 일으킨다.

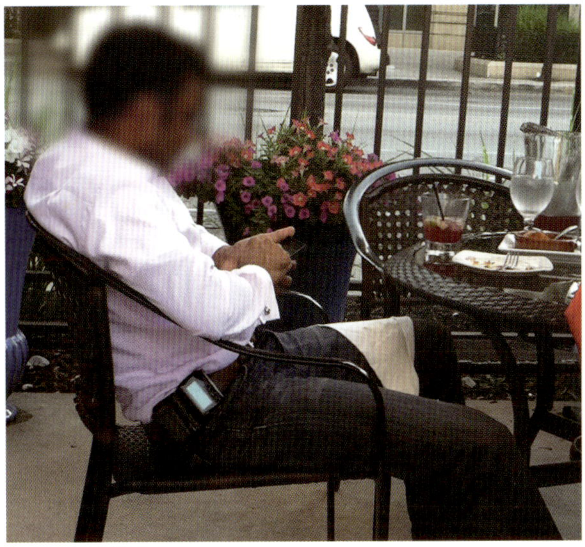

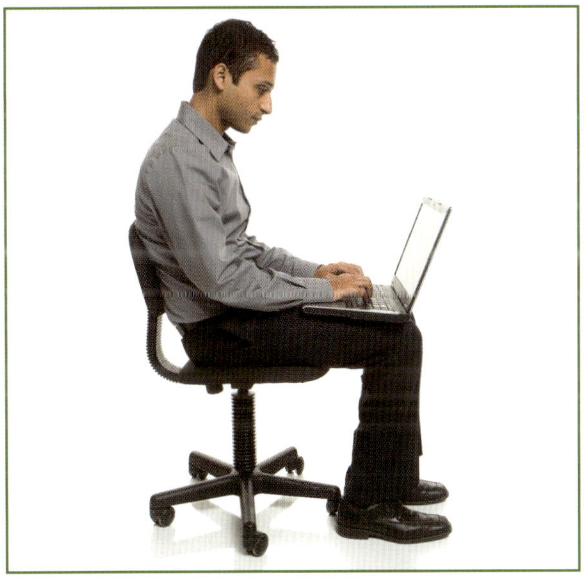

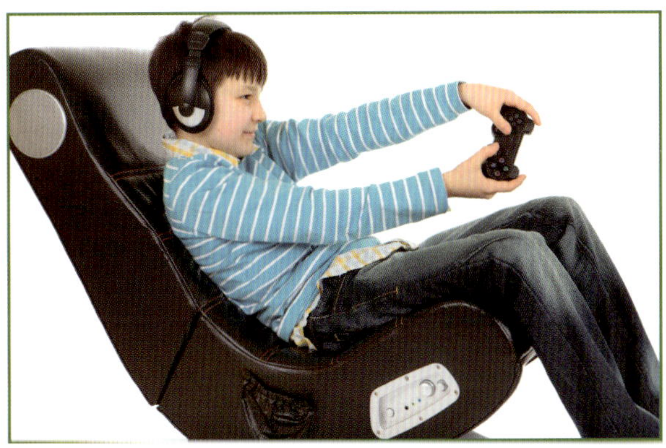

그림 4.7: 휴대폰을 보든, 노트북 작업을 하든, 또는 비디오 게임을 하든지 간에, 우리들의 대부분은 허리뼈를 굽힘한 채 골반을 뒤쪽경사하고 앉는다. 이러한 자세의 가장 큰 문제점은 많은 시간을 이러한 자세로 보낸다는 것이고, 일어섰을 때 이러한 굽힘된 자세를 그대로 유지한다는 것이다.

물렁조직이 과신장되면, 관절을 뻣뻣하게 능력이 소실되어, 관절 불안정의 위험이 증가되고, 결국에는 관절과 물렁조직의 손상 위험이 증가된다. 이것이 우리의 교정 전략의 중요한 부분으로서, 클라이언트가 어떻게 앉아야 하는지를 교육하는 이유이다. 만약 교육을 하지 않으면 클라이언트는 예전의 앉은 자세로 되돌아갈 것이고, 필라테스 운동 동안에 그들이 했던 모든 동작들이 원래대로 돌아갈 수 있다.

적절한 자세 정렬과 균형잡힌 근막계가 있다면, 척추 원반은 척추뼈 사이에서 잘 지지될 것이다(그림 4.8). 스완(Swan) 동작을 할 때 척추는 폄되고, 속질핵은 앞쪽으로 이동한다(그림 4.9). 롤-업(Roll-Up)과 같은 척추 굽힘을 할 때, 속질핵이 척추 뒤쪽으로 이동한다(그림 4.10). 너무 많은 시간을 척추 굽히고 있거나,

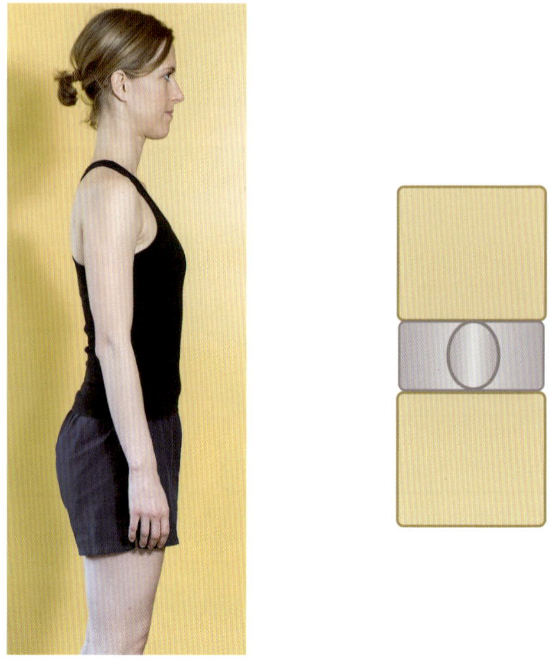

그림 4.8: 적절한 자세 정렬과 균형잡힌 근막계를 가지면, 척추 원반은 잘 지지된다.

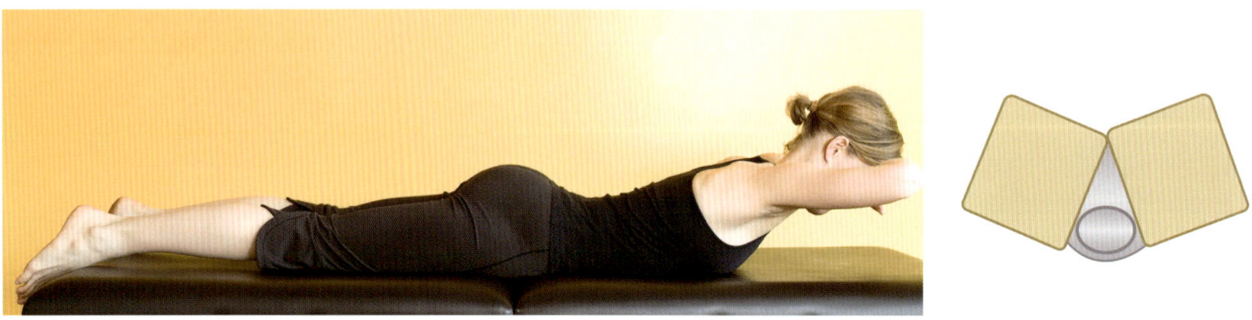

그림 4.9: 스완(Swan) 동작을 할 때, 속질핵은 앞쪽으로 이동한다.

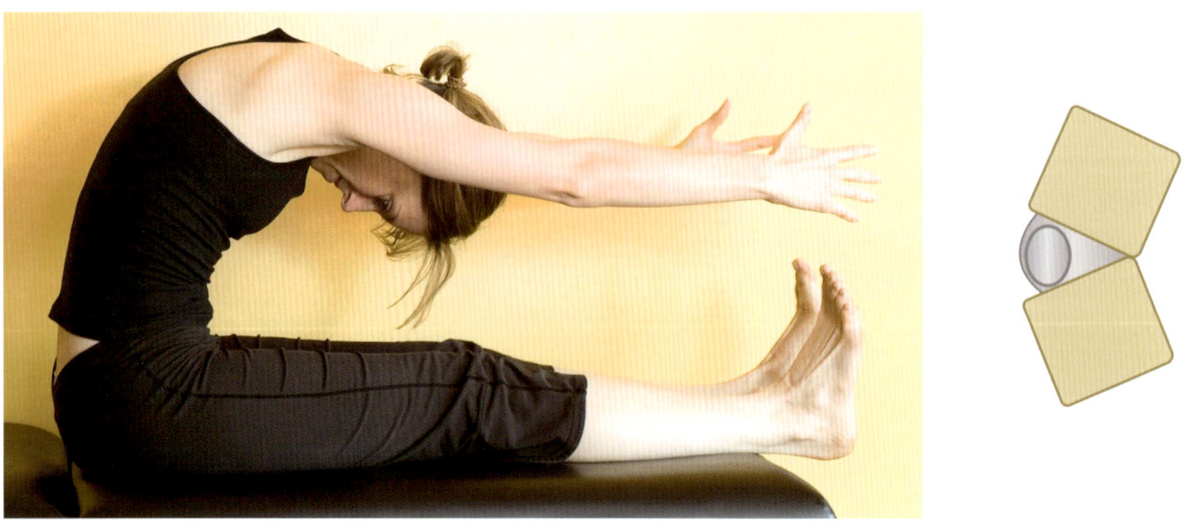

그림 4.10: 척추 굽힘을 하는 동안 속질핵은 척추 뒤쪽으로 이동한다.

롤-업(Roll-Up), 티저(Teaser) 또는 헌드레드(Hundred)와 같은 척추 굽힘 운동을 지나치게 하면, 뒤쪽 물렁조직 구조물이 과도하게 신장될 가능성이 있고 원반 손상이 일어날 수 있다. 이것은 오랫동안 골반을 뒤쪽경사하고 허리뼈를 굽힘한 채 앉아 있거나 서 있는 사람에게 흔하게 일어난다.

적절한 코어(TPC) 조절이 있다면, 척추는 리포머(Reformer)에서 수행하는 업 스트레치(Up Stretch)와 같은, 굽힘 기반 운동을 하는 동안에 안정화될 것이다(그림 4.11). 뒤넙다리근(hamstring)과 뒤쪽 엉덩관절 복합체가 앞쪽 골반 경사의 범위를 제한하거나 척추를 안정화시키는 능력을 초과해서 움직일 때, 그 사람은 척추를 굽힘함으로서 보상작용을 한다. 몸통을 앞쪽 굽힘하는 동안 척추에서 통합의 소실(화살표가 가르치는 부위)이 나타난다(그림 4.12). 척추 통합 소실이 계속되면, 이러한 습관은 척추의 뒤쪽 구조물을 과도하게 신장시키고, 아랫등과 원반의 손상 가능성을 증가시킨다.

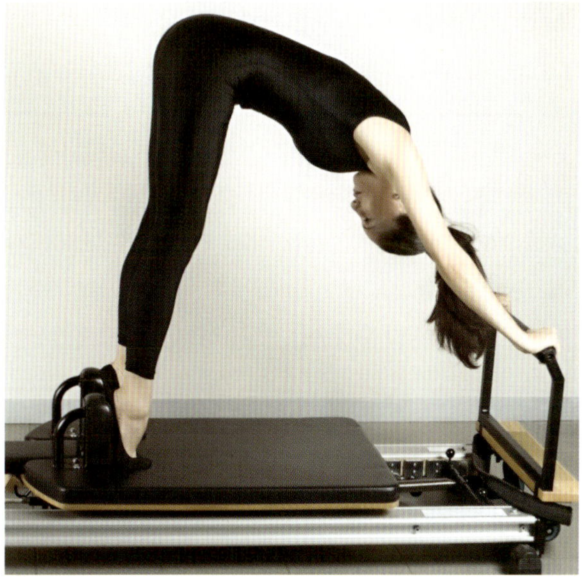

그림 4.11: 리포머(Reformer)에서 수행하는 업 스트레치(Up Stretch).

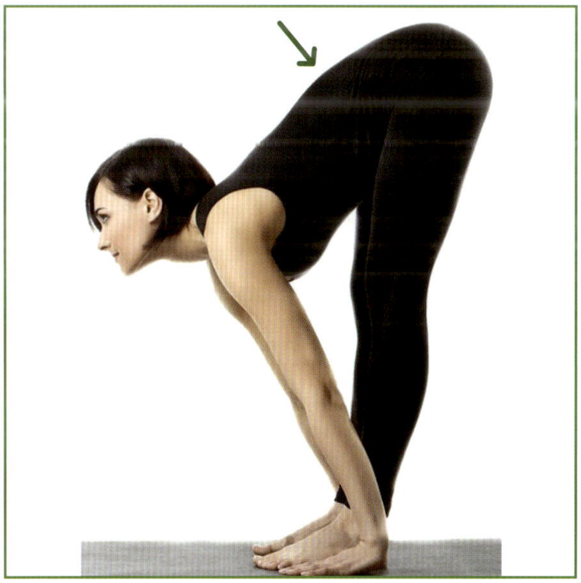

그림 4.12: 몸통을 앞쪽으로 굽힘할 때 척추에서 통합의 소실(loss of integrity)이 나타난다.

장기간 또는 반복적인 하중이 물렁조직에 가해질 때 또 다른 현상이 나타난다. *이력현상(hysteresis)*은 반복적인 하중으로 인해 인대, 관절주머니, 근막이 늘어나는 것을 의미한다. 이력현상은 앞쪽 굽힘(Forward Bending)과 도끼로 나무 찍기(Chopping Wood), 필라테스의 롤-업(Roll-Up) 수행과 같은 활동을 할 때 일어나는 정상적인 현상이다.

골반 뒤쪽경사와 허리뼈 굽힘으로 자세가 고정된 사람이 반복적인 굽힘 활동을 수행할 때 문제가 발생한다. 이상적인 코어 안정화 전략을 먼저 발달시키지 않고 너무 많은 굽힘 운동을 수행하면, 근육의 불균형이 영속될 것이다. 많은 코어 운동 프로그램이 적절한 코어 기능을 발달시키는데 도움을 주지 않기 때문에 이것이 일어난다; 많은 운동 프로그램은 중립 정렬을 찾고 조절하는 방법으로 이 사람들을 훈련시키지 않는다. 필라테스 훈련과 6개 원리의 통합은 만성 근불균형을 교정하는데 도움을 주고, 적절한 자세와 움식임을 시시하는 효율적인 코어 안정화 전략을 발달시키는 쪽으로 움직이는데 도움을 준다.

척추 굽힘에 대한 몇 마디의 조언 (A Few Words About Spinal Flexion)

중요한 것은 척추 굽힘이 삶의 필수 조건이고 피할 수 없다는 것이다. 그러나 우리는 코어를 정렬하고, 굽힘 기반 운동을 추가하기 전에 반복적인 굽힘 스트레스를 조절할 수 있도록 조절을 발달시켜야 하다. 이것은 호흡 훈련과 코어 안정화 전략을 코어(TPC)의 중립 정렬 조절의 향상과 깊은 근막계(DMS)를 활성화시키는 방법에 초점을 맞추었던 중요한 원인이다. 깊은 근막계(DMS)와 얕은 근막계(SMS) 사이의 균형 발달과 코어(TPC) 중립 정렬의 조절 교육은 코어 시스템을 삶의 요구에 만족하도록 만든다.

적절한 코어 안정화 전략을 발달하기 전에 척추 굽힘 운동이 금기시 되는 또 다른 원인은 척추에 스트레스가 가해지는 것이다. 롤-업(Roll-Up)과 같은 척추 굽힘 운동은 굽힘된 척추 자세에서 코어를 훈련한다. 역사적으로 몇몇 필라테스 학교는 복부 운동 시리즈〔싱글-레그 스트레치(Single-Leg Stretch), 더블-레그 스트레치(Double-Leg Stretch), 크리스-크로스(Criss-Cross), 로우어 리프트(Lower Lift)〕, 헌드레드(Hundred) 등과 같은 누운 자세의 배 운동 동안 임플린티드 스파인(imprinted spine, 도장찍기 척추)를 가르쳐 왔다. 플래터닝(flattening, 납작하게 만들기), 또는 임플린팅(Imprinting)은 척추 굽힘을 일으키는데 필수적인 척추 만곡을 감소시킨다. 코어가 잘 안정화된 사람에게는 문제가 되지 않지만, 골반 뒤쪽경사와 허리뼈 굽힘을 가지고 있고 크립과 이력현상의 효과를 경험한 사람에게는 문제가 될 수 있다. 이것이 초기에 가슴골반의 중립 정렬을 강조하는 이유이고, 체스트 리프팅(chest lifting)이나 임플린팅(Imprinting)과 같은 척추 굽힘을 추가하기 전에, 이러한 정렬(머리를 매트 위에 내려놓고)을 조절할 수 있도록 보장한다. 누운 자세가 아닌, 다른 중력 면에서 척추를 굽힘하는 동안 허리뼈 중립위를 유지하는 방법도 배운다. 앉은 자세에서, 스파인 스트레치 포워드(Spine Stretch Forward), 쏘우(saw), 숏 박스(Short Box), 스토머크 마사지(Stomach Massage)(배 마사지)는 조절 능력을 발달시킬 수 있는 훌륭한 운동이다.

중립 코어 정렬의 조절이 부족한 사람의 경우에는, 헌드레드(Hundreds) 패턴이 아랫등과 골반의 문제를 일으킬 수 있다(그림 4.13). 굽힘 기반 운동을 첨가하기 전에, 테이블 탑 포지션과 같은 패턴으로 코어의 중립 조절을 설정하는 것이 중요하다(그림 4.14).

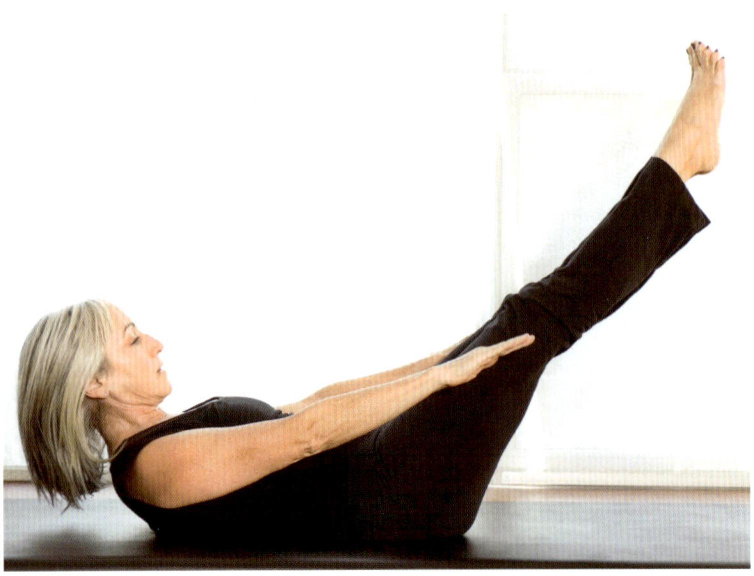

그림 4.13: 헌드레드(Hundred) 패턴.

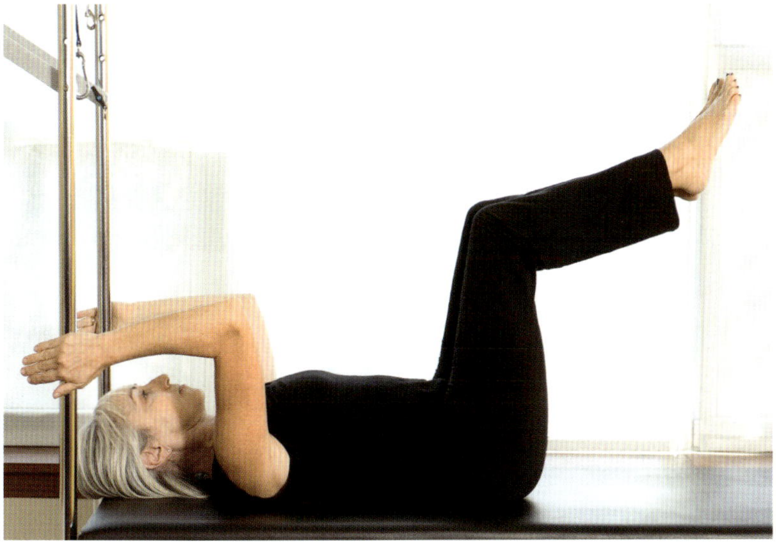

그림 4.14: 테이블 탑 포지션.

거기에 바로 앉지 마라!

약 10만 명의 역사를 살펴본 후, 앉은 자세의 나쁜 효과에 대한 후향적 연구에 따르면, 하루에 6시간 이상 앉아 있는 사람은 3시간 미만으로 앉아 있는 사람에 비해 조기 사망의 위험이 40% 증가한다는 것이다(Patel 등 2010). 게다가, 그 사람이 여전히 많은 시간을 앉은 자세로 보낸다면, 심지어 강한 운동을 해도 위험 요소를 원 상태로 돌릴 수 없을 것이다. 그러나 짧은 휴식(매 시간마다 의자에서 일어나 주위를 돌아다니는 활동)을 취하고, 자세를 조절하고, 또 깊은 횡격막 호흡을 수행하는 것만으로도 앉아서 일해야만 하는 여러분의 클라이언트에게 긍정적인 변화를 줄 수 있다. 여러분이 필라테스 강사라면, 클라이언트에게 가능하면 많이 움직이라고 조언해야 할 것이다.

수술 (Surgery)

신체에 외상을 줄 수 있는 또 다른 흔한 원인은 수술이다. 모든 수술은 신체에 외상을 일으키고, 수술이 부작용이 없는 것으로 간주되어서는 안 된다. 근막계가 절개될 때, 심지어 작은 절상으로도 내적 흉터조직이 치유과정에서 형성될 것이다.

비록 복강경 수술이 흉터를 줄이고 얕은 층 근육을 덜 절개하지만, 여전히 지지성 근막의 절개가 많이 일어나기 때문에 흉터조직을 초래할 수 있다. 복강경 수술을 할 때 복부에 3개의 작은 구멍이 생기지만, 수술 동안 더 잘 보기 위해 복강에 가스를 채우기 때문에, 깊은 근육사이근막과 장기사이근막(장기를 둘러싸고 지지하는)이 더 심한 손상을 당할 수 있다.

복강경 수술은 실제로 구멍 입구 주위뿐만 아니라, 복부 근막과 장기 근막 주위에 근막 유착을 발생시킬 수 있다.

언급했듯이, 모든 수술은 흉터조직을 생성시키며, 일반적으로 수술이 크면 클수록, 흉터조직의 형성이 크게 일어난다. 수부 수술 전문가인 진 클라우드 짐버투아(Jean Claude Guimberteua) 박사는 건강한 근막의 유연성을 보여주는 놀라운 업적을 이루었다. 그는 연구를 통해 수술 후 3개월 내에 흉터조직이 수술 부위에서 형성되고, 근막의 자연스러 유연성과 활주 기능에 악영향을 주고 된다는 것을 밝혔다(Guimberteua 2012). 10년, 20년 심지어 30년 전에 수술을 받았던 사람이나 수년에 걸쳐 여러 부위에 수술을 받았던 사람에 대해서도 생각해 보고, 또 그 시간 동안 얼마나 많은 흉터조직과 보상이 일어나는지에 대해 생각해 보자.

좋은 사례 (Case in Point)

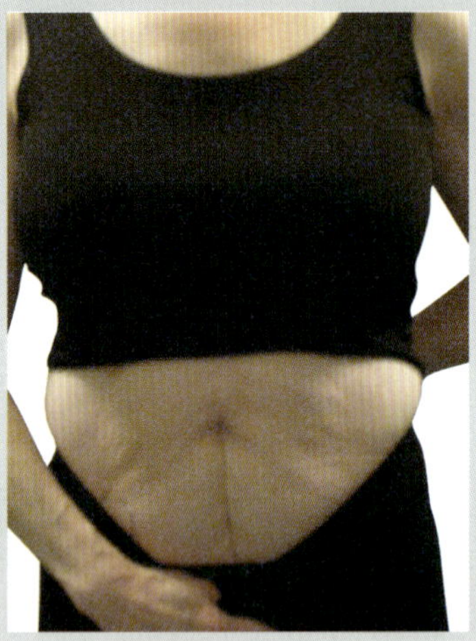

그림 4.15: 제왕절개술 이후의 흉터조직 형성으로 인한 합병증

그림 4.15의 여성은 에반(Evan)의 환자로 제왕절개술을 통해 출산을 했다. 그녀는 심한 허리통증을 갖고 있었지만, 출산 후 5년 동안 복부 문제나 소화기 문제를 호소하지 않았다. 그녀는 창자 통증을 경험하고, 수술을 위해 응급실로 갔고, 이때 수직의 흉터가 생겼다. 의사는 창자를 조여주는 처음 수술로 인한 흉터를 발견했고, 그 결과적로 그녀는 소화기 계통을 제거하는 수술을 받았다. 부가적으로 수술의사는 배벽에서 엉치뼈까지 형성된 흉터조직을 발견했다.

우리는 복부 수술(제왕절개, 자궁절제술, 담낭절제술, 난소낭종 수술, 소화기 수술 등)을 받았던 고객과 환자들에 대한 설명을 위해 제왕절개술로 형성된 흉터조직을 가진 여성을 추가로 설명하고자 한다.

우리는 흉터조직과 손상된 기능〔특히, 깊은 근막계(DMS)〕을 가진 사람들을 많이 보아 왔다. 많은 시간이 지날수록, 더 복잡한 수술일수록, 수술의 횟수가 많을수록, 그 사람은 코어 안정화 전략의 보상작용을 더 많이 가진다. 이 보상들은 직접적으로 자세와 움직임의 기능부전을 초래한다(Lee and Lee 2013, Wetzler 2014, Osar 2014).

필라테스 강사의 특별한 주의

몸통(trunk), 배벽(abdominal wall), 골반(pelvis) 및 아랫등(low back)의 수술을 받은 사람들에게 도움을 줄 때 어떻게 하면 가장 좋은가?

먼저, 수술 병력을 통해 수술이 현재의 자세 문제와 움직임 문제에 관련성이 있는지를 결정한다. 많은 사람들은 깊은 흉터조직과 장기 가동성(근막 환경 내에서의 장기 움직임)을 평가할 수 있는 도수물리치료사의 평가를 받길 원할 것이다. 우리는 과거에 수술을 받은 사람들이 깊은 근막계(DMS)의 억제에 대한 보상의 결과로 나타난 얕은 근막계(SMS)의 과도한 활동을 완화하는 것 이외에 자격을 갖춘 물리치료사가 실시하는 특별한 흉터조직 가동술을 필요로 한다는 것을 알아 냈다. 부가적으로, 여러분은 코어(TPC)를 정렬하고, 깊은 근막계(DMS)를 활성화하고, 3차원 호흡을 포함시킴으로써, 복부장기와 골반장기 주위의 근막을 포함해 깊은 근막계(DMS)와 얕은 근막계(SMS)의 가동성을 회복하는데 도움을 줄 수 있다. 또한 여러분은 필라테스 운동에 이 기능들을 통합시킴으로써, 많은 사람들이 정상적인 자세와 움직임으로 되돌아올 수 있도록 도움을 줄 수 있다.

장기 가동성(visceral mobilization)에 대한 정보와 장기에 대한 흉터조직의 효과에 대한 정보를 자세히 알고 싶다면, www.barralinstittute.com을 방문하기 바란다.

습관 / Habituation

코어 기능부전(core dysfunction)을 초래하고, 적절한 코어 기능을 발달하고 유지하는데 어려움을 주는 세 번째 범주는 습관이다. 우리는 "습관"을 우리의 삶을 통해 그 동안 수행해 왔던 반복적인 방법이라고 설명할 수 있다. 코어 안정화에 인상적인 영향을 주고 우리의 움직임 패턴을 크게 변화시킬 수 있는 몇 가지 습관들을 살펴보자.

우리의 삶을 통해 배워 왔던 가장 흔한 습관 중의 하나는 자세 전략이다. 우리는 코어 안정성에 크게 영향을 주는 흔한 자세 습관의 몇 가지 유형에 대해 설명할 것이다(그림 4.16).

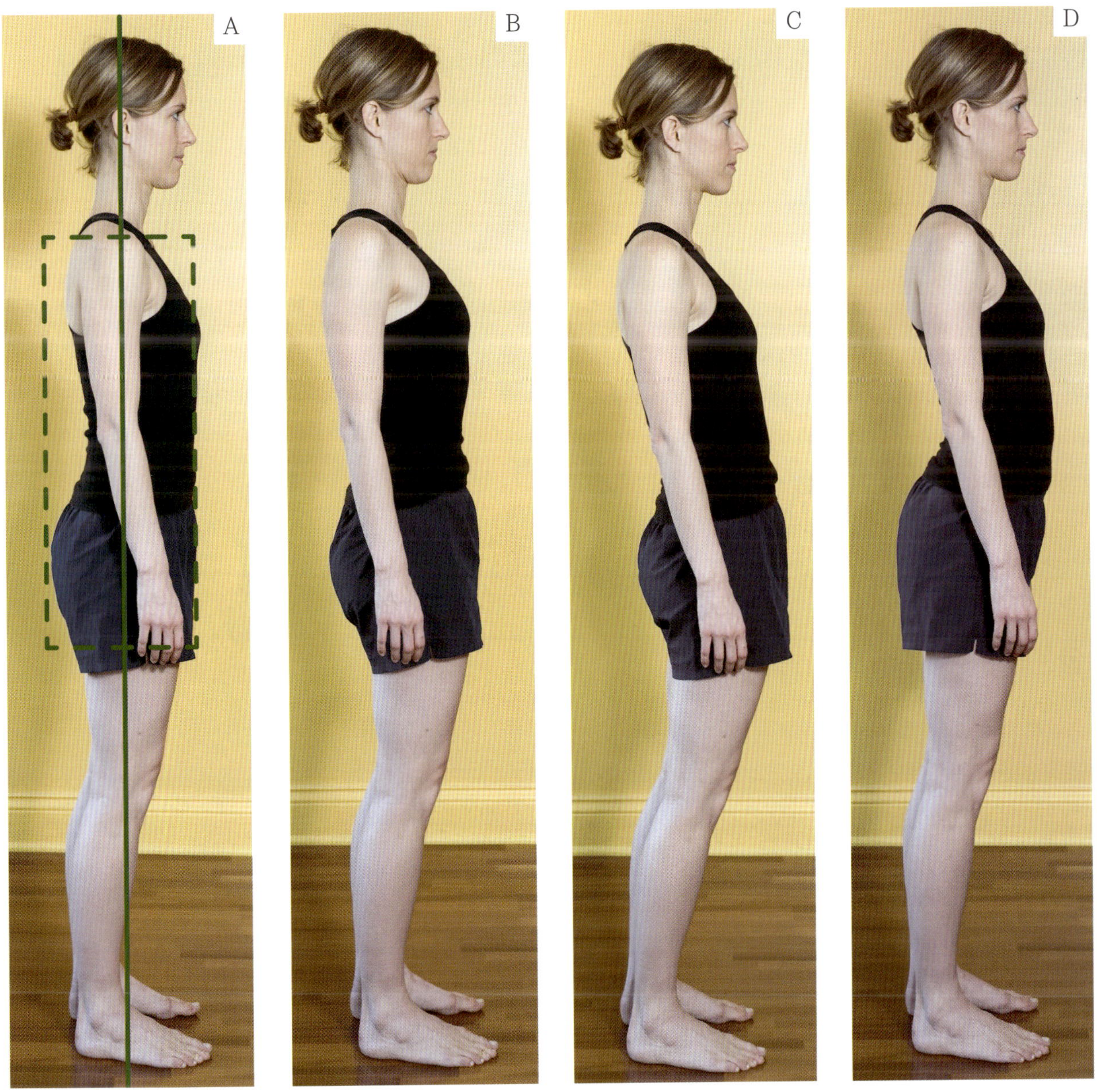

그림 4.16: 흔한 자세: (a) 중립 자세, (b) 군인자세, (c) 굽은등(sway back), (d) 등허리 젖힘.

중립 자세 (Neutral Posture)

중립 자세를 취할 때, 가슴우리는 골반과 일직선으로 배열되고, 척추 만곡이 유지된다. 측면에서 봤을 때, 가상의 연추선은 귀, 목뼈, 허리뼈를 통과한 후, 무릎관절 축의 앞쪽을 지나 발목관절 축의 바로 앞쪽에 떨어진다. 이 자세는 적절한 3차원 호흡과 깊은 근막계(DMS)의 활성화를 촉진하고, 또 얕은 근막사슬(myofascial chain)의 길이를 유지한다. 사실 이 자세 모델은 진짜 중립 정렬이 아니라 약간 앞쪽으로 치우친 자세이다. 이 자세는 이 책에서 다루지 않는 요소들 때문에 일어나고, 자각과 구조적 바디워크로 교정될 수 있다.

군인 자세 (Military Posture)

군인 자세를 취하는 사람들은 몸이 매우 경직되어 있다. 군인 자세는 목 굽힘근, 배근육 및 볼기근을 과도하게 활성화시키고, 목뼈, 등뼈 및 허리뼈의 척추 만곡을 감소시키는 경향을 띤다. 군인 자세를 취하는 사람은 가슴우리가 골반 뒤에 위치하게 되고, 골반이 뒤쪽경사를 한다. 이러한 뻣뻣한 자세 전략은 적절한 3차원 호흡을 불가능하게 만들고, 코어를 안정화시키는 브레이싱 전략을 방해한다.

굽은등 자세 (Sway Back)

굽은등 자세를 취하면, 엉덩관절 앞쪽에 있는 물렁조직이 신장하게 되고, 배곧은근의 단축으로 인해 앞쪽 가슴우리가 내려간다. 이러한 배곧은근의 단축이 들이쉴 때 앞쪽 가슴우리를 들어올리는 능력을 제한하기 때문에, 이 사람들은 주로 배를 이용해 주로 호흡을 한다. 가슴우리가 골반 뒤에 배열되고, 아랫배 근육이 신장되어 코어를 안정화시키는 능력이 떨어진다.

등허리 젖힘 자세 (Thoracolumbar Hyperextension Posture)

등허리 젖힘은 요가나 필라테스 수행자를 포함해 운동을 좋아하는 사람들 사이에서 흔하게 발생하는 자세 정렬이다. 이 자세는 사람이 갈비우리를 위쪽으로 들어올리고, 어깨뼈를 뒷당김(아래쪽과 뒤쪽)할 때 주로 일어난다. 등허리 젖힘은 등허리 세움근의 과도한 활동과 이로 인한 등허리 이음부의 폄이 증가되는 것이다. 과도한 등허리의 폄이 뒤가쪽 호흡을 억제하기 때문에, 이러한 자세를 취하는 사람은 깊은 근막계(DMS)(특히, 등허리 이음부와 근막이 섞여 있는 배가로근(TVA), 가로막, 허리근 및 허리네모근)를 활성화할 수 없을 것이다. 이러한 자세를 취하는 사람은 주로 배를 이용해 호흡을 하게 되는데, 그 이유는 척주세움근의 근막 긴장이 증가하여 뒤쪽 호흡을 억제하기 때문이다. 결과적으로, 이 사람들은 하중을 지지하는데 필요한 복부 내압(IAP)을 적절하게 생성할 수 없다. 그래서 그들은 지지를 위해 브레이싱 전략에 과도하게 의존할 것이다. 과도한 등허리의 폄은 앞쪽 배벽을 과도하게 신장시키고, 복부 헤르니아(abdominal hernias)나 스포츠 헤르니아(sports hernias)가 발생하여 골반바닥으로 압박을 증가시킨다. 부가적으로, 이 사람들은 그들의 부적절한 전략 때문에 종종 허리의 만성 뻣뻣함이나 타이트니스를 호소한다. 이러한 사람 중 많은 사람들은 효율적인 코어 안정화 전략을 단순히 발달시키고, 부적절한 자세 습관을 버림으로써 그들의 만성 타이트니스를 제거할 것이다.

에반(Evan)의 환자 중 한 명은 어깨 통증과 만성 두통을 호소했다(그림 4.17). 그는 아랫등에서 위쪽 등뼈까지 이르는 긴 앞굽음의 자세 패턴을 보였다. 이 자세는 가슴우리(갈비우리와 등뼈)를 더욱 뻣뻣하게 만들고, 3차원 호흡을 할 수 없도록 만들 것이다. 이러한 제한은 궁극적으로 복부 내압(IAP)의 발달과 코어의 안정화를 할 수 없게 만든다. 흥미롭게도, 이 환자는 어릴 때부터 엄마가 가슴을 들어올리고 어깨

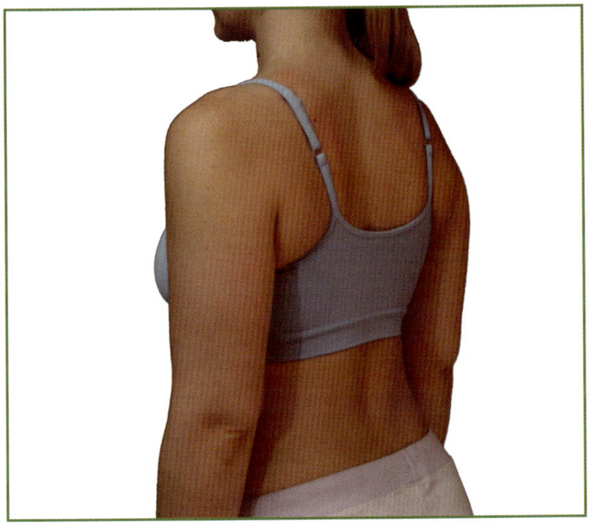

그림 4.17: 아랫등에서 위쪽 등뼈까지 긴 앞굽음을 가진 흔한 자세 패턴.

뼈를 뒷당김하는 방법을 가르쳤다고 말했다. 이것은 오늘날의 많은 습관이 과거 수년 동안 배웠던 것에 의해 어떻게 설정되는지를 보여 준다.

노인들은 증가된 등뼈 뒤굽음을 가지고 있고, 등뼈가 골반 뒤에 위치하게 된다. 앞의 몇몇 자세와 마찬가지로, 그림 4.18에서처럼 그들도 엉덩관절 뒤쪽 복합체의 과활동으로 인한 골반 뒤쪽경사를 갖고 있다. 그림 4.18의 남성은 만성 엉덩관절 그립핑(gripping)으로 인한 볼기 근육 부피의 감소를 보인다.

이러한 변화의 유형은 우리들의 대부분이 그렇게 했던 것처럼 장시간 동안 특정 자세를 취하고 유지하는 사람에게서 일어날 수 있다. 이것은 향상된 코어 안정화를 통해 사람의 자세 전략을 향상시키는 것이 왜 중요하고, 또 이상적인 습관을 선택하는 방법을 그들에게 교육하는 것이 왜 중요한지를 보여 준다.

배벽의 과활동 (Over-activation of the Abdominal Wall)

부적절한 자세와 움직임 전략에 영향을 주는 또 다른 흔하고 연관된 패턴은 배벽의 과도한 활동이다.

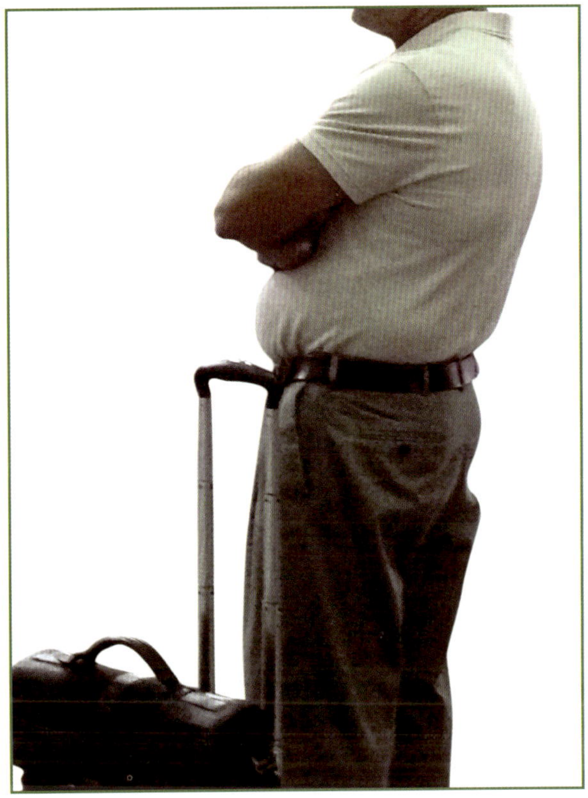

그림 4.18: 수년 동안 만성 엉덩관절 그립핑(hip gripping)에 의해 발생한 볼기 부위의 근육 감소.

부모님과 선생님의 훌륭한 교육에도 불구하고, 우리는 배를 안쪽으로 당기지 않아야 하고, 또 하루 대부분을 배벽을 "타이트" 하거나 수축된 채로 유지하지 않아야 한다. 기능부전성 코어 안정화 전략뿐만 아니라, 배벽의 과활동이 3차원 호흡과 효율적인 코어 안정화 전략의 발달을 억제할 것이다. 배벽의 부착점이 앞쪽 갈비우리에서 골반까지 펼쳐져 있기 때문에, 배벽의 수축이 허리뼈 만곡을 편평하게 하고, 골반을 뒤쪽경사로 당긴다(그림 4.19). 이것은 허리뼈 만곡의 감소나 허리뼈의 굽힘을 초래한다.

이것은 배벽이 긴장해야 한다는 것을 의미하는 것은 아니다: 우리는 영원히 배를 수축한 채로 살지 않아야 한다는 것을 의미한다. 여러분이 하루 종일 팔을 굽히고 걷지 않듯이, 항상 배를 수축하고 걷지 않는다. 배를 안쪽으로 당기고 산다는 것은 미관상으로 좋아 보이지만, 자세 조절에 있어서는 기능부전 전략이다.

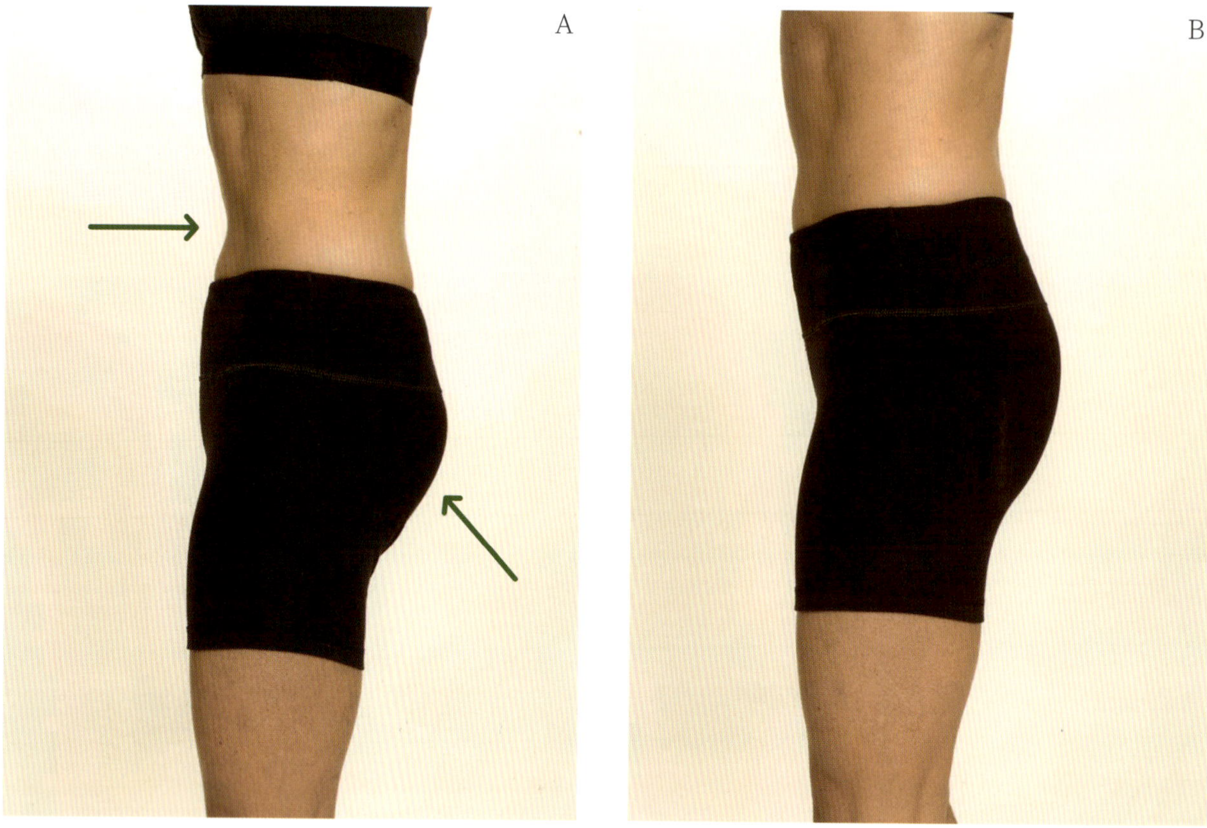

그림 4.19: (a) 그녀는 배를 홀쭉하게 함으로써 배를 타이트하게 유지한다. 또한 그녀는 배근육을 활성화시키고 엉덩관절의 뒤쪽 부위를 그립핑(gripping)하여, 허리뼈를 굽힘하고 골반을 뒤쪽 경사시킨다. (b) 배벽과 엉덩관절 뒤쪽 복합체가 길고 이완된다는 생각으로 그녀는 척추와 골반의 중립 정렬을 달성한다.

얕은 배벽(배빗근과 배곧은근)을 지나치게 활성화하는 습관이나 요구는 다음을 포함한 몇몇 이유 때문에 흔한 안정화 전략이다:

- 위에서 설명되었듯이, 수술로 인한 깊은 배벽의 억제
- 염증성 소화계(유제품, 밀, 설탕 및 기타 흔한 음식 알러지 항원 등의 과도한 소비의 결과로 인한 만성 염증성 창자질환이나 염증)로 인해 발생하는 복부 팽창(아래쪽 복부)
- 과도한 복부 지방과 복부 출현을 감소시키기 위한 배벽의 안쪽 당김

원인에 관계없이, 배벽의 과활동은 코어의 기능부전을 초래한다. 3장에서 설명했듯이 적절한 호흡과 코어 안정화의 교육은 여러분이나 여러분의 클라이언트로 하여금 통합된 배 기능과 기능적인 복부(보다 날씬해지는)를 발달시키도록 한다.

우리가 이상적인 자세나 중립 자세를 가질 때, 관절은 적절하게 정렬되고 호흡이 적절하게 이루어진다. 그리고 우리가 물렁조직을 과도하게 지지하거나 신장할 필요가 없어질 것이다. 균형이 잘 잡히면 보상 자세를 취하지 않아도 똑바른 정렬을 쉽게 유지할 수 있다. 자세 변형을 가진 사람은 적절한 코어 안정화 전략뿐만 아니라, 이상적인 자세 습관을 배우는 것이 중요한데, 만약 그렇지 않으면 그들은 그들의 습관 패턴으로 되돌아갈 것이고, 훈련을 통해 얻었던 향상이 무효화될 것이다.

운동 습관 (Exercise Habituation)

많은 일반적인 운동도 코어 기능부전을 영속시킬 수 있다. 등을 강화시키는 것이 효율적이라 하더라도, 코어(TPC) 안정성과 적절한 호흡 패턴 없이 수행하면, 젖힘 패턴과 역 젖힘 패턴이 코어 기능부전의 수준을 증가시킬 것이다(그림 4.20). 몸통의 폄(젖힘 패턴) 동안이나 다리를 들어올릴 때(역 젖힘 패턴), 앞쪽 배벽을 안정화시키고 척추를 길게 늘이는 능력이 없다면, 그 사람은 움직임이 가장 많이 일어나는 척추 부위에서 젖힘이 일어나는 경향을 가진다. 많은 경우, 등허리 이음부(등뼈가 허리뼈와 만나는 부위)에서 이러한 폄이 흔하게 일어나고, 등허리의 젖힘 자세를 영속시키고 적절한 코어 기능을 억제한다.

통제되지 않는 스트레칭도 코어 안정화의 소실에 영향을 준다. 이 여성의 경우에서는, 코어 연결의 소실과 등허리의 젖힘은 엉덩관절 굽힘근을 스트레칭한다〔그림 4.21(a)〕. 스트레칭을 위한 이 전략은 허리근과 앞쪽 배벽을 과도하게 신장시켜, 코어의 기능부전을 영속시킬 것이다. 가슴우리와 골반 사이의 연결을 유지하면서 코어를 조절할 때, 메리리(Marylee)는 안정성의 손상 없이 엉덩관절 굽힘근을 스트레칭할 수 있다〔그림 4.21(b)〕. 스트레칭하면서 코어의 통합을 유지하는 것이 유연성과 안정성을 동시에 달성할 수 있는 가장 안전한 방법이다.

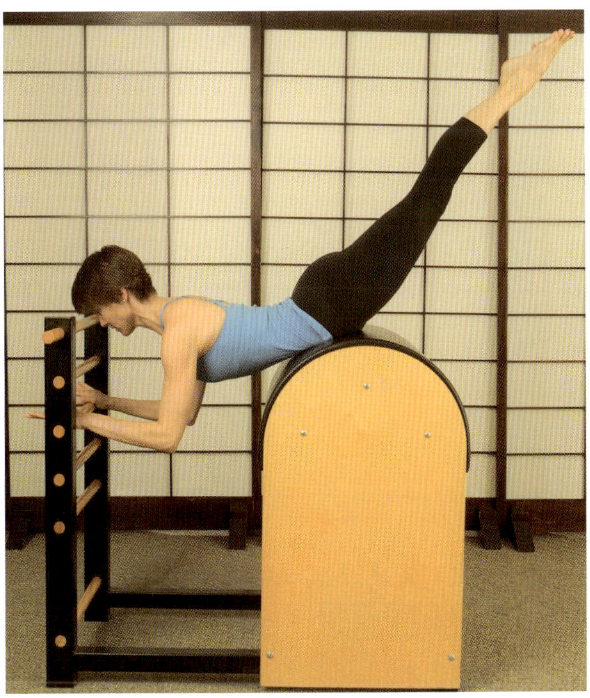

그림 4.20: 바렐(Barrel)에서 행해지는 스완(Swan) 동작. 근막계 사이에 균형이 없다면, 이 폄 패턴은 등허리 세움근을 과도하게 활성화시킬 것이고, 뒤쪽 횡격막 호흡을 방해할 것이다. 뒤가쪽 호흡의 소실은 복부 내압의 발달을 억제하여, 뒤쪽 갈비우리와 허리뼈의 과도한 압박을 초래한다.

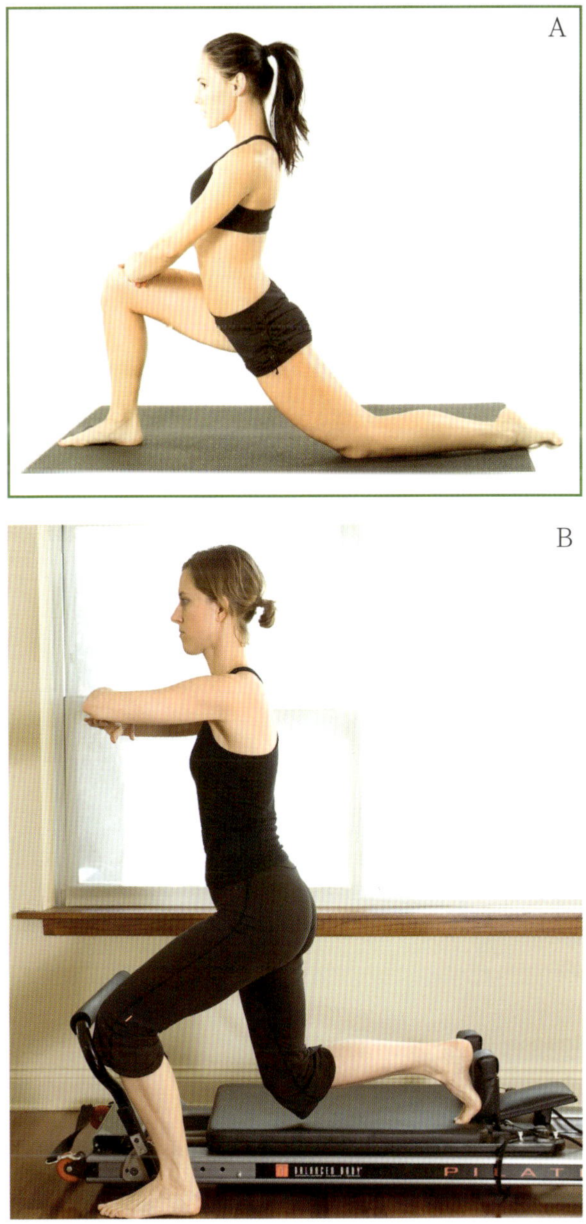

그림 4.21: 엉덩관절 굽힘근의 스트레칭. (a) 코어(TPC) 연결의 소실과 등허리 젖힘. (b) 가슴우리와 골반 사이의 연결을 유지하면서 코어를 조절한다.

결론 / Conclusion

본 장에서 우리는 코어 기능부전을 일으킬 수 있는 3가지 흔한 원인을 다루었다. 모든 원인은 우리의 삶 전반에 걸쳐 우리의 몸에 제공하는 메시지, 독특한 발달(아동), 병력, 운동과 작업 선택 등에 좌우하는 다양한 방법으로 우리의 신체 계통에 영향을 준다.

그것들은 다음과 같다:

1. **신경발달**: 아동기 발달 동안 부적절한 신경운동 프로그램을 가진 사람의 경우, 안정화와 움직임의 패턴은 지연되거나 억제되고, 성인의 자세와 움직임에 영향을 미치는 보상성 안정화와 자세 전략이 발생한다.
2. **외상**: 외상이 수술에 의한 것이던, 다른 급성 외상이나 반복성 외상에 의한 것이던 신체 계통에 깊고 심오한 영향을 준다. 대부분의 외상, 특히 수술은 근육 억제와 보상성 패턴을 일으킨다; 근육 억제가 매우 크고 오래 지속할수록, 행동을 변화시키기가 더 어려워진다.

습관: 우리들 중 많은 사람의 경우, 습관은 자세의 안정화 방법과 움직임 방법을 좌우한다. 이러한 습관은 우리가 수행하는 운동, 운동 동안 우리가 따르는 큐, 우리의 몸에 대해 우리 스스로에게 말하는 내적 메시지, 그리고 우리가 정상 기능으로 간주하는 것과 그것을 수행하는 방법 등에 의해 형성되었다. 이 습관들은 어떻게 서 있고, 앉고, 자고, 일하고 놀이하는 것에 좌우된다. 각 범주는 자세성 기능부전과 운동성 기능부전을 일으키는 부적절한 호흡 패턴, 근막 불균형, 비효율적인 안정화 전략 등에 영향을 준다. 그것은 많은 사람들이 경험하는 만성 타이트니스, 통증 증후군, 퇴행성 관절 질환 등을 초래하는 기능부전 패턴이다. 다음 장에서 신경계가 이러한 비효율적인 전략을 어떻게 보상하는지를 살펴볼 것이다.

부적절한 코어 안정화 전략에 대한 반응

/ Responses to Non-optimal Core Stabilization Strategies

5 장

우리는 4장에서 코어 기능부전의 주요 3가지 원인을 다루었고, 본 장에서는 비효율적인 전략의 징후와 체계적 효과를 살펴볼 것이다. 불행하게도, 코어 기능부전은 사람이 할 수 없는 것이 무엇인지를 통해 쉽게 감지되지 않는데, 그 이유는 우리들의 대부분이 비효율적인 코어 안정화 전략으로 수행하기 때문이다.
본 장은 나쁜 코어 안정화의 징후와 체계적 효과를 확인하고, 또 기능부전의 결과로 인한 보상 패턴을 확인할 것이다.

본 장에서 우리는 아래 내용을 공부할 것이다:

- 부적절한 전략이 신경계에 어떤 영향을 주는지
- 깊은 근막계(DMS)와 얕은 근막계(SMS)의 불균형과 보상
- 조절 소실에 대한 보상으로서의 3가지 그립핑(Gripping) 전략

자율신경계에 대한 효과 / Effect on the Autonomic Nervous System

자율신경계(ANS)는 심박동, 소화, 호흡률, 성 기능 등과 같은 신체 기능을 조절하는 신경계이다. 자율신경계(ANS)는 크게 두 부분으로 나누어진다: 교감신경계와 부교감신경계. 우리의 몸이 적절한 기능(좋은 느낌이 들고, 잘 먹고 휴식을 잘 취하고, 긍정적인 분위기를 갖고, 효율적인 안정화와 움직임 전략을 가질 때)을 할 때, 교감신경(투쟁과 도망)과 부교감신경(휴식과 소화)은 균형을 잘 이룬다.

그러나, 부적절한 수면과 회복, 과도한 운동(충분한 휴식 없이), 걱정, 스트레스 및 외상 등으로 발생할 수 있는 교감신경과 부교감신경 사이에 불균형이 생길 때, 교감신경계의 활성이 증가되는 경향을 띤다.

교감신경계가 우세할 때와 나쁜 코어 안정화 전략을 초래할 때의 뚜렷한 결과는 호흡계에 대한 영향이다.

사람이 교감 우세 호흡 전략으로 이동할 때는, 다음과 같은 몇 가지 현상과 양상이 나타날 것이다:

- 호흡 주기가 짧아지는데, 그 이유는 그들이 가로막이나 1차 호흡근을 이용하기 보다는 가슴 위쪽과 목을 이용하는 호흡을 하기 때문이다. 만성적으로 상기도 호흡을 할 때 발생하는 갈비우리 상승 자세와 함께, 짧아진 호흡 주기가 공기를 완전히 배출하는 능력을 제한한다. 우리는 임상적으로 그들이 한숨짓듯이 갈비우리를 내림하면서 내쉬기하는 것을 관찰해 왔다.
- 가슴우리의 뻣뻣함 증가와 이로 인해 공기를 완전히 내보내는 능력의 감소 때문에, 그 사람의 호흡은 얕아진다. 나쁜 산화와 순환의 결과로서, 그들은 산소 요구와 노폐물 제거를 만족시키기 위해 호흡률이나 호흡주기의 빈도를 증가시킬 것이다. 분당 호흡률은 8-12에서 13-20으로 증가되는데, 이것은 보조 호흡근에 의해 수행될 필요가 있는 일의 양이 하루에 60% 증가한다는 의미이다. 수년 동안 이러한 전략을 사용할 때 근막계가 수행해야 할 일(work)의 증가를 고려해 보자.
- 이 요구들을 만족시키기 위해, 그 사람은 위쪽 갈비뼈, 복장뼈 및 빗장뼈를 올림함으로써 가슴 직경을 팽창시키고, 목갈비근, 목빗근, 작은가슴근 등을 과도하게 사용해야 할 것이다. 이것은 가슴우리의 만성 뻣뻣함과 이 근육들의 단축을 초래하고, 머리 앞쪽 쏠림 자세와 어깨 앞쪽 쏠림 자세를 일으키는 가장 큰 원인이다. 호흡에 대한 그들의 효과 이외에, 이러한 단축된 근육들이 만성적인 목과 어깨 문제를 일으킨다.
- 기능부전성 호흡 전략의 누적 효과는 걱정, 성급함, 만성 피로를 증가시켜 기능부전 사이클을 영속시킨다.

호흡 기능부전이 자가 영속 사이클을 발달시킬 때(그림 5.1), 코어를 안정화시키는 방법에서 변화가 일어나기 시작한다: 적절한 3차원 호흡을 할 수 없다면, 그들은 몸통을 안정화시키고 감압할 수 있는 적절한 복부 내압(IAP)을 만들 수 없을 것이다. 복부 내압은 2가지 기능을 한다: 즉, 몸통과 척추 및 골반을 압박하는 중력, 체중, 외적 하중 및 지면반발력 등의 결합을 감소시킬 뿐만 아니라, 안정성을 제공한다.

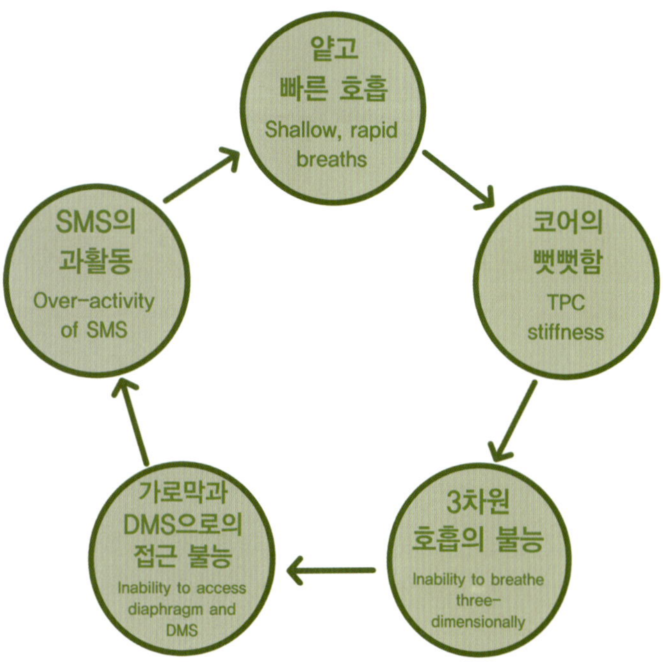

그림 5.1: 호흡과 코어 기능부전의 영속 사이클.

자세와 깊은 근막계(DMS)에 대한 효과
/ Effect on Posture and the Deep Myofascial System

잘못된 호흡 전략이 나쁜 산화와 순환의 체계적 효과를 초래하는 것에 반해, 기능과 관련된 문제는 부적절한 코어 안정화 전략을 갖도록 한다. 이러한 부적절한 코어 안정화는 자세 변화와 근막계 활성에 대한 효과 때문에 일어난다.

4장에 언급했듯이, 호흡 기능부전의 흔한 징후는 가슴우리가 들이쉬기 자세로 고정될 때 일어나는 갈비우리의 벌어짐(rib cage flare)이다(그림 5.2). 들이쉬기 자세의 특징은 복장-갈비 각도의 증가와 아래앞쪽 갈비우리의 돌출이다.

이러한 정렬도 앞쪽 배벽의 과도한 신장을 초래하고, "*배곧은근 분리*(배곧은근의 중간부위가 분리되는 것)"로 불리는 문제를 종종 발생시킨다. 비록 배곧은근 분리가 임신 때 태아의 성장과 배벽의 신장으로 흔하게 일어나지만, 나쁜 호흡 패턴(가로막과 갈비우리가 들이쉬기 자세로 고정되는)을 가진 사람에게도 종종 발생한다. 이러한 들이쉬기 자세는 배벽을 과도하게 신장하거나 기능적으로 억제한다. 배벽의 과신장과 부적절한 호흡 전략의 결과로서, 더 커진 압력이 복강과 골반강으로 가해져서 더욱 배벽을 억제시킨다. 배빗근의 합성 당김도 배곧은근의 분리를 일으킨다.

비록 매우 얇은 배벽을 가진 사람에게도 배곧은근 분리가 나타나지만, 배곧은근 분리는 대개 좌우 배곧은근의 중간 지점을 촉진함으로서 확인될 수 있다: 사람이 크런치(Crunch) 동작을 수행할 때, 여러분의 손가락을 배벽의 분리 지점에 배치한다. 필라테스 운동 동안 배곧은근이 닫힌 채로 유지되도록 그 사람들에게 깊은 근육[주로 배가로근(TVA)과 배근막]을 자극하는 적절한 안정화 전략을 가르치는 것이 중요하다. 연결되거나 닫힌 배곧은근 자세를 유지할 수 있을 때까지 굽힘 기반 운동[롤-업(Roll-Up), 티저

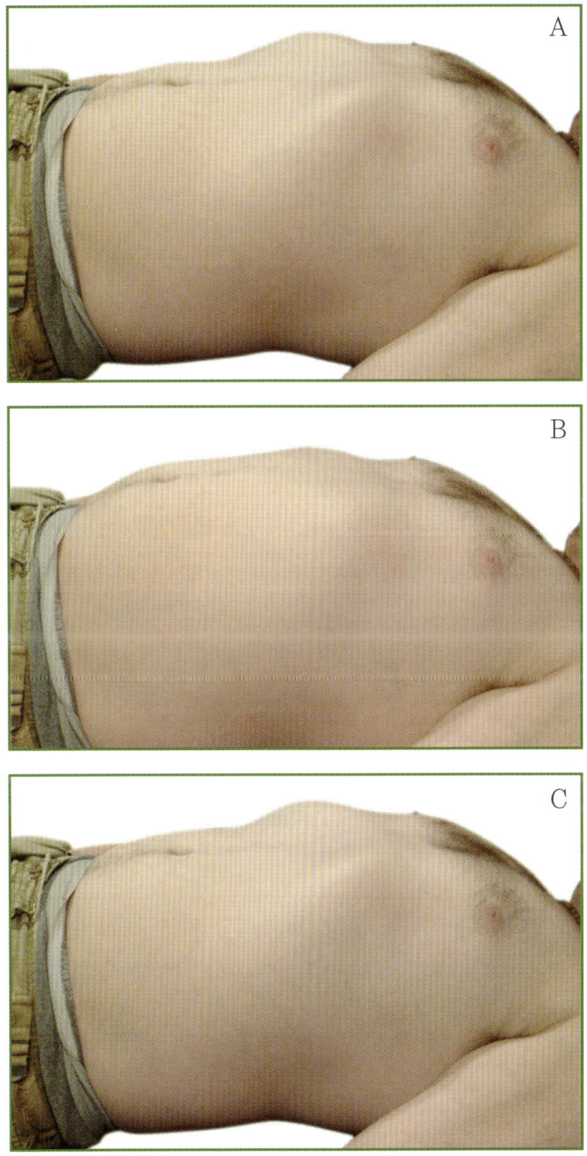

그림 5.2: (a) 부적절한 정렬과 코어의 강직으로 아래 앞쪽 갈비뼈 사이의 각이 넓어지고, 갈비뼈 돌출이 보인다. (b) 들이쉴 때 클라이언트가 좋은 복식호흡 전략을 보이고 있다. (c) 가슴우리의 강직 때문에, 그는 내쉴 때 앞쪽 갈비뼈를 아래쪽으로 움직이지 못한다. 이러한 결과로 인해 갈비우리의 들이쉬기 자세가 유지된다. 이러한 들이쉬기 자세는 복부 내압(IAP)을 적절한 수준으로 만들 수 없고, 지지를 위한 얕은 근막계(SMS)의 과활동을 초래한다. 부가적으로, 이러한 부적절한 호흡 전략은 가슴우리 강직을 영속시킬 것이고, 어깨와 엉덩관절의 기능부전뿐만 아니라, 아랫등 타이트니스의 흔한 원인이다.

(Teaser), 헌드레드(Hundred) 등] 을 수행하지 않도록 종종 조언한다.

건강해 보이지만 나쁜 호흡과 부적절한 안정화 전략으로 굽힘 기반의 배 운동을 너무 많이 사용했던 사람들도 배곧은근 분리의 위험을 가진다. 배곧은근 분리가 그림 5.3의 보디빌더에게서도 나타나고 있다. 여러분은 몸통을 굽힘을 수행하는 사람에게서 종종 배곧은근 분리를 볼 수 있다; 여러분은 배곧은근의 분리를 통해 복부 장기가 위쪽으로 올라가는 것을 확인할 것이다. 배곧은근 분리를 조절하는 방법과 향상된 코어 안정화 전략을 발달시키는 방법을 클라이언트에게 가르쳐 주는 것이 중요하다.

골반바닥 기능부전이 나쁜 호흡과 부적절한 안정화 전략의 다른 징후일 수 있다. 운동 도중, 기침, 재치기, 또는 크게 웃을 때 나타나는 불수의적 오줌 소실인 스트레스성 요실금은 3명의 여성 중 1명에게서 나타나고, 미국에는 2,500만명의 환자가 있다. 이러한 요실금은 출산의 경험이 있는 여성과 노인, 그리고 전립선 수술을 받은 남성에게 많이 발생한다. 게다가 이러한 요실금 문제는 이들 그룹에만 국한하지 않는다. 엘리트 운동선수를 대상으로한 한 연구에 따르면, 여성 운동선수의 1/3이 요실금을 경험했다고 한다. 이 연구의 평균 여성 연령은 20세였고, 출산의 경험도 없었다. 28%의 운동선수가 스포츠 활동을 할 때 요실금을 경험했다고 한다; 요실금을 가진 2/3의 여성은 정기적으로 요실금이 발생했다고 보고했고, 40%는 중학교나 고등학교 때 처음 이러한 증상을 가졌다고 했다(Nygarrd 등 1994).

다른 연구의 연구자들은 다양한 앉기 자세와 실금 여성과 변비 여성을 대상으로 골반바닥에 대한 효과를 연구했다(Sapsford 등 2008). 그들은 골반바닥의 활성화에 대한 구부정한 지탱 자세와 똑바른 비지탱 자세, 그리고 키를 크게 한 비지탱 자세에 대한 효과를 평가했다. 똑바른 비지탱 자세의 골반 중립위는 변비 여성과 실금 여성 모두에서 안정 시 골반바닥

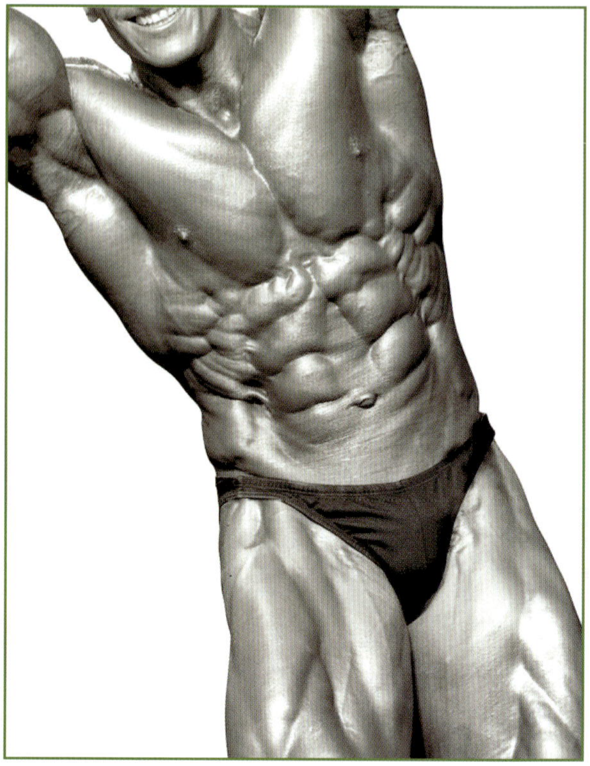

그림 5.3: 보디빌더의 배곧은근 분리.

활성화를 증가시켰다. 흥미롭게, 변비 여성은 실금 여성에 비해 똑바른 비지탱 자세에서 허리뼈의 앞굽음을 증가시키는 경향을 보였다. 이것은 클라이언트가 다른 자세로 움직이기 전에, 중립의 골반과 척추 자세에서 훈련을 시작해야 한다는 것을 지지하는 다른 이유이다: 이러한 방법을 통해 깊은 근막계(DMS)의 활성화를 향상시키고, 현재 문제를 갖고 있는 사람의 척추와 골반에 가해지는 스트레스를 최대로 줄일 수 있다(그림 5.4).

앞쪽 넓은 자세 또는 갈비우리의 들이쉬기 자세를 일으키는 다른 문제는 위식도 역류성 질환(Gastro-esophageal reflux disease; GERD)이며, 이것은 위산이 식도로 역류하여 식도 내벽을 자극시킬 때 발생한다. 추정하건데, 이것은 3명 중 1명에게 발생하며, 미국은 이것을 치료하기 위해 매년 10억불 이상의 경비를 소모하고 있다. 우리가 간과하는 이것을 일으키는 원인 중의 하나는 부적절한 호흡 전략이다.

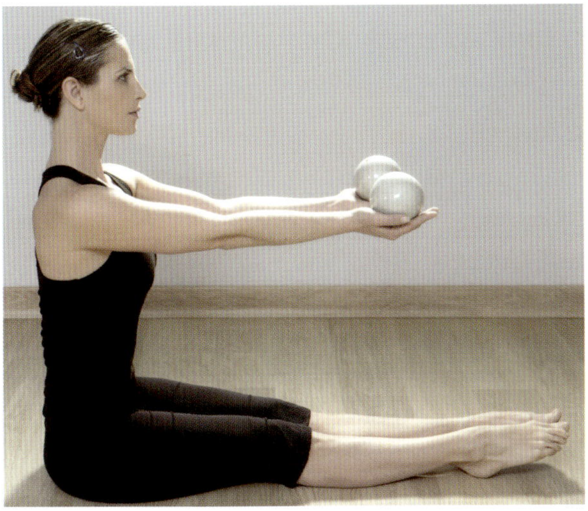
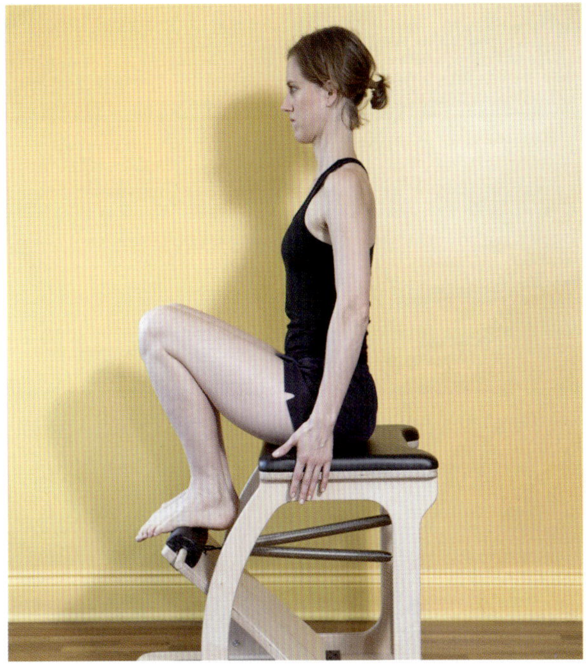

그림 5.4: 코어(TPC) 중립 정렬의 조절 발달은 깊은 근막계(DMS)의 활성화를 향상시키고, 더 나은 자세와 움직임 조절을 가능하게 한다. 엉덩관절 굽힘이 부족하거나 바닥에 앉은 자세를 취하는 동안 이 자세를 유지하기 어려운 사람들을 위해, 운다 체어(wunda chair)가 훌륭한 대안을 제공한다.

식도가 가로막을 통과하기 때문에 가로막의 수축은 식도 조임근의 폐쇄를 돕고, 위산이 식도로 역류하는 것을 막아 준다. 갈비우리의 들이쉬기 자세로 인해 가로막이 고정되면, 기능부전 호흡을 가진 환자나 클라이언트의 대부분에서처럼, 식도 조임근의 폐쇄를 효율적으로 도울 수 없다. 호흡 운동이 위식도 역류성 질환을 향상시키는 것으로 알려져 왔다(Eherer 등 2012). 우리의 호흡 전략이 전체 신체 계통에 직접적이고 뚜렷한 영향을 어떻게 최적화하는지를 보여주고 있다.

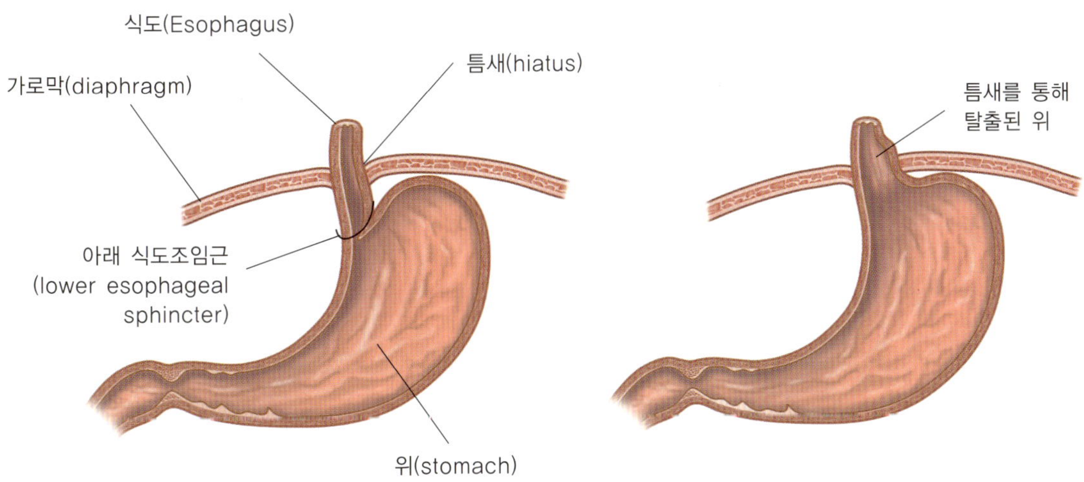

그림 5.5: 식도가 가로막을 통과하기 때문에, 가로막의 수축이 식도 조임근의 정기적인 폐쇄를 돕고, 위산이 식도로 역류하는 것을 막아 준다.

적절한 조절의 부족을 위한 보상 전략 / Compensatory Strategies for the Lack of Optimal Control

4장에서 기능부전성 코어 안정화에 영향을 주는 주요 3가지 원인을 살펴 보았다: 신경발달, 외상 및 습관. 또한 4장에서 기능부전성 코어 전략을 발달시켰던 사람을 의미하는 흔한 체계성 효과와 징후를 다루었다. 나쁜 호흡과 부적절한 코어 안정화 전략이 발달되었을 때 신경계가 적절한 코어 안정화 전략의 소실과 흔한 보상작용을 어떻게 다루는지를 살펴볼 것이다.

건물 등 모든 정적 구조물과 같이, 우리의 신체가 동일한 중력과 생체역학적 특성에 노출된다는 것을 상기해 보자. 그러나 정적 구조물과 달리, 어떤 것이 적절하게 작용하지 않을 때 굽힘할 수도 없고 부술 수도 없을 것이다. 우리의 이점을 위해, 신경계는 삶의 기능 과제를 달성하는 숙련된 보상작용을 하게 될 것이다. 예를 들어:

- 골프 클럽 스윙과 같은 새로운 기술을 배울 때처럼, 훈련되지 않고 조작되지 않았던 힘들이 우리의 신체에 노출될 때, 신경계는 참여하고 있는 근육 활동(심지어 스윙이 비효율적일 때)을 조절할 수 있다.
- 실제로 코어가 안정화할 수 있는 것보다 더 무거운 물건을 들어 올릴 때, 신경계는 과제를 달성하는데 도움을 주기 위해 특정 근육을 과도하게 동원할 것이다.
- 강한 필라테스 운동이나 장거리 달리기를 할 때 근육이 피로해지면 운동을 중단해야 하지만, 그렇지 않고 운동을 그대로 유지하는 것은 신경계가 보상 전략이나 근육 동원을 이용함으로써 이 단계를 넘어가는 것이다.

관절 주변에 협력근의 공동 수축이 있을 때, 우리는 기능 활동 동안 보상작용 없이 관절 중심화(관절 위치의 정렬과 조절)를 조절할 수 있다. 예를 들어, 허리근과 함께, 큰볼기근의 깊은 아래쪽 섬유는 절구 안에 넙다리뼈머리를 중심화시키는데 도움을 주는 기능적인 대항근이다(그림 5.6). 적절한 코어 안정화와 근육 활성이 있으면, 넙다리뼈머리는 절구 안에 잘 유지될 것이고, 엉덩관절을 폄할 때 골반과 허리뼈가 정렬되고 조절될 것이다.

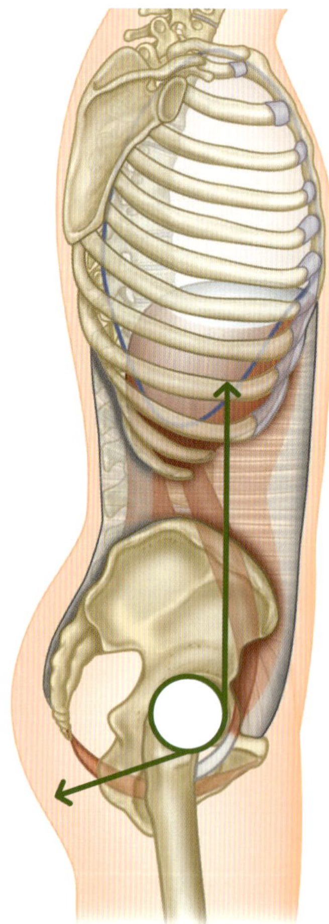

그림 5.6: 허리근과 함께, 큰볼기근의 깊은 아래쪽 섬유는 넙다리뼈머리를 절구 내에 중심화하는데 도움을 준다.

그러나 일반적으로 큰볼기근과 허리근이 억제되면, 엉덩관절을 중심화시키고 엉덩관절을 적절하게 펴하는 그것의 능력은 소실된다. 특히, 큰볼기근의 아래쪽 섬유는 허리근과 함께 깊은 근막계(DMS)의 일부이고, 넙다리뼈머리를 절구 안으로 당겨서 엉덩관절의 정렬과 통제를 유지하고 적절한 엉덩관절의 폄에 도움을 준다(Gibbons 2005).

큰볼기근의 아래 안쪽 섬유나 허리근의 깊은 섬유가 억제되어 넙다리뼈머리를 절구 안에 적절하게 유지할 수 없다면, 엉덩관절 폄의 협력근인 뒤넙다리근이 그것의 활동을 증가시킬 것이다(그림 5.7). 뒤넙다리근이 얕은 근막계(SMS)의 일부이고 관절 돌림축으로부터 멀리 떨어져 있기 때문에, 관절 중심화를 유지할 수 없다. 뒤넙다리근이 수축하면, 넙다리뼈머리가 절구 안에서 앞쪽으로 이동하게 된다. 엉덩관절을 폄시키는 힘이 부족한 사람은 일반적으로 골반을 과도하게 앞쪽경사하고, 허리뼈를 젖힘하는 보상작용을 한다〔그림 5.8(c)〕.

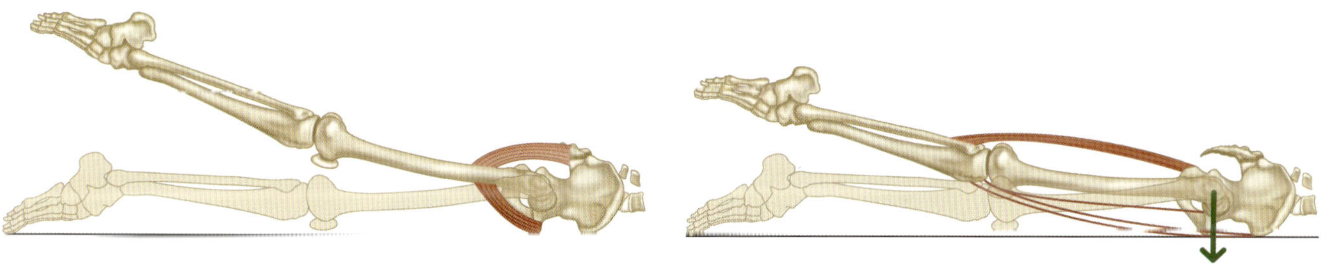

그림 5.7: 근막계 사이에 적절한 균형이 있다면, 엉덩관절을 폄할 때 엉덩관절은 절구의 중심에 놓인다(왼쪽). 깊은 근막 조절의 소실이 있으면, 뒤넙다리근이 엉덩관절 폄근으로서 우세하게 작용하여, 엉덩관절을 폄할 때 넙다리뼈머리를 앞쪽으로 이동시킨다(오른쪽). .

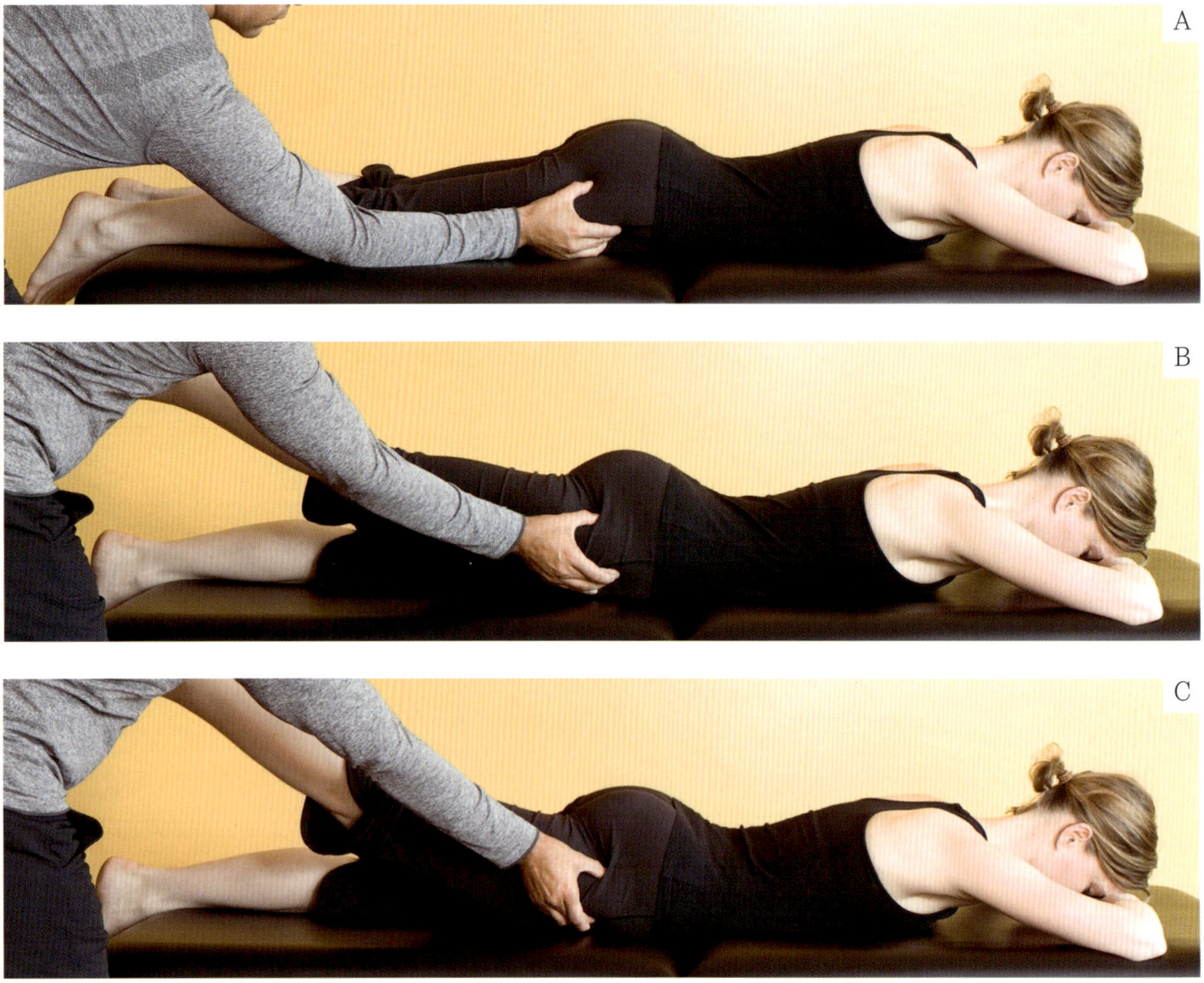

그림 5.8: 스위밍(Swimming)이나 더블-레그 킥(Double-Leg Kick)과 같은 필라테스 운동을 할 때, 우리는 엉덩관절 중립 위를 조절하고 골반과 허리뼈의 중립 정렬을 유지하면서, 엉덩관절을 펌하길 원한다. 사진 (a)와 (b)는 근막계가 균형을 잡고 있어 Marylee는 적절한 관절 중심화를 유지할 수 있다. 촉진을 통해 넙다리뼈머리가 중심이 있고 골반 정렬에 변화가 없음을 확인한다. 근육 불균형과 뒤넙다리근의 과활동이 있으면, 넙다리뼈머리가 절구 안에서 앞쪽으로 이동하게 되거나 골반이 과도하게 앞쪽경사할 것이다. 사진(c)에서처럼, 엉덩관절의 중심화가 소실되었을 때, 촉진을 통해 넙다리뼈머리가 과도하게 앞쪽으로 이동했는지를 확인한다.

부가적으로, 엉덩관절을 펌하는 능력의 감소 때문에, 그들은 일반적으로 골반으로 과도하게 앞쪽경사하거나, 아랫등을 젖힘하는 보상작용하여 가짜 엉덩관절 펌을 일으킬 것이다. 우리가 걷거나 달리거나 운동을 할 때, 척추를 길게 유지하고 다리를 조절하는 것 대신에, 엉덩관절을 펼 때, 골반을 과도하게 앞쪽경사시키거나, 넙다리뼈머리를 절구 안에서 앞쪽으로 이동시키거나, 허리뼈를 과도하게 펌한다. 3가지 보상패턴이 종종 결합되어 일어나기도 한다. 이것은 달리기 선수의 엉덩관절 통증, 엉치엉덩관절 통증, 허리통증 및 타이트니스를 초래하는 가장 흔한 사례 중 하나이다.

이해와 적용 (Understand and Apply)

우리가 기능해부학을 이해하면, 문제가 왜 발생하는지를 이해할 수 있고, 또 신경계 기능을 기반으로 안정화와 움직임 패턴을 향상시킬 수 있는 전략을 개발할 수 있다. 이러한 지식을 이해하고 적용해 봄으로써, 우리는 큰 효율성과 기능부전 감소를 통해 안정화와 움직임을 일으킬 수 있는 전략을 개발할 수 있다.

억제된 큰볼기근을 대신하는 뒤넙다리근의 사례는 협력근 우세 현상의 전통적인 예이다. *협력근 우세 현상(synergist dominance)*은 작용근의 억제가 있고, 협력근이 작용근의 역할을 대신할 때 일어난다. 이러한 경우, 큰볼기근(작용근, prime mover)의 억제로 인해 뒤넙다리근(협력근, synergists)이 엉덩관절을 펴하는 주된 근육으로 작용한다.

유사하게도, 깊은 근막계(DMS)의 억제와 관절 온전성이나 조절의 문제가 있으면, 관절 안정성의 수준을 높이기 위해 얕은 근막계(SMS)의 활동이 증가한다. 깊은 근막계(DMS) 억제를 일으키는 외상이나 관절 염증의 반응이 있으면, 얕은 근막계(SMS)가 관절 안정화에 우세적으로 작용한다. 우세한 얕은 근막계(SMS)는 근육 억제와 관절 중심화 문제를 다루는 전형적인 보상 전략이다.

한편, 비효율적인 안정화 전략을 다룰 때의 일반적인 신경계 반응은 근막계를 과도하게 수축하는 것이다. 이 전략이 어떤 것인지를 알아보려면, 여러분이 미끄러운 지면을 걷고 있을 때 나타나는 반응을 생각해 보면 된다. 미끄러운 타일 바닥이나 얼음 위를 걸을 때처럼, 불안정한 환경에 대한 신경계의 반응이 무엇인가? 보폭을 크게 하면서 자신감있게 걷는가? 아니면 다리를 더 많이 굽힘하고 모음하면서 천천히 걷는 편인가? 물론, 후자가 불안정한 환경을 감지하고 보상하는 신경계의 일반적인 반응이다.

근육 억제가 있을 때는, 신경계가 안정성 수준을 높이기 위해 일반적으로 선호하는 반응으로서 신체 영역을 단단하게 죄여준다. 심지어 근육 억제가 있다 하더라도, 이러한 전략은 우리의 조상들로 하여금 사냥과 채집을 하고, 여행을 하고, 물건을 들어올리고, 건물을 짓도록 만들 것이고, 다른 적과 싸울 수 있도록 만든다. 이러한 보상 능력이 없다면, 우리는 여기에서 본 책을 쓸 수도 없을 것이고, 읽을 수도 없을 것이다; 우리는 배고픈 동물의 먹이가 되었거나 전쟁터에서 희생되었을 것이다.

그러나, 이러한 전략에는 중요한 경고 사항이 하나 있다: 근육의 이완을 할 수 없을 때나 그것이 안정화의 수단이 될 때를 제외하고는, 그것은 좋은 전략이다. 우리는 이러한 보상 전략을 근막계의 과도한 죄임이나 수축을 의미하는 *그립핑(Gripping)*이라고 간주한다. 이러한 그립핑의 전략은 깊은 근막계(DMS)와 얕은 근막계(SMS) 사이의 불균형〔즉, 깊은 근막계(DMS)의 억제와 얕은 근막계(SMS)의 과활동이 있을 때〕이 존재할 때 일반적으로 일어난다. 이러한 그립핑(gripping)은 신체의 안정성을 증가시키는 수단으로 작용한다.

그립핑 / Gripping

그립핑(Gripping)은 안정화 전략으로서 여러 부위에서 일어날 수 있으며, 이 전략들을 정상으로 간주하고 있다. "배를 안쪽으로 당기시오", "어깨뼈를 아래쪽과 뒤쪽으로 붙이시오", "엉덩이를 꽉 조여 주세요"와 같은, 큐가 피트니스 업계에서 널리 사용되고 있다. 이들 큐는 실제로 그립핑 전략을 강화할 수 있는데, 그 이유는 얕은 근막계(SMS)의 사용을 촉진할 때 효과적이기 때문이다.

그립핑하는 습관을 만들지 마라!

그립핑 전략—〔얕은 근막계(SMS)를 과활동시키는〕은 깊은 근막계(DMS)의 억제에 대한 효율적인 안정화 보상 전략이다. 그립핑 전략은 효율적인데, 그 이유는 관절에 가해지는 갑작스런 하중이나 힘의 변화로부터 우리를 보호해 주기 때문이다.

그러나, 그립핑 전략을 습관적으로 사용하면, 문제가 될 수 있다. 그 이유는 관절에 가해지는 압박을 증가시키고, 근막의 긴장을 증가시키고, 또 가동범위를 제한할 수 있기 때문이다. 결과적으로, 깊은 근막계(DMS)의 기능을 반드시 향상시켜야 하고, 또 깊은 근막계(DMS)와 얕은 근막계(SMS) 사이의 균형을 회복시키는 통합된 움직임 전략을 반드시 마련해야 한다.

폼롤링(Foam Rolling), 스트레칭(Stretching) 또는 마사지로 타이트니스를 완화하려는 시도에도 불구하고, 많은 사람들이 만성 타이트니스를 경험하게 되는 중요한 원인 중의 하나가 그립핑 증후군이다. 우리는 서거나, 걷거나 또는 일상활동과 같은 단순한 과제를 수행할 때 요구되는 수축보다 일반적으로 더 과도하게 근육을 수축하고 있다: 게다가 근육 이완이 더 이상 필요하지 않을 때 우리는 그 근육이 이완하도록 두지 않는다. 한편, 우리는 깊은 근막계(DMS)의 억제에 대한 보상을 위해 얕은 근막계(SMS)를 과도하게 동원하고 있다.

예를 들어, 레그 서클(Leg circles), 티저(Teaser), 사이드 라잉 레그 서클(Side Lying Leg Circles)을 수행할 때 여러분은 먼저 넙다리뼈머리가 절구 안의 중심에 위치하고 정렬될 수 있도록 깊은 근막계(DMS)(주로 허리근과 깊은 엉덩관절 돌림근)를 활성화하고, 또 척추와 골반을 안정화하기 위해 가로막, 골반바닥, 배가로근(TVA), 뭇갈래근 및 기타 깊은 척추 안정근을 활성화한다. 그 다음, 여러분은 엉덩관절을 움직이기 위해 엉덩관절의 얕은 층 근육〔넙다리곧은근, 넙다리근막긴장근(TFL), 모음근, 뒤넙다리근〕을 활성화시킬 것이고, 또 다리가 움직이기 때문에 일어나는 잠재적 움직임에 대항해 척추와 골반의 안정화를 돕는 얕은 배근육과 척주세움근을 활성화시킬 것이다.

이번에는 너무 많은 운동을 수행했을 때 피로해지고 부적절한 엉덩관절의 중심화(centering)와 정렬이 고착될 수 있는 깊은 근막계(DMS)의 억제와 얕은 근막계(SMS)의 과활성화를 생각해 보자. 관절이 현재 수행과 후속 수행 내내 부정정렬이 증가된다면, 신경계는 보다 나은 안정화를 일으키기 위해 관절 주위의 근육〔얕은 근막계(SMS)〕을 타이트하게 만든다. 그러나 여러분은 일상생활활동의 한 부분(서고 걷는 것과 같은)으로서 얕은 층 근육을 사용하고 있다. 이 근육들의 과활성화는 습관화된다. 여러분이 밤에 집에서 앉아 있을 때(근육이 이완되어야 하는 시간)도, 얕은 층 근육에서 타이트니스가 발생하는 것을 확인할 수 있을 것이다. 여러분이 걷고, 달리고, 사전거 타고 또는 필라테스 운동을 많이 할수록, 이러한 과사용 패턴은 더욱 고착화된다.

과활동이나 그립핑(Gripping)의 습관화 패턴을 붕괴하려면, 우리는 먼저 운동조절을 향상시키거나 신경계가 자세와 움직임을 시작하고 조절하는 방법을 향상시켜야 한다. 얕은 근막계(SMS)를 이완하고 깊은 근막계(DMS)를 활성화시킬 수 있도록 운동패턴의 강도를 다시 측정해야 한다.

레그 서클(Leg Circles)의 예를 이용하여, 깊은 근막계(DMS)가 어떻게 활성화하고 또 얕은 근막계(SMS)와 깊은 근막계(DMS)가 잘 협응하고 있는지를 살펴보자. 엉덩관절 서클(Circles) 수행을 향상시키려면, 코어를 활성화해야 한다. 얕은 근막계(SMS)의 그립핑을 억제하고 깊은 근막계(DMS)와의 연결을 최적화하려면, 누워서 엉덩관절을 굽힘하고 코어를 활성화〔가로막호흡과 함께, 배가로근(TVA)과 골반바닥의 활성화〕해야 할 것이다.

기능 활동 동안 엉덩관절의 중심화를 향상시키기 위해, 그림 5.9의 여성은 3차원 호흡을 수행하고 그 호흡을 깊은 근막계(DMS)의 활성화에 잘 협응시키고 있다. 그런 다음, 그녀는 패턴 내내 상대적으로 이완을 유지하고 있는지를 확인하기 위해 과도한 그립핑(Gripping) 부위〔대개, 배곧은근, 넙다리근막긴장근(TFL), 또는 모음근〕를 촉진한다. 그녀는 배꼽 바로

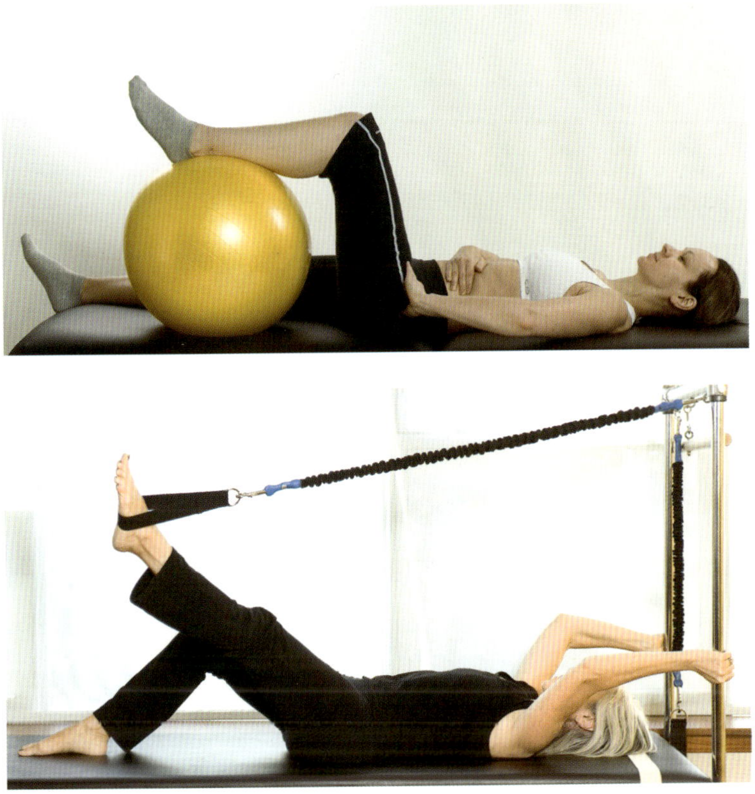

그림 5.9: 3차원 호흡과 깊은 근막계(DMS) 활성화의 협응.

위의 척추에서 엉덩관절의 깊은 곳까지 연결된 가상의 선을 상상하고, 다리를 절구 안으로 당기기 시작하고, 척추와 엉덩관절을 연결한다. 그녀는 이러한 패턴 동안 얕은 엉덩관절 굽힘근을 이완해야 하는데, 그 이유는 얕은 근막계(SMS)를 과도하게 이용하는 그립핑(Gripping) 없이, 엉덩관절을 움직이는 운동조절을 향상시키고 있기 때문이다. 그녀가 얕은 근막계(SMS)의 보상성 그립핑 전략 없이 깊은 근막계(DMS)를 활성화한 후에는, 이 전략을 높은 수준의 움직임 패턴으로 통합시키는 방법을 그녀에게 가르쳐 준다.

비체중부하의 다리를 돕기 위해, 발에 스트랩을 감고 레그 서클(Leg Circles)을 수행함으로써, 그녀는 엉덩관절이 절구 안으로 가라앉는 것을 상상할 수 있다. 운동조절이 향상되었다면, 그녀는 다른 높은 수준의 패턴으로 진전할 수 있지만, 얕은 층 엉덩관절 굽힘근을 과도하게 수축하지 않는 것에 신경을 쓴다.

그립핑(Gripping)의 자각을 향상한다.

클라이언트는 스스로 자신의 그립핑(Gripping)을 느끼고 모니터할 수 있도록 그립핑된 부위를 자각하는 것이 중요하다. 과활동 또는 그립핑 부위를 어떻게 촉진하는지를 클라이언트에게 가르쳐 주는 것도 교정운동 과정 동안 그립핑을 이완하는데 도움을 주는 중요한 단계이다.

적절한 조절을 가지고 있다면, 여러분은 안정화나 움직임을 위해 그립핑 할 필요성을 못 느낄 것이다. 깊은 근막계(DMS)와 얕은 근막계(SMS)가 균형을 이루고, 그립핑 없이 적절하게 반응한다면, 진행중인 과제에 그립핑이 특별하게 필요하지 않을 것이다. 기능을 향상시키는 핵심은 효율적인 코어 안정화 전략을 발달시키는 것이고, 이를 통해 그립핑 전략에 의존하지 않고 관절 조절을 향상시킨다.

그러나, 여러분이 효율적인 코어 안정화 전략을 유지할 수 없다면, 그립핑(Gripping)이 주요 보상전략이 된다. 코어 기능에 직접적으로 영향을 주는 3가지 부위의 그립핑은 등 그립핑, 복부 그립핑, 엉덩이 그립핑이다. 개인의 특정 그립핑(Gripping)은 그들의 신경발달, 외상과 수술 이력, 운동 선택, 그리고 앞 장에서 설명되었던 모든 부가적 요소에 기반하여 다양할 것이다.

등 그립핑 (Back Gripping)

등 그립핑을 가진 사람은 척추 부위의 과긴장(근수축이 가장 크게 발생하는)을 가지는 경향이 있다. 비록 그것이 척추의 어느 부위에서나 발생할 수 있이지만, 일반적으로 등 그립핑이 일어나는 부위는 등허리 부위이다. 이러한 사람은 일반적으로 등허리 앞굽음증이 증가되는 경향이 있고, 허리뼈의 굽힘 가동범위가 감소된다. 신체는 과긴장 부위나 과도하게 압박된 부위에서 분절 굽힘함으로써 앞굽음 만곡을 보상할 것이다. 이러한 분절 굽힘 수준(또는 흔히 *굽힘 불안정*으로 불리는)은 굽힘 시 더 많이 가동되는 척추 부분이거나, 또는 주변 척추 분절이 폄 상태로 압박되기 때문에 과도하게 굽힘되는 부분이다: 한편, 그 부위는 움직임을 일으키기 위해 보상작용하는 부위이다. 이러한 굽힘된 부위는 불안정 부위가 되며, 종종 허리뼈 원반 문제/신경관련 통증을 일으킨다.

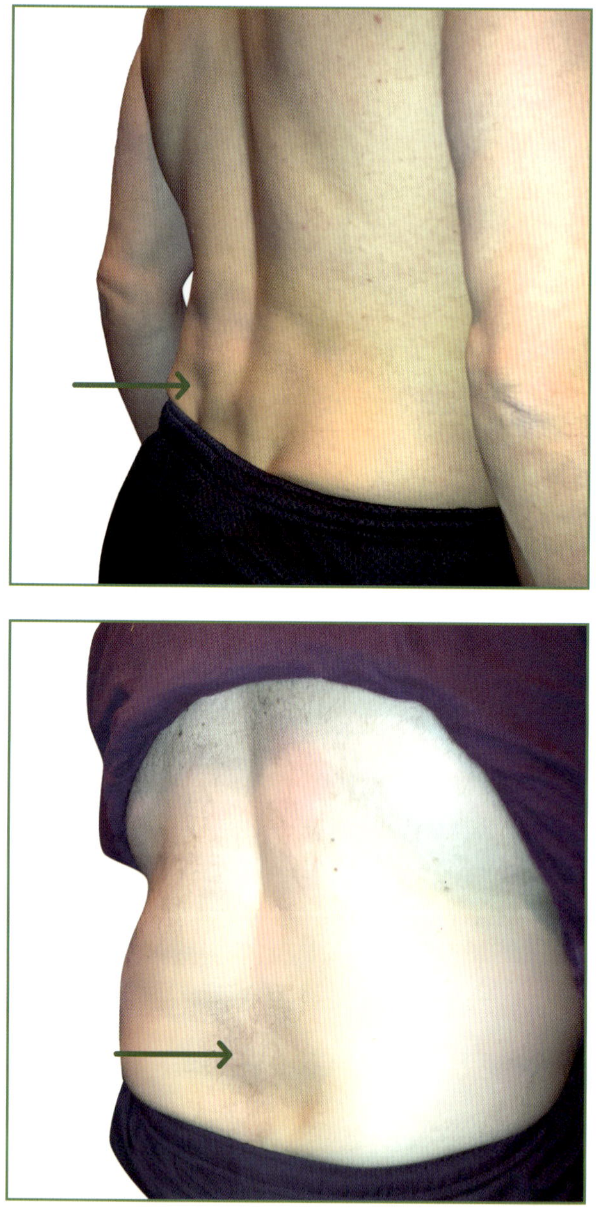

그림 5.10: 타이트니스와 그립핑(gripping)의 결과로서 일어난 척추의 굽힘.

그림 5.10의 환자에서 아래쪽 등뼈와 중간 등뼈에 과긴장이 있는지, 보상성 등허리 폄이 있는지, 그리고 허리뼈의 굽힘 불안정(등에서 튀어나온 "혹")이 있는지를 체크한다. 이러한 굽힘 부위는 일반적으로 그 부위 위쪽의 타이트니스와 그립핑(Gripping)의 결과로서 발생한다. 클라이언트가 대개 이 부위에서 통증과 기능부전을 경험하게 되는데, 그 이유는 척추 분절을 통제할 수 없어 그 부위의 원반, 신경 및 물렁 조직이 자극되기 때문이다.

우리가 언급했듯이, 그립핑(Gripping)은 척추를 따라 어느 부위에서나 발생할 수 있다. 앞에서 언급한 허리뼈 앞굽음 환자를 다시 생각해 보자. 그녀는 만성 두통과 오른쪽 어깨 타이트니스와 함께, 위쪽 등뼈 세움근의 그립핑을 가지고 있었다. 전체 척추의 앞굽음을 체크해 본다: 그녀는 가로막의 뒤쪽 부분을 제대로 이용할 수 없었고, 보조 호흡근(목갈비근, 목빗근,

작은가슴근)의 과사용으로 인해 가슴우리 뒤쪽이 위로 열려 있어 거북목 자세를 취하고 만성 두통을 갖고 있다. 우리가 과하게 수축된 척주세움근을 이완하는 것과 뒤쪽 호흡하는 방법에 집중한 결과로, 그녀는 목의 만성 긴장을 이완할 수 있었고, 두통의 빈도와 강도를 크게 줄일 수 있었다.

등 그립핑(Back Gripping)은 젓힘이나 수영과 같은 운동에 의해 악화될 수 있는데, 그 이유는 사람이 과도하게 수축된 근육을 계속 과도하게 사용하기 때문이다. 등 그립핑을 가지고 있는 사람은 척주세움근에서 높은 수준의 안정시 긴장을 가지고 있다. 이러한 폄 편중 운동의 유형은 폄의 역할에서 척주세움근의 사용을 영속시킬 수 있다.

앞에서 언급했듯이, 그립핑(Gripping)은 우리가 클라이언트에게 제공하는 몇몇의 일반적인 큐잉의 결과로 일어날 수 있다. 특히, "가슴을 들어올리세요", "양쪽 어깨뼈를 아래쪽과 뒤쪽으로 붙이세요"등과 같은 큐잉이 등 그립핑을 초래할 수 있다: 이 두 작용들의 결합은 어깨와 등을 통해 그립핑을 일으킬 수 있는데, 이것은 호흡과 적절한 어깨 기능을 억제시킬 것이다.

그림 5.11은 클라이언트 중의 한 명으로, 어린 시절 체조를 할 때 위와 같은 큐잉을 받았던 사람이다. 가만히 앉은 자세를 취하게 한 후, 허리뼈 세움근의 안정시 긴장 정도를 확인한다. 이 근육들의 촉진으로 높은 수준의 긴장이 존재한다는 것을 알 수 있지만, 가만히 앉을 자세를 취할 때 높은 수준의 얕은 층 근육 긴장이 필요하지 않다. 이것은 많은 클라이언트들이 앉은 자세를 취할 때 허리 문제를 경험하게 되는 또 다른 이유이다: 그들은 이들 근육을 이완하지 못한다. 그래서 그들은 하루 종일 척주세움근을 수축한 상태로 앉은 자세를 취하고 있는 것이다.

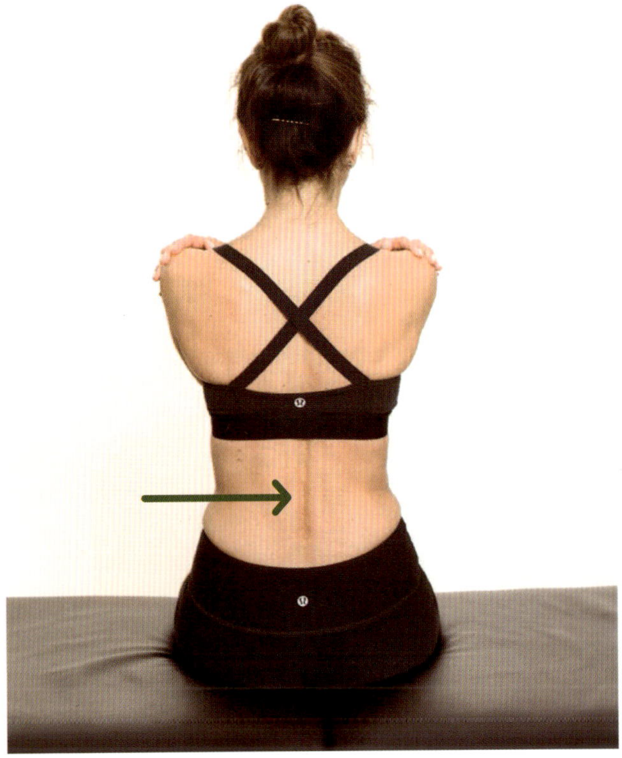

그림 5.11: 조용하게 앉아 있을 때 클라이언트의 허리뼈 척주세움근에서 나타나는 안정 시 긴장.

앞에서 설명했던 만성 허리통증 환자를 대상으로 수행한 연구를 다시 생각해 보자. 이 환자들은 허리통증이 없는 사람과는 달리, 브레이싱 안정화 전략을 사용할 뿐만 아니라, 갑작스런 움직임 이후(중력중심의 갑작스런 변화) 근육 이완할 수 없음을 기억해야 한다. 이것은 근육을 이완하는 방법을 아는 것이 근육을 수축하는 방법을 아는 것만큼 중요하다는 것을 강조한다. 필요할 때 올바른 근육을 사용하는 것과 필요하지 않을 때 그들을 이완시키는 것은 운동조절 훈련의 중요한 부분이고, 교정운동과 점진적 운동 패턴 동안 이 전략이 우리의 목표가 된다.

등 그립핑은 기능적으로 무엇처럼 보이는가? 초기에 소개했던 허리통증을 가진 또 다른 사람이 그림 5.12에 제시되어 있다. 그는 서기나 걸을 때 허리통증을 경험했지만, 앉거나 축구(1주일에 한 번 정도)할 때는 허리통증을 경험하지 않았다. 등허리 세움근의 뚜렷한 과긴장을 확인한다. 흥미로운 것은 그 사람은

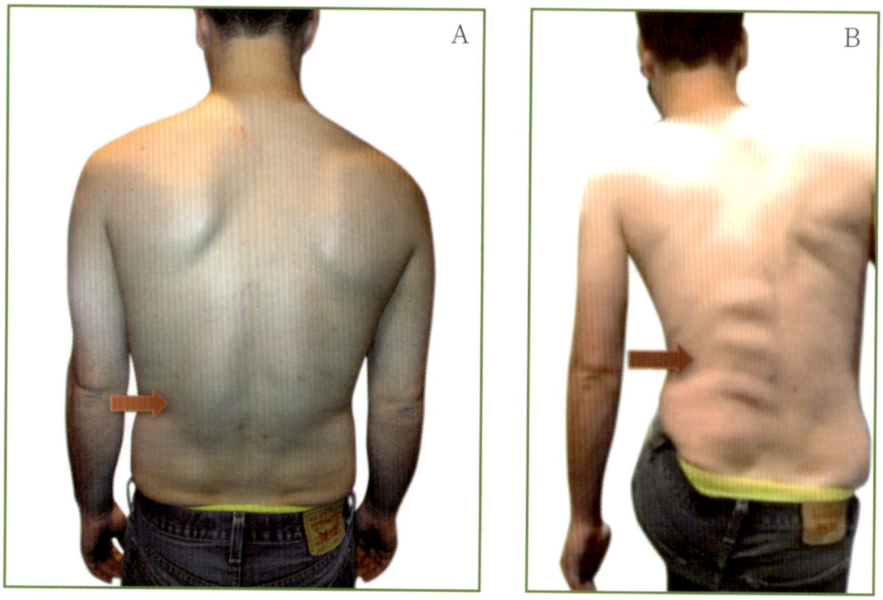

그림 5.12: (a) 허리통증을 가진 환자. (b) 허리통증 환자의 한발 서기 검사.

일상생활에서 무거운 것을 들지 않았고 앉은 자세로 일을 하지 않았다는 것이다; 이 근육들이 왜 발달 되었는가?

그의 한발 서기 검사를 살펴봤을 때〔그림 5.12(b)〕, 우리는 그가 왜 서거나 걸을 때 더 큰 문제를 일어나는지를 정확하게 알 수 있었다. 한쪽 다리로 균형을 잡을 때, 뚜렷한 과긴장이 증가됨을 체크한다. 그의 나쁜 호흡과 나쁜 코어 안정화 전략 때문에〔예: 깊은 근막계(DMS)의 억제〕, 그는 한발 서기 자세 때 몸통의 안정성을 위해 얕은 근막계(SMS)(주로, 척주세움근)를 과도하게 사용하고 있다. 이것은 많은 사람들(특히, 척주세움근/허리네모근의 만성 과긴장과 통증유발점을 가진 사람)이 쓰는 일반적인 전략이다.

복부 그립핑 (Abdominal Gripping)

얕은 근막계(SMS)의 과도한 수축이 일어나는 다른 영역은 복부이다(그림 5.13). 복부 그립핑은 매우 흔하게 발생하고, 심지어 매우 건강한 사람에게도 발생하는데, 그 이유는 배에 힘을 주고(배를 수축하고) 걷도록 교육을 받았기 때문이다. 배에 힘을 주고 걷는 것이 미용상으로 보기 좋겠지만(허리선이 작아 보이기 때문에), 장기간 이러한 그립핑 전략을 썼을 때 이러한 신체 반응은 바람직하지 않다.

그립핑(Gripping)이 안정화를 위한 좋은 장기 전략이 아닌 이유를 알려면, 다음 시도를 본다. 여러분이 앉은 자세에서 본 책을 읽는다고 가정했을 때, 책장을 넘기기 위해 한쪽 팔의 위팔두갈래근을 수축하고, 다음 페이지를 읽는 동안 그 근육의 수축을 유지한다. 이번에는 하루 종일 위와 같이 위팔두갈래근을 수축하면서 걷을 때 무슨 일이 일어나는지를 상상해보자. 며칠 이내에 그 근육을 과긴장되고 피로해질 것이고, 팔꿈치가 뻣뻣해지고 통증이 발생할 것이다. 여러분이 배벽에 힘을 주고 걷는다면, 배 근육 뿐만 아니라, 갈비우리와 척추 주위의 관절에서 위와 동일한 현상이 일어날 것이다. 배 근육이 여러분의 갈비우리와 골반을 당기기 때문에, 위팔두갈래근이 팔꿉관절을 압박하는 방법과 동일하게, 배 근육이 여러분의 허리를 압박할 것이다. 팔꿈치처럼, 시간이 경과

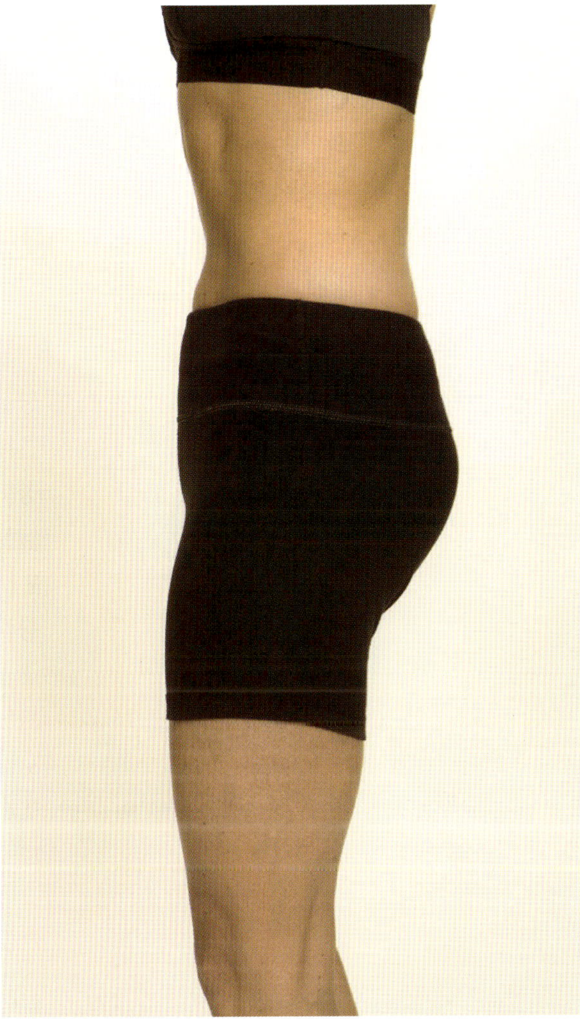

그림 5.13: 복부 그립핑(abdominal gripping).

하면, 이러한 그립핑 전략이 척추의 인대, 원반 및 관절을 자극할 것이다.

등 그립핑과 비슷하게, 복부 그립핑도 운동 강좌, 잡지 또는 기타 피트니스 관련 매체에 의해 제공되었던 많은 큐잉의 결과로 일어난다. "배를 안쪽으로 당기세요", "코어에 힘을 주세요", " 펀치를 뻗을 때처럼 배를 조여 주세요", "배를 조여 주세요"와 같은 큐잉은 피트니스 업계에서 사용하는 일반적인 큐잉이다. 우리가 이들을 옹호하지 않는 이유는 3가지이다:

1. 우리가 앞 단락에서 이것을 간단하게 언급했지만, 장기간 그립핑(gripping) 전략을 사용하는 것과 관련된 몇 가지 문제가 있다. 높은 수준의 복부 긴장은 신체 계통에 가해지는 압박력을 증가시킨다. 특히, 척추에 가해지는 굽힘의 힘을 조절하는 허리뼈 세움근의 공동 활성화가 일어난다. 앞 부분의 위팔두갈래근에서 설명했듯이, 시간이 경과하면 척추, 골반 및 엉덩관절이 장기간의 압박에 잘 반응하지 않을 것이다.

2. 과도하고 영구적인 복부 그립핑은 가로막을 적절하게 사용하지 못하도록 만드는데, 그 이유는 가로막의 움직임이 코어(TPC)에서 제한될 수 있기 때문이다. 이것은 호흡을 악화시키고, 척추의 감압을 억제한다. 왜냐하면 척추를 안정화시키는 복부 내압(IAP)을 적절하게 이용할 수 없기 때문이다. 이러한 결과로 인해 이것은 증가된 복부 압력을 골반강으로 이동시킬 것이다; 시간이 경과하면, 골반바닥이 위에서 내려오는 압력을 이겨낼 수 없게 된다. 왜냐하면 그 이유는 가로막이 적절하게 작용함으로써 반사적으로 활성화되지 않거나 너무 강한 아래쪽 압박이 존재하기 때문이다. 종종 이것이 골반바닥 기능부전과 요실금을 유발시킨다.

3. 배벽을 타이트하게 만들거나 안쪽으로 당기기는데 어려움을 가진 환자나 클라이언트를 우리가 많이 경험하지 않았지만, 대다수, 특히 복부 수술 후와 만성 위창자 문제를 가진 환자를 위한 배벽의 브레이싱이 그들의 코어를 안정화시키기 위한 불이행 전략이 된다. 만약 우리의 클라이언트나 환자가 배벽을 안쪽으로 당기는 전략을 수행하는 문제를 갖고 있지 않다면, 코어 기능을 향상시키는 그 전략을 계속 이용할 수 없을 것이다. 만약 어느 것이 상대적으로 수행하기 쉽다면, 그것은 일반적으로 사람이 그 전략을 계속 훈련할 필요가 없다는 것을 의미한다. 이 환자들을 위해, 우리는 "배를 조여 주세요"의 잘못된 해석으로부터 초래될 수 있는 복부 그립핑을 증가시키지 않고, 낮은 수준의 장력을 활성화하고 발달시키는 배가로근(TVA)과 나머지 깊은 근막계(DMS)를 강화하는 효율적인 전략을 발달시키는 노력을 할 것이다. 수많은 사람들은 배를

안쪽으로 당기기 위해서 얕은 근막계(SMS)(배빗근과 배곧은근)를 과도하게 동원하고 있다. 그립핑된 배벽을 가지고 걷는 것은 하루 종일 팔을 굽힌 채 걷는 것보다 별로 나을 게 없다.

여러분은 표 5.1에 제시된 몇몇 선택을 통해 깊은 배벽과 골반바닥의 공동 활성화를 향상시키기 위해 여러분이 사용하던 큐잉을 수정할 수 있다.

일반적인 큐잉(지시) (Common Cues)	수정 어구 (Modify with These Phrases)
배를 조여 주세요 (Tighten your tummy)	복부를 조일 때 근력의 10%만 사용하세요.
배를 안쪽으로 당겨 주세요 (Pull your abs in)	부드럽게 진공 밀봉할 때처럼 척추 쪽으로 부드럽게 당겨 주세요.
배를 움푹하게 만드세요 (scoop your abs)	두덩뼈에서 갈비우리 쪽으로 즉, 아래쪽에서 위쪽으로 배를 당기세요. 장기를 들어올리는 그물이라고 상상하세요.
코어에 힘을 주세요 (Brace your core)	허리 높이까지 차가운 호수 안으로 들어갈 때처럼 척추뼈 수준에서 가볍게 빠르게 힘을 주세요.

표 5.1 그립핑을 일으키지 않고 복부를 수축하게 하는 큐잉(cueing).

제왕절개술과 위창자 절제술을 받았던 에반(Evant)의 환자(4장)를 다시 한 번 생각해 보자. 그녀는 수술의 결과로서 발생된 근육 억제를 위해 부가적인 지지를 제공하고 있고, 배가 안쪽으로 당겨진 채 살아가고 있다. 그립핑에 의존하지 않는 향상된 전략을 발달시키려면, 우리는 과도한 수축을 이완하고, 배 근육의 만성 긴장을 감소시키고, 코어(TPC) 내의 유연성을 촉진시키는 방법을 배워야 한다. 이것은 보다 효율적인 호흡 전략을 지지하고, 복부 내압(IAP)의 발달을 통해 척추에 가해지는 압력을 감소시킨다.

부가적으로, 적절한 3차원 호흡은 가로막을 아래쪽으로 밀어, 내장기를 마사지하고, 이로 인해 전신의 기능을 향상시키는 복부 순환이 향상된다. 만성 그립핑의 이완은 전체 신체 계통에 인상적인 영향을 줄 수 있는데, 그 이유는 그립핑(Gripping)의 이완이 물렁조직의 가동성뿐만 아니라, 혈액과 림프조직의 가동성을 지지하기 때문이다.

그림 5.14의 환자는 복부 그립핑의 또 다른 예이다; 허리뼈 앞굽음의 소실과 골반 뒤쪽경사를 확인한다. 그런 사람은 향상되기 어려울 수 있는데, 그 이유는 그의 만성 그립핑이 배벽을 단축시켰기 때문이다. 그는 수년 동안 하루에 100개의 크런치(Crunch)를 수행하고, 지난 35년 동안 앉아서 일을 해 온 그 결과로서, 등뼈 뒤굽음, 골반의 뒤쪽경사 및 허리뼈의 굽힘 등의 증가가 초래되었다. 이러한 전략의 결과로서, 그는 허리통증과 좌골신경통으로 고생했다. 그는 배벽을 이완하는 것과, 자세를 향상시키고, 증상을 감소시키는 척추의 중립 자세와 골반 자세에 대한 조절을 더 많이 배워야 한다.

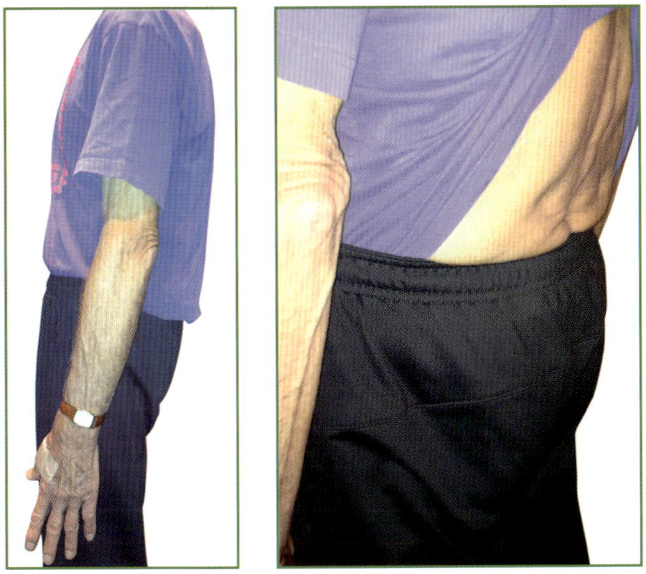

그림 5.14: 복부 그립핑을 가지고 있는 사람의 다른 예.

복부 그립핑을 가지고 있는 사람은 중립 척추 자세에서 훈련하려고 애를 쓰지만, "편평등(flat back)" 또는 임플린트된 척추 자세를 달성하게 된다. 배곧은근과 배바깥빗근이 척추와 골반의 이러한 자세를 유지할 수 있고, 심지어 깊은 근막계(DMS)의 도움 없이도 아주 쉽게 이러한 자세를 취할 수 있다.

임플린트된 자세를 사용해야 하는 것은 여전히 필라테스 사회에서 논쟁거리이다. 대답은 경우에 따라 달라진다는 것이다. 어떤 환자(척추협착증이나 척추전방전위증과 같은)는 중립의 척추 자세를 달성할 때 과도한 주의가 필요한데, 그 이유는 척추의 중립 자세가 자극을 일으킬 수 있기 때문이다. 현대 무용가나 체조선수가 아닌 우리들 대부분(척추원반 탈출증을 가진 사람)의 경우에는, 임플린트된 자세를 피하도록 조언하는 것이 가장 좋다. 기본적인 이유는 굽힘된 허리뼈 자세가 허리뼈 원반에 대부분의 압박을 가하기 때문이다. 이러한 이유 때문에, 우리는 그 사람의 가능한 범위 내에서 척추 중립 자세의 인지 능력을 키워주어야 한다. 왜냐하면, 척추 중립위가 척추와 원반을 가장 잘 보호하는 자세이기 때문이다. 허리뼈의 굽힘은 앞쪽 숙임(forward bending)과 기타 일상생활활동과 같은 삶의 자연스런 한 부분이다. 여러분이 수행의 한 부분으로서 임플린트된 척추 자세를 수행한다면, 이러한 사전 요건을 고려해야 한다: 올바른 호흡, 적절한 깊은 근막계(DMS)의 활성화 및 원반 문제나 허리통증과 같은 척추 문제로부터의 방해 등.

앉은 자세에서 골반 중립 자세 훈련하기 (Traidning Neutral Pelvis in a Seated Position)

골반이 뒤쪽으로 경사된 사람에게 있어서, 복부 마사지 운동(그림 5.15)은 골반을 당기는 다리의 뒤쪽 근육을 신장하는 동시에, 골반 중립 자세에서 엉덩관절 안정화를 수행하는 이상적인 운동 방법이다. 이 방법은 축성 신장을 배우는 모든 사람에게 매우 좋은 방법이다. 유능한 강사는 터치를 통해 정확한 척추 분절을 큐잉할 수 있을 것이다. 이 분절들은 운동 동안 더 많이 움직일 것이고, 가시돌기가 많이 튀어나와 촉진하기가 쉬울 것이다. 보다 관대한 복부 마사지의 변형을 위해, 스프링의 개수를 줄이고, 발을 풋바나 플랫폼 위에 내려놓는다.

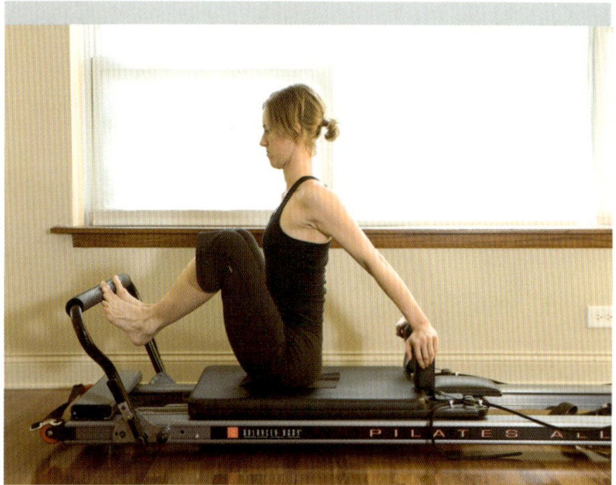

그림 5.15: 복부 마사지 운동.

설리 사만(Shirley Sahrmann)의 운동도 골반 뒤쪽 경사를 교정시키는 매우 훌륭한 방법이고, 숏박스에서 행해질 수 있다. 안전띠를 한쪽 발에서 제거하고, 허벅지 밑에 안전띠를 고정한다. 똑바른 앉은 자세를 취한 후, 골반을 중립위로 하고 다리를 교대로 폄과 굽힘한다. 이때 척추를 길게 유지시킨다. 복부 마사지와 마찬가지로, 이것은 강력한 뒤넙다리근의 당김을 이겨내고 골반과 아랫등을 고정하는 것이 쉽지 않을 것이다. 척추를 길게 유지하면서, 지면으로부터 다리를 몇 인치 들어올린 후 그 자세를 유지해 본다. 난이도를 더 높이기 위해, 다리를 손바닥 쪽으로 압박(다리의 위쪽 압박)할 때, 손바닥으로 다리를 압박을 가한다(손의 아래쪽 압박). 엉덩관절 굽힘근 수축에 의한 압박의 힘에 대항해 아래쪽 척추를 계속 신장한다.

엉덩이 그립핑 (Hip Gripping)

기술적으로 코어(TPC)의 일부가 아니지만, 엉덩관절 복합체는 골반과 허리뼈의 정렬과 기능에 직접적인 영향을 줄 것이다. 깊은 근막계(DMS)와 얕은 근막계(SMS) 사이에 적절한 균형이 있으면, 대부분의 기능 활동을 할 때 넙다리뼈머리가 비교적 절구의 중심에 위치하게 된다(그림 5.16(a)); 즉, 골반이 넙다리뼈머리 주위에서 지지되고 조절된다.

그러나 가쪽 또는 뒤쪽 엉덩관절의 근육이 과도하게 수축되면(그립핑), 그 근육들은 절구 안에서의 적절한 넙다리뼈머리 정렬을 파괴시켜, 넙다리뼈머리를 앞쪽으로 이동시킨다〔그림 5.16(b)〕. 넙다리뼈머리의 앞쪽 위치는 기능 활동 동안 엉덩관절의 돌림축을 붕괴시키고, 넙다리뼈머리의 앞쪽 부분과 뒤쪽 부분에 마모를 일으킨다. 부가적으로, 엉덩이 그립핑은 넙다리뼈머리 위에서 골반의 위치와 조절을 변화시키고, 또

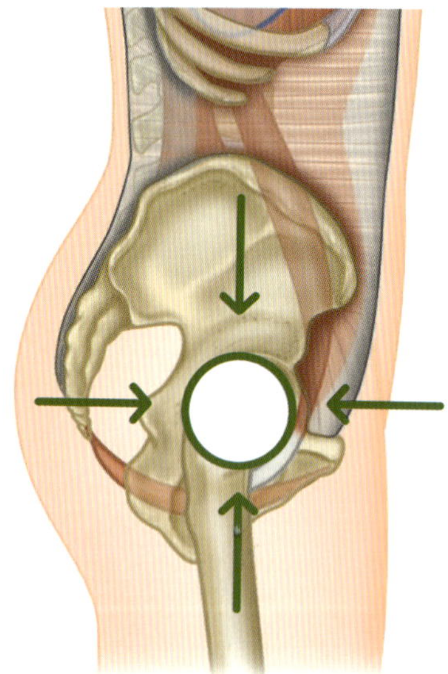

A

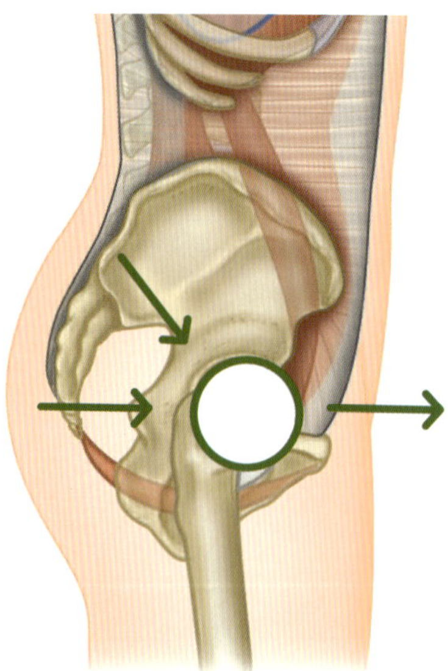

B

그림 5.16: (a) 엉덩관절의 중심화; (b) 넙다리뼈머리의 앞쪽 위치.

골반의 앞쪽돌림, 뒤쪽돌림, 가쪽경사 등을 포함한 많은 자세 변화를 초래한다; 그것은 다리-길이 차이에도 영향을 미친다.

우리는 넙다리뼈머리의 앞쪽 위치가 우리의 클라이언트나 환자에게서 볼 수 있는 많은 문제를 초래한다고 믿는다: 넙다리뼈머리절구충돌(FAI), 절구테두리 열상(넙다리뼈머리의 앞쪽 이동으로 인한 절구 테두리의 찢어짐) 및 장기간의 퇴행성 변화.

엉덩이 그립핑은 뒤쪽/가쪽 엉덩관절 복합체의 과도한 수축으로 일어나고, 큰뼈돌기의 바로 위쪽과 뒤쪽에 위치한 가쪽 허벅지에 촉진되는 오목 부위가 발생한다. 만약 그립핑(Gripping)이 장기간 일어났다면, 그림 5.17에서 보여지듯이, 큰볼기근의 아래안쪽 섬유가 일반적으로 근소모된다. 그 사람은 큰볼기근의 얕은 층 섬유와 깊은 돌림근의 일부에서 과활동을 보인다.

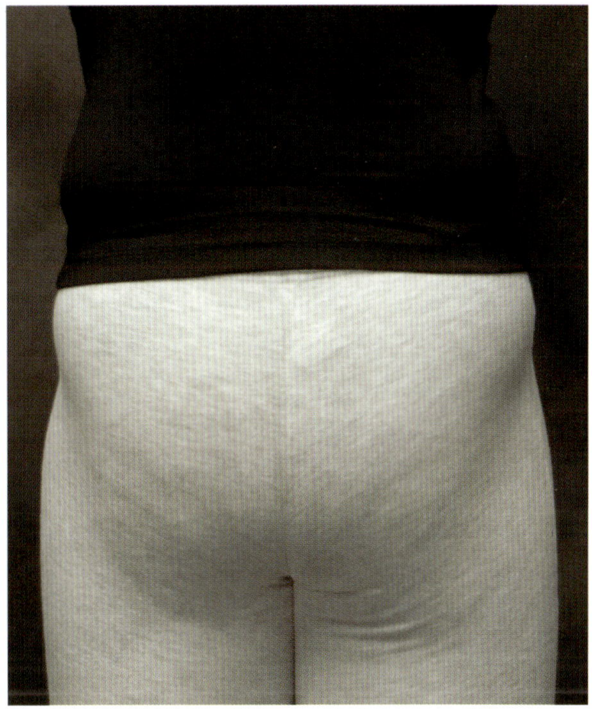

그림 5.17: 엉덩이 그립핑을 가지고 있는 사람의 또 다른 예.

그림 5.17은 전형적인 엉덩이 그립핑의 예이다. 쭈그려 앉기(Squat), 런지(Lunge), 스텝-업(Step-Up) 등과 같은 하체 운동 패턴을 하는 동안, 엉덩관절의 과도한 활성화 결과로서 뒤쪽과 가쪽의 엉덩관절 근육의 수축에 의해 발생되는 가쪽 엉덩이의 오목 부위를 체크해 본다. 이러한 엉덩이 그립핑 전략 때문에, 그는 영구적인 만성 타이트니스 상태로 살아갈 것이고, 이러한 타이트니스 상태가 엉덩관절의 절구 테두리 열상을 초래할 것이다.

어떤 사람은 가쪽 허벅지에 오목 부위가 없어도 엉덩이 그립핑을 가지고 있는 사람이 될 수 있다. 일반적으로 이 사람들은 얕은 층 볼기근, 엉덩관절의 벌림근/모음근, 엉덩관절 굽힘근 등에서의 증가된 안정 시 긴장과 엉덩관절 가동범위의 제한을 보인다. 여러분이 엉덩이 그립핑을 가지고 있는 사람이고, 엉덩관절 움직임을 위한 적절한 위치를 비교적 유지할 수 있다면, 여전히 넙다리뼈머리가 절구 안에서 과압박될 것이고, 또 시간이 경과하면 엉덩관절의 물렁조직과 뼈 구조물의 마모가 증가될 것이다.

기능 활동 동안 엉덩이 그립핑은 어떻게 발현되는가? 골반과 엉덩관절을 굽힘하거나 돌림할 때 엉덩이 그립핑이 가장 잘 나타난다. 엉덩이 그립핑을 가지고 있는 사람은 쭈그려 앉거나 몸을 앞쪽으로 숙일 때 일반적으로 엉덩관절을 적절하게 움직일 수 없을 것이고, 무릎이나 허리를 먼저 움직이는 보상작용을 할 것이다. 이러한 동작은 엉덩관절 움직임 부족을 보상하기 위해 허리/무릎에 스트레스를 증가시킨다.

그림 5.18은 만성 허리 문제를 가진 운동선수를 보여 주고 있다. 그는 허리 문제로 인해 충분히 운동할 수 없었고, 운동과 연습 동안 그의 수행에도 영향을 주었다. 평가 시 뒤쪽과 가쪽의 엉덩이에서 그립핑(Gripping)이 뚜렷하게 나타났고, 등허리의 척주세움근에서도 과긴장이 나타났다(그림 5.18 참고).
허리를 앞으로 숙일 때, 골반 앞쪽 경사의 부족을 체크해 본다. 뒤쪽 엉덩이 그립핑 때문에 그는 허리뼈를 과도하게 굽힘함으로써 보상작용을 할 것이다.
움직임이 증가된 부위는 허리통증을 느끼는 정확한 위치이다. 엉덩관절의 제한이 그를 골반 뒤쪽경사와 허리뼈 굽힘된 자세로 앉게 하고, 이러한 앉은 자세가 코어의 기능부전을 지속시킬 것이다.

그림 5.18의 운동선수는 이들 그립핑 전략이 어떻게 운동사슬에서 그 밖의 보상성 불안정성을 초래할 수 있는지를 명확하게 보여주고 있다. 우리가 이 패턴들을 변화시키지 않으면, 안정화와 움직임을 향상시키는데 제한을 가질 수 있다. 필라테스 리포머(Reformer) 운동-엘리펀트(Elephant), 체어(Chair)의 워서 우먼(Washer Woman) 변형(척추를 곧게 펴고 굽힘하는), 또는 수정된 복부 마사지(풋바를 내리거나 또는 숏 박스(Short Box) 위에 앉아서)와 같은-이 패턴을 유지하는 완벽한 기회를 제공한다.

주의 (Note)

키가 큰 사람과 뒤쪽 엉덩이가 타이트한 사람은 숏 박스(Short Box) 운동과 운다 체어 운동을 할 때 볼스터 위에 앉는 것이 종종 좋을 때가 있다. 일반적으로, 엉덩이 그립핑(hip gripping)을 가진 사람이 앉은 자세를 취할 때는 무릎의 높이가 엉덩관절 높이보다 높지 않아야 한다. 왜냐하면, 이러한 자세가 골반을 뒤쪽경사시키기 때문이다.

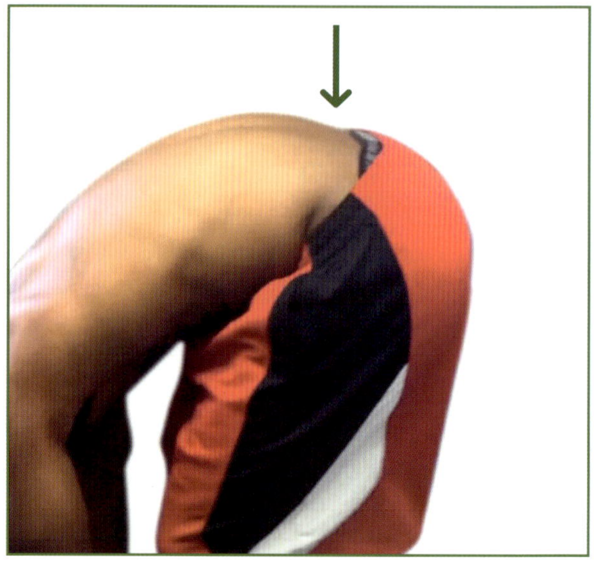

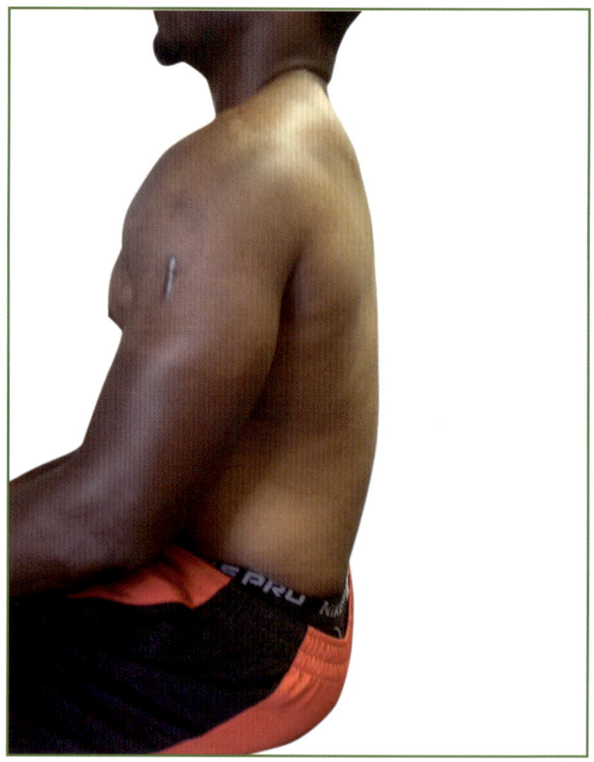

그림 5.18: 만성 허리통증을 가진 프로 스포츠 선수.

기능 활동을 할 때 엉덩이 그립핑이 몇 가지 다른 방법으로 나타난다. 그림 5.19에서 그룹 운동 강좌 동안 버피 운동을 수행하는 신사분을 확인한다; 그가 엉덩관절 굽힘을 얼마나 잘 수행하는가? 그는 골반 앞쪽경사를 매우 작게 수행했는데, 그 이유는 뒤쪽 엉덩이의 그립핑이 과도하기 때문이다. 이러한 결과, 그는 등뼈를 과도하게 굽힘하는 보상작용을 하게 된다.

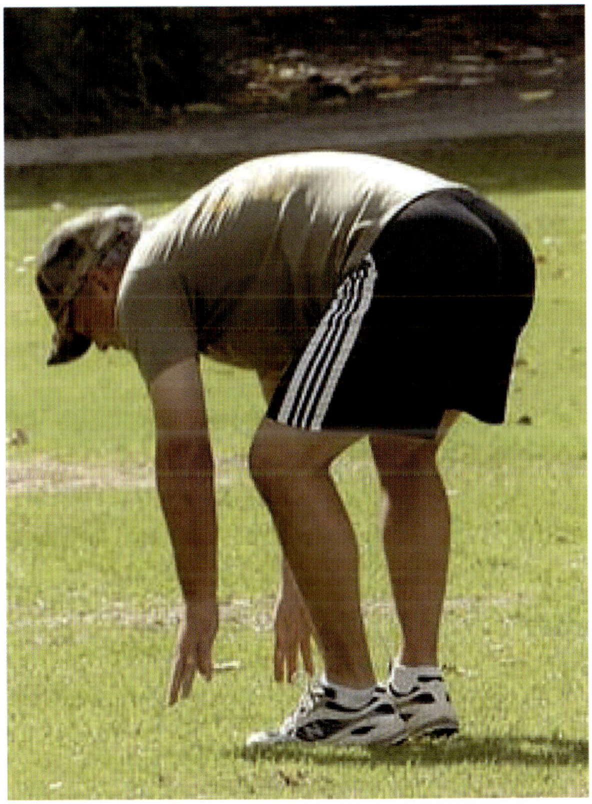

그림 5.19: 버피(burpees)를 수행할 때 그는 뒤쪽 엉덩이의 과도한 그립핑을 보상하기 위해 등뼈를 과도하게 굽힌다.

그림 5.20의 여성이 바벨 스쿼트(Barbell Squat)를 할 때, 여러분은 등뼈 폄과 허리뼈 굽힘이 증가되는 것을 확인할 것이다. 스쿼트(Squat) 패턴 동안 그녀가 엉덩관절의 가동범위를 다 써 버리면, 골반이 뒤쪽경사하기 시작하고, 허리뼈가 더욱 굽힘될 것이다. 이들은 엉덩관절 이외에 허리뼈와 엉치엉덩관절에도 스트레스를 증가시키는 움직임 전략이다.

우리는 필라테스 패턴 동안 뒤쪽과 가쪽 엉덩이를 통해 움직이지 못하는 것을 인지할 수도 있다. 레그 스프링(Leg Spring) 동안 골반 중립 자세 훈련은 안전하고 낮은 하중 환경에서 엉덩관절을 참여시키는 이상적인 방법이다. 우리가 골반을 중립위로 안정화시키는 능력을 얻었기 때문에 엉덩관절이 더욱 유연해지고, 그래서 이 운동을 더 쉽게 할 수 있고 기능적 가동범위를 달성한다. 리포머에서 행해지는 런지(Lunge) 변형, 체어(Chair)에서 수행되는 스탠딩 원-레그 프레스(Standing One-Leg Press), 그리고 체어에서 수행되는 고잉 업 프론트(Going Up Front)는 선 자세에서 이러한 근운동감각 자각을 강화하고 보강하는 부가적인 기회를 제공한다.

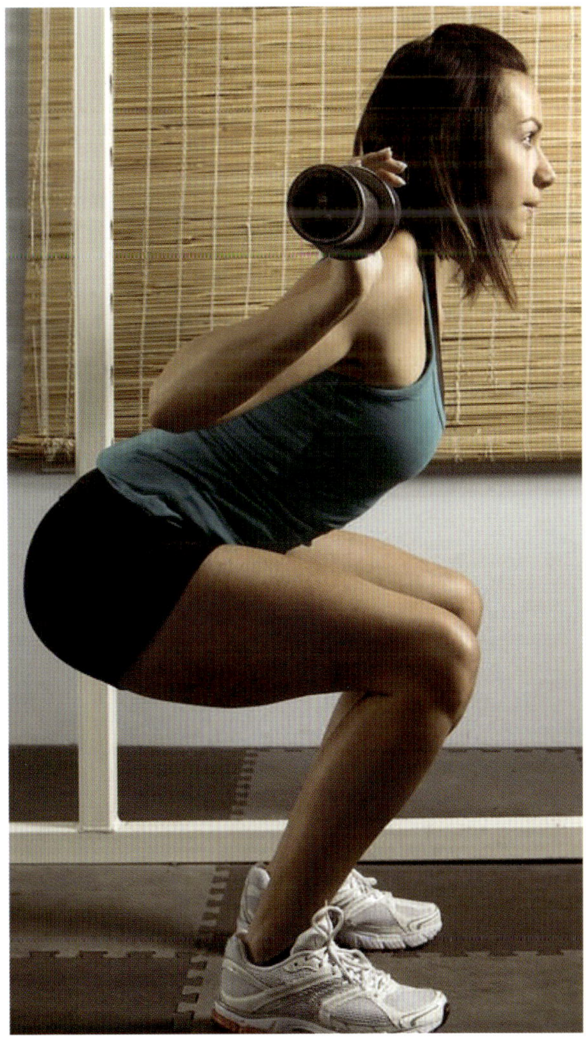

그림 5.20: 바벨 스쿼트(Barbell Squat)의 끝 동작을 취할 때 골반이 뒤쪽돌림하고 허리뼈의 굽힘이 증가된다.

풋워크와 레그 스프잉 동안의 엉덩이 그립핑 (Hip Gripping)

풋워크와 레그 스프링(Leg Spring) 동안에 일어나는 엉덩이 그립핑은 골반을 경사시키는 것처럼 보일 수 있다. 특히 엉덩관절과 무릎관절을 펌하기 시작할 때 더욱 그러하다. 다리가 스프링의 무게를 이겨내고 뻗기 시작할 때 볼기근의 아래쪽 섬유가 안쪽으로 당겨지게 되고, 골반이 캐리지로부터 떨어질 수 있다. 여러분이 그들에게 그것을 지적했다면, 대부분의 사람들은 그립핑을 인지할 수 있다. 만약 그들이 그립핑을 인지하지 못하면, 여러분은 그들에게 할 수 있는 만큼 강하게 볼기근을 수축하도록 하고, 다시 이완하도록 지시한다. 근육을 이완할 때, 마치 가스(방귀)가 빠져나가는 느낌을 상상하도록 제안한다. 특히 클라이언트에게 골반바닥근육에 집중하도록 주문할 때, 지지하고 전문적인 환경을 만들 필요가 반드시 있다.

체어 위에 수행되는 스탠딩 원-레그 프레스(Standing One-Leg Press)

타이트한 뒤쪽 엉덩이를 가진 사람들은 페달이 올라갈 때 골반을 경사시키는 경향을 갖는다. 여러분은 이 운동에 반응하여 그들의 몸통이 뒤쪽으로 이동하는 것을 확인할 수 있다. 이러한 경향에 대한 자각은 그것을 교정하는 첫 단계이다. 페달의 위쪽 범위를 제한하고, 척추를 항상 신장시킨다.

엉덩이 그립핑 패턴을 교정하는데 시간이 왜 필요한가? 만성 엉덩이 그립핑이 있다면, 휴식 시에도 신체를 완전히 이완할 수 없어서, 많은 만성 근육뼈대 문제뿐만 아니라 과긴장, 통증유발점, 그리고 근피로가 지속될 것이다.

많은 사람이 그들의 엉덩이에 왜 힘을 주고 있는지에 대한 그럴싸한 또 다른 설명이 있다. 우리는 많은 엉덩이 그립핑의 사례가 습관적인 패턴으로 일어날 뿐만 아니라, 골반바닥을 지지하는데 도움을 주는 신경계에 의한 반응으로서도 일어난다고 믿고 있다. 골반바닥 전문 물리치료사인 Dr. Judy Florendo도 이러한 이론에 동의하는 것 같다.

엉덩이 그립핑이 일어날 때, 골반바닥이 왜 부가적인 지지를 필요로 하는가? 코어(TPC) 안정성이 손상될 때 그리고 조절을 위해 브레이싱(Bracing)이나 그립핑(Gripping) 전략을 사용할 때, 복강과 골반강 안에 가해지는 상당한 양의 아래쪽 압박이 존재한다는 것을 다시 상기해 보자. 이것은 사람이 부적절한 호흡 패턴을 갖고 있어 복부 내압(IAP)을 제대로 조절할 수 없는 것은 명확하다. 만약 사람이 가로막과 배가로근(TVA)을 적절하게 사용할 수 없다면, 그들은 복부 내압(IAP)을 생성할 수 없고 골반바닥을 반사적으로 활성화시킬 수 없을 것이다; 이것은 증가된 압력의 결과로서 요실금을 초래할 수 있다. 비록 뒤쪽 엉덩이 그립핑이 부적절하다 할지라도, 그것은 골반바닥 지지를 도와 주는데, 뒤쪽 엉덩관절 근육을 사용하는 효율적인 방법이다.

많은 여성들이 스트레스성 요실금(기침, 재치기, 웃음, 운동을 할 때)으로 고생하고 있고, 심지어 젊은 여성 운동선수 중 30%도 요실금 문제로 고생한다. 얼마나 많은 사람이 골반바닥 기능부전(요실금이 실제로 일어나지 않아도)으로 고생하는가? 우리가 올바르게 호흡하지 않거나, 보조 호흡 전략을 과도하게 사용하거나, 깊은 근막계(DMS)의 억제가 있다면, 골반의 반사적 활성화가 부족하게 되고, 골반에 가해지는 압박이 증가하게 된다. 정렬, 호흡 및 깊은 근막계 활성화 등을 향상시키는 것은 만성 엉덩이 그립핑과 후속 타이트니스를 이완할 수 있는 효율적인 전략이다.

다른 그립핑 패턴과 비슷하게, 피트니스 업계에서 배웠던 많은 큐들이 이러한 기능부전을 지속시키는 나쁜 영향을 주었다. "엉덩이를 조여 주세요", "볼기근을 수축하세요", "둔부를 수축하세요"와 같은 큐는 절구 내에서 넙다리뼈머리를 앞쪽으로 이동시킬 뿐만 아니라, 골반을 뒤쪽경사시키는 뒤쪽 엉덩관절 복합체를 과도하게 활성화한다.

뒤쪽 엉덩이 그립핑에 관해, 우리 스스로에게 묻는 하나의 질문은 "당신은 볼기근을 수축하기가 어려운 시간을 갖고 있는가?"이다. 여러분이 우리의 클라이언트와 환자와 비슷하다면, 여러분은 볼기근을 수축하는데 어려움이 없을 것이다. 우리가 앞에서 말했던 것을 다시 기억해 보자. 우리가 어떤 것을 쉽게 할 수 있다면, 우리는 그것을 수행할 필요가 없을 것 같다. 왜냐하면, 이미 그것은 습관화 전략의 일부이기 때문이다. 우리의 목표는 볼기근의 기능을 향상시키는 것이고, 또 그것의 기능과 절구 안에서 넙다리뼈머리를 조절할 뿐만 아니라 골반의 위치를 조절하는 나머지 엉덩관절 근육과 동합하는 섯이다.

우리가 심미적인 문화 속에 살고 있기 때문에, 엉덩이 그립핑의 또다른 일반적인 원인은 엉덩이의 형태와 긴장을 향상시키는 목적으로 이루어지는 뒤쪽 또는 가쪽 엉덩관절 복합체의 과도한 수축이다. 아래쪽 볼기근의 수축이나 그립핑(Gripping)이 우리에게 바람직한 "버트 리프트(butt lift)"를 제공할 것이라고 믿고 있다. 그립핑이 실제로 엉덩이의 형태를 향상시킬 수 있는가?

잘 형성된 볼기근 복합체는 하트 모양이 거꾸로 위치하는 형태를 띤다〔그림 5.21(a)〕. 엉덩이 그립핑이 있으면, 그 사람은 위쪽 볼기근 섬유〔엉덩정강띠(ITB)와 깊은 돌림근에 부착되는 근육들〕를 수축하고 압축할 것이다. 이 섬유들의 수축은 깊은 돌림근과 결합하여, 넙다리뼈머리를 절구 안에서 앞쪽으로 이동시키는 역할을 한다.

추가로, 이러한 전략은 아래쪽 볼기근을 수축하고 압축함으로써 볼기근의 형태를 변화시켜, 넙다리뼈머리를 절구 안에서 뒤쪽으로 위치하지 못하도록 하거나 더 깊고 아래쪽에 위치하는 볼기근을 사용하지 못하게 한다〔그림 5.21(b)〕. 결과적으로, 그 사람의 얕은 층 볼기근의 아래쪽과 안쪽 섬유(절구 안에서 넙다리뼈머리를 뒤쪽으로 이동시키는)가 위축될 것이다. 엉덩이 그립핑(hip gripping)의 결과로서 볼기근의 형태가 나빠질 뿐만 아니라, 엉덩관절, 골반 및 아랫등의 기능부전이 발달할 것이다.

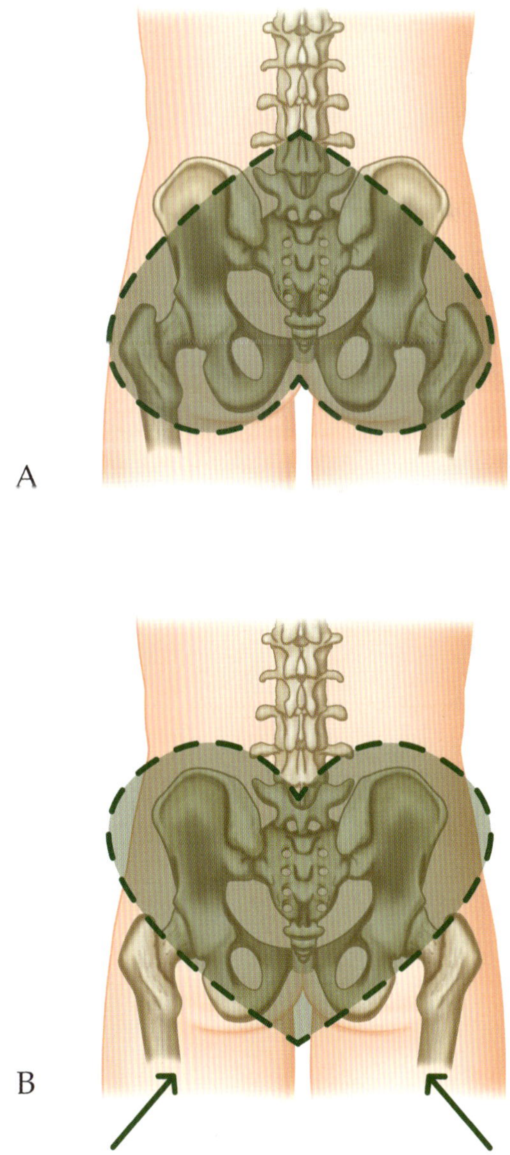

그림 5.21: (a) 잘 형성된 볼기근 복합체. (b) 아래쪽 볼기근의 수축과 압축은 넙다리뼈머리를 절구 안에서 뒤쪽으로 위치하지 못하도록 만들거나 더 깊고 더 아래쪽에 위치하는 볼기근을 사용하지 못하게 만든다.

신체의 그립핑 패턴을 완화시키는 좋은 방법: 엉덩이 흔들기

만약 여러분이 엉덩이, 복부, 허리근 및 아랫등을 이완하는 방법을 배우길 원한다면, 라틴 댄스(살사 또는 메랭게 등과 같은), 브라질 댄스, 아프리카 댄스 또는 벨리 댄스 등을 배우길 바란다. 엉덩이를 이완하지 않고 이러한 댄스를 출 수 있는 방법은 없다. 이와 같은 댄싱은 엉덩관절과 코어의 가동성, 근력 및 기능을 회복할 수 있는 매우 좋은 방법이다. 여러분의 신체 감각이 잘못된 움직임 패턴을 교정할 수 있는 열쇠임을 기억해야 한다. 여러분의 뇌를 학습 모드에 맞추고, 필라테스 원리를 여러분께 가르쳐 준다.

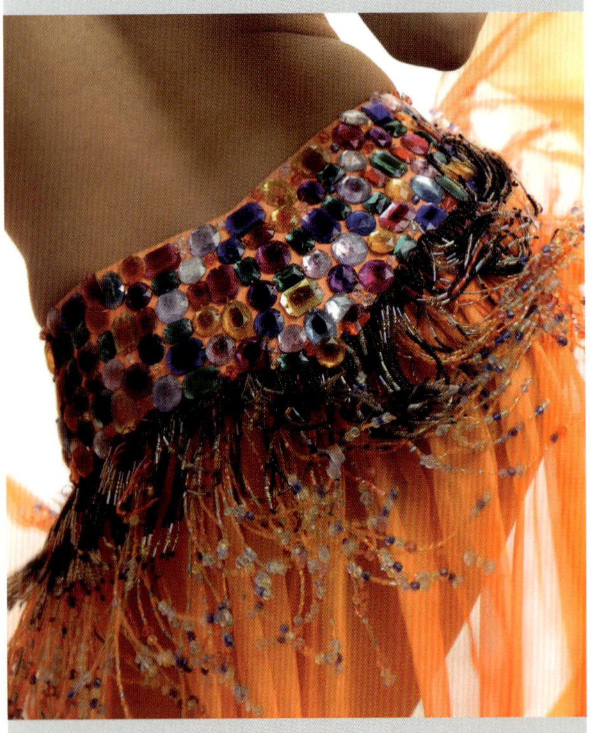

그림 5.22: 춤을 통해 이완한다.

그립핑 전략의 단기 목표와 장기 목표 (Short- and Long-Term Effects of Gripping Strategies)

우리는 부적절한 코어 안정화에 반응하여 흔히 발생하는 3부위(등, 복부, 엉덩이) 그립핑을 확인했다. 우리는 다음을 포함한 그립핑이 갖는 몇 가지 어려움을 다루었다: 3차원 호흡을 하는 우리의 능력에 대한 효과; 복부 내압(IAP)을 발생시키지 못하는 무능력; 그리고 등허리 움직임의 부족(등 그립핑의 결과)을 보상하는 과도한 허리뼈굽힘이나 앞쪽 굽힘 시 골반 앞쪽 경사의 부적절한 기여(엉덩이 그립핑의 결과)를 보상하는 과도한 허리뼈 굽힘 등과 같은 보상 보상 움직임 패턴. 마지막 단락에서 우리는 이 그립핑 전략들의 단기 효과와 장기 효과를 강조할 것이고, 또 그것들이 흔하게 발생하는 근육뼈대 문제를 어떻게 발현시키는 지에 대해 이야기할 것이다.

등 그립핑/복부 그립핑의 효과 (Effects of Back and/or Abdominal Gripping)

등 그립핑이 있다면, 대개 제한된 지점의 아래쪽에서 불안정과 과가동성이 나타난다는 것을 다시 상기해 보자. 이러한 불안정의 초기 단계 때, 사람들은 원반 팽창이나 원반 탈출을 경험할 수 있다(그림 5.23). 이러한 전략이 계속된다면, 척추를 더욱 안정화시키려는 시도에 의해 뼈에서 퇴행성 변화가 일어나기 시작한다: 이것은 *퇴행성 관절질환* 또는 *골관절염*으로 불린다. 시간이 경과하면, 이러한 뼈 성장에 의해 척추협착증(척추관이 좁아지거나 신경뿌리가 나오는 척추사이구멍이 좁아지는)이나 기타 척추 문제가 초래될 수 있다. 의학전문가들은 퇴행성 변화를 환자의 연령 탓으로 돌리거나 퇴행성 변화를 정상으로 간주하기도 하지만, 이러한 변화의 대부분은 습관 패턴으로 발생한 결과이다. 한편, 우리는 물렁조직과 뼈의

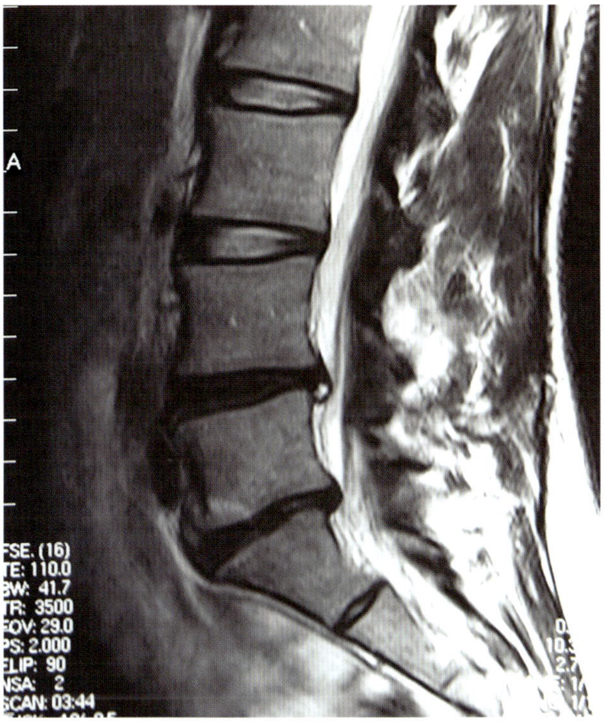

그림 5.23: 엉덩이 그립핑에 의해 발생한 불안정 부위에서 원반 팽창과 원반 탈출이 발생한다.

변화로서 나타난 부적절한 안정화 전략과 움직임 패턴을 만들었다.

엉덩이 그립핑의 효과 (Effects of Hip Gripping)

엉덩이 그립핑의 초기 단계 때, 사람은 일반적으로 엉덩관절의 타이트니스를 느끼거나 폼 롤의 필요성이나 엉덩관절 근육 이완의 필요성을 느낄 것이다. 이 자세를 촉진할 수 있는 전문가를 만나지 않는 한, 넙다리뼈머리의 앞쪽 위치를 절구 안에서 확인할 수 없을 것이다.

엉덩관절 타이트니스 이외에, 사람이 경험하게 될 첫 번째 징후와 증상 중 하나는 넙다리뼈머리절구충돌(FAI)이다. 이것은 엉덩관절을 굽힘과 모음 그리고 안쪽돌림할 때 엉덩관절이나 사타구니의 앞쪽과 안쪽에서 발생한다(그림 5.24). 이러한 충돌은 다리를 굽힘과 모음하는 쪽으로 당겨 뒤쪽 엉덩이를 신장할 때 일어나거나 좁은 보폭을 하고 깊은 쭈그려 앉기를 할 때 일어난다; 넙다리뼈머리절구충돌(FAI)은 엉덩관절 충돌 자세를 취하는 운동을 할 때도 반드시 일어난다. 이것과 관련하여, 넙다리뼈머리의 앞쪽 위치도 사타구니와 모음근의 좌상을 일으킬 수 있다.

엉덩관절에서 발생하는 소리를 없앤다.

필라테스 운동인 레그 서클(Leg Circles)을 할 때 흔하게 엉덩관절 소리를 들을 수 있다. 종종 클라이언트는 그들의 코어를 보다 깊게 연결하고, 또 엉덩관절 폄 단계까지 가상의 저항을 첨가함으로써 완화를 찾는다. 우리의 경험에서 볼 때, 먼저 깊은 근막계(DMS)를 활성화하고, 다리의 무게를 줄이기 위해 손상측 발을 레그 스프링이나 저항 밴드에 배치하여 움직임을 수행하면, 관절소리를 거의 제거할 수 있다.

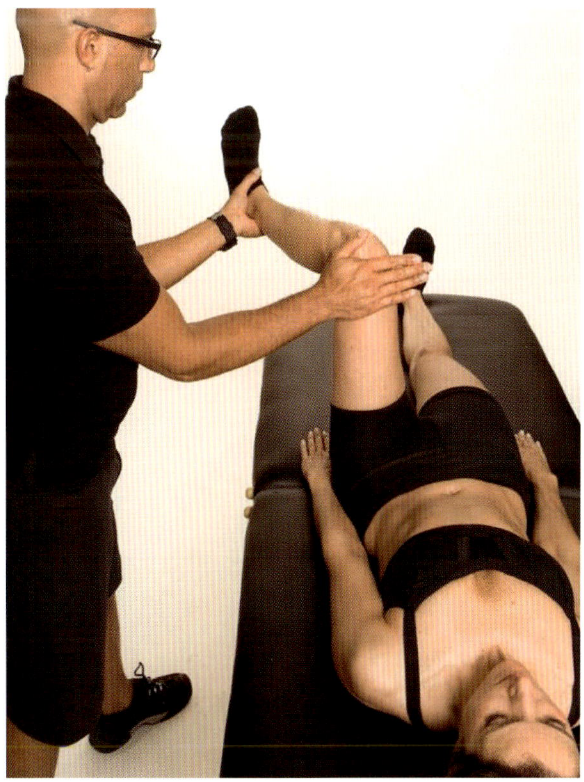

그림 5.24: 엉덩이 그립핑은 넙다리뼈머리절구충돌(FAI)의 원인이 되며, 엉덩관절을 굽힘하고, 모음하고 안쪽돌림할 때 허벅지 또는 사타구니의 앞쪽과 안쪽에서 이것이 발생한다.

통증과 기능부전이 지속하고 엉덩관절이 앞쪽으로 계속 위치하면, 절구 테두리의 열상이 발생할 수 있다. 이것은 운동선수의 손상을 증가시킨다. 이러한 절구테두리 열상의 주요 원인은 부적절한 코어와 엉덩관절의 안정화 전략인데, 여기에는 과도한 그립핑(Gripping), 골반에 가해지는 압박의 증가, 그리고 엉덩관절의 안정성을 강화하는 뒤쪽과 가쪽의 엉덩관절 근육의 과도한 그립핑(Gripping) 등이 포함된다.

엉덩이 그립핑의 가장 뚜렷한 장기 효과는 하루 중 우리가 가장 많이 취하는 활동(앉은 자세)으로 발생한다. 엉덩이가 과도하게 그립핑(Gripping)할 때, 우리는 넙다리뼈머리 위로 골반을 적절하게 유지할 수 없을 것이다; 즉, 골반의 중립 자세를 이룰 수 없을 것이다. 우리가 적절하게 골반을 위치시킬 수 없다면, 골반 위에 척추를 적절하게 위치시킬 수 없을 것이다. 결과적으로, 우리는 골반을 뒤쪽경사시켜 앉은 자세를 취할 것이고, 이로 인해 체중이 골반 뒤로 떨어지게 될 것이다; 이것은 아랫등에 압박력을 증가시켜, 인대와 물렁조직을 과도하게 신장시킬 것이다. 이것은 척추 온전성 손상 없이 굽힘 기반 활동이나 운동을 할 수 있는 우리의 능력에 영향을 주고, 또 원반 손상과 허리통증을 일으키는 가장 흔한 원인 중의 하나이다.

엉덩이 그립핑(Hip Gripping)이 20-30년 동안 지속되었다면, 기능부전성 안정화와 움직임 전략을 갖는 장기 효과가 나타날 수 있다. X선 영상에서 볼 때, 대개 엉덩관절의 공간이 좁아지고, 엉덩관절 주변에 골밀도가 증가된다[그림 5.25에 있는 에반(Evan)의 환자 참고]. 이 사람들은 일반적으로 뚜렷한 불편함, 깊은 아래쪽 볼기근의 위축, 그리고 얕은 볼기근의 비대를 갖고 있다.

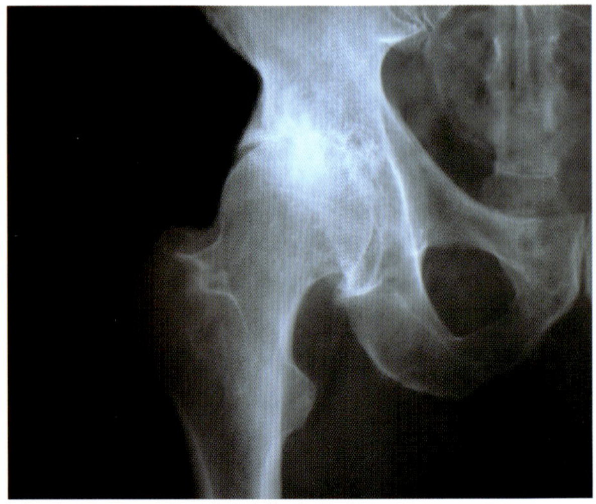

그림 5.25: 좁아진 엉덩관절의 공간과 엉덩관절 주위의 증가된 골밀도는 엉덩이 그립핑(Gripping)으로 발생하는 장기 효과이다.

이 소견들은 퇴행성 엉덩관절을 가진 환자의 연구에 해당하고, 그것의 결과는 깊은 근막계(DMS)의 위축과 얕은 근막계(SMS)의 비대가 일어나는 것을 의미한다(Grimaldi 2009).

병력을 취득할 때, 에반(Evan)의 환자는 제왕절개로 출산을 했다고 보고했다. 에반(Evan)은 그녀에게 제왕절개가 그녀의 몸통과 엉덩관절의 변화된 안정화 문제를 일으켰던 원인이라고 했고, 또 출산 후 적어도 1년 동안 허리 통증을 경험했던 이유라고 말했다. 엉덩관절의 퇴행을 일으키는 일반적인 순서는 다음과 같다: 복부 수술 또는 골반 수술 → 부적절한 코어 안정화 전략 → 수년 동안의 보상 움직임(엉덩이의 과도한 그립핑) 전략 → 최종적으로 관절 퇴행(그림 5.26). 그러나 대다수의 사람은 심지어 뚜렷한 문제가 발생한 후나 수술로부터 회복된 이후라도 향상된 안정화와 움직임 전략으로부터 이점을 얻을 수 있다.

결론 / Conclusion

본 장에서, 신경계가 근육 억제에 의해 발생된 부적절한 코어 조절에 어떻게 반응하는지를 살펴보았다. 일반적인 신경계 전략은 몸통(척주세움근/배근육)이나 엉덩관절(주로 뒤쪽과 가쪽의 엉덩관절 근육)의 특정 주요 부위를 과도하게 조절하거나 수축시킨다(그립핑 한다). 이러한 그립핑 전략은 우리의 자세에 직접 영향을 주고, 또 우리가 일상생활(앉은 자세와 같은), 쭈그려 앉기 및 필라테스 운동을 수행할 때도 영향을 준다.

중요한 요점은 만성 근막 타이트니스와 통증 발생의 많은 부분뿐만 아니라, 퇴행성 변화가 습관적인 안정화 패턴과 움직임 패턴의 직접적인 결과라는 것이다. 깊은 근막계(DMS)와 얕은 근막계(SMS) 사이의 불균형을 인지하지 못하면, 안정화와 움직임에 변화를 주거나 향상시키기가 어려울 것이고, 종종 불가능할 것이다. 우리는 종종 먼저 이완하거나 근막의 과활동을 감소시켜야 한다〔클라이언트의 그립핑(Gripping) 전략〕. 그런 다음, 우리는 관절에 요구되는 특별한 안정화 수준을 발달시키기 위해 먼저 깊은 근막계(DMS)를 동원할 수 있도록 신경계를 훈련시켜야 한다. 우리는 그 시점에서, 바람직한 과제를 달성하기 위해 더 안정화를 시키거나 움직일 수 있도록 다음 층〔얕은 근막계(SMS)〕을 추가로 참여시킬 수 있다. 이 전략은 이전 단락에서 호흡과 코어 안정화에 대해 일부 거론되었다; 이 개념을 다음 장에서 확장시킬 것이다.

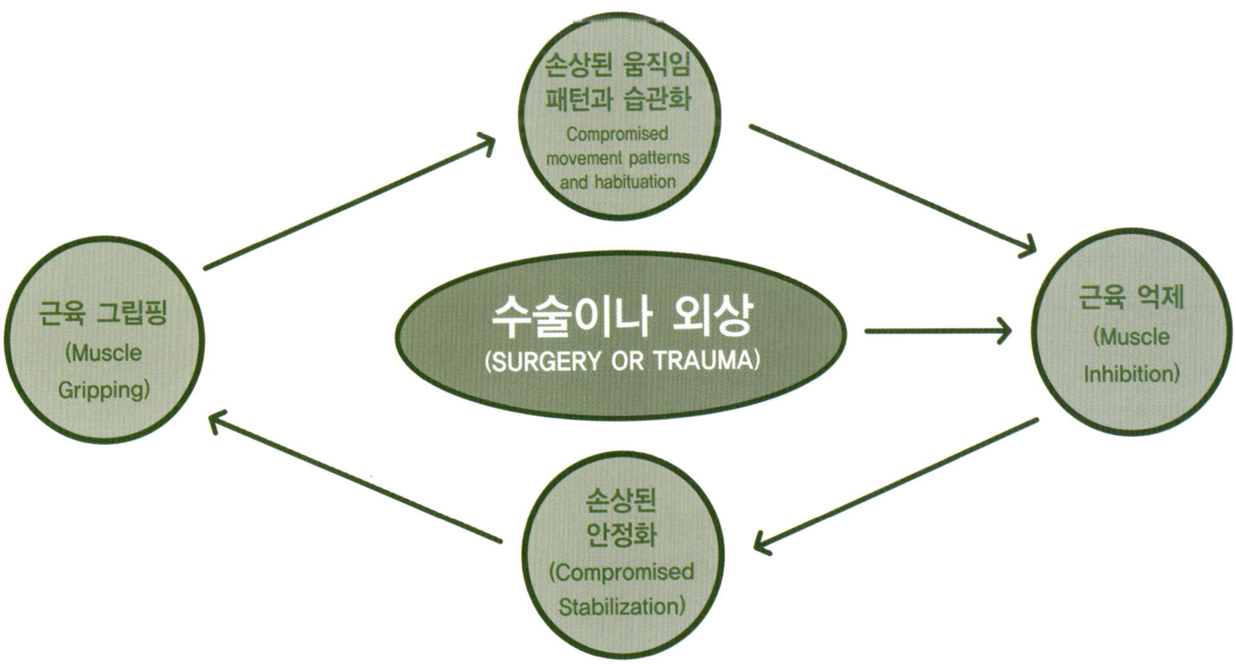

그림 5.26: 예를 들어, 수술이나 다른 외상의 직접적인 결과로 일어난 근육 억제가 코어 안정화를 손상시킨다. 신경계는 과활성화, 또는 그립핑에 의해 반응하고, 그립핑은 손상된 자세와 움직임의 자가-영속 주기를 초래한다.

필라테스 원리의 통합

/ Integrating the Pilates Principles

6장

우리 모두는 생활양식과 환경 요소, 외상(수술이나 손상), 신경발달의 난제에 의해 형성된 신체 이력을 가지고 있다. 필라테스 강사를 포함한 피트니스 트레이너는 클라이언트의 움직임 습관(통증이나 손상을 일으킬 수 있는)에 친숙해질 필요가 있다. 만성 근육 그립핑(Gripping), 복부 팽창, 골반 불균형 및 잘못된 호흡 등과 같은, 잠행성 패턴의 인지 방법을 배움으로서, 우리는 안전하고 적절하고 유익한 수행을 할 수 있는 운동 프로그램을 보장할 수 있다.

다행스럽게도, 신체와 뇌는 적응과 변화를 위해 설계되어 있다. 6대 기본 원리에서 볼 때, 필라테스 운동은 기능적 균형을 회복하고 움직임을 쉽게 만드는 놀라운 방법이다(표 6.1).

우리는 본 장에서 다루어 왔던 모든 것을 어떻게 적용하고 있는지를 살펴 볼 것이다.

필라테스 원리 (Pilates Principle)	수행을 위한 레슨 (Lessons for Our Practice)
중심화(Centering)는 통합 근력을 발달시키는 것이다.	그립핑(Gripping)이나 브레이싱(Bracing) 패턴을 깊은 코어 근력으로 대체한다.
집중(Concentration)은 마음 상태가 달라진다는 것을 의미한다.	운동을 수행할 때 집중을 유지한다. "확인하려는 시도"를 하지 않는다.
호흡(Breath)은 적절한 호흡 방법을 가르치는 것이다.	호흡은 피트니스 수행의 요점이다. 필라테스는 호흡 패턴을 적절하게 만드는 완벽한 기회이다.
조절(Control)은 완전한 근운동감각성 자각과 신체 숙달을 필요로 한다.	인체의 자각과 숙달에 대한 잠재 능력은 끝이 없다. 열린 마음을 유지한다.
정확성(Precision)은 우리가 잘못된 습관을 알도록 한다. 잘못된 습관을 극복하기 위해서는 섬세한 큐가 필요하다.	천천히 움직인다. 여러분이 수행하고 있는 것을 정확하게 이해해야 한다. 기본 패턴과 가벼운 하중을 포함시킨다. 지름길은 없다.
흐름(Flow)은 부드럽고 기분 좋은 움직임의 협응을 유도한다.	움직임 패턴을 부드럽고 근운동감각적인 방법으로 통합하고 탐구한다.

표 6.1: 각각의 6대 필라테스 원리에 대한 레슨.

필라테스 파워 하우스를 위한 근운동감각 마일스톤(이정표) / Kinesthetic Milestones for the Pilates Powerhouse

필라테스는 학생들의 흥미를 유지할 수 있는 새로운 도전이 있는 환경의 변화 속에서 결합되는 몇 가지 기본적인 움직임 패턴으로 이루어진다. 이러한 방법에서, 새로운 차원의 움직임이 나타나기 때문에, 필라테스 수행은 시간이 경과함에 따라 더욱 심오해진다.

필라테스의 모든 운동은 이중 목적을 가진다: 평가 도구(assessment tool)와 교정 운동. 경험이 많은 강사는 클라이언트가 움직이는 것을 지켜보고, 근불균형과 코어 약증의 징후를 살펴본다. 그리고 그들이 관찰한 것을 토대로 촉각과 구두 자극을 제공한다. 평가 과정은 필라테스 수행의 한 부분으로서 계속되고 역동적이다. 시간이 경과하면, 명확한 큐와 주요 움직임의 반복을 통해, 무의식 패턴이 인지되고 보다 안정되고 효율적인 패턴으로 다시 패턴화되어, 에너지와 장수(longevity) 및 전반적인 웰빙을 얻을 수 있다.

필라테스 운동은 위의 과정을 위한 구조를 제공하지만, 그것의 진짜 부분은 *근운동감각(kinesthesia)*이다. 근운동감각은 여러분의 몸이 어떻게 움직이는지에 대한 자각이고 느낌이다. 몸이 올바른 상태에 있다면, 필라테스는 몸이 깨어나는데 도움을 주고, 필요할 때는 필라테스 강사가 그 방법을 알려줄 수 있다. 몸이 덜 깨어난 곳을 확인하기 위해, 필라테스 강사는 특정 패턴의 인지 방법을 배워야 한다. 아래의 근운동감각 마일스톤의 기록은 코어에서 이러한 신체 의식을 발달시킬 수 있는 새로운 구조적 틀을 제공한다.

비록 여러분 자신이나 클라이언트를 압도하지 않도록 여러분이 많은 제한된 초점을 가지고 수행할 것을 권장할지라도, 목록된 각각의 근운동감각 패턴은 필라테스 운동에서 강조될 수 있다. 클라이언트의 움직임을 보았다면, 여러분은 어느 부위에 초점을 맞추어야 할지를 결정할 수 있을 것이다. 클라이언트가 천천히 움직이고, 기본 패턴을 할수록 그들 자신이 더 잘 *느끼게* 될 것이고, 또 여러분은 더 잘 *볼 수* 있게 될 것이다. 각 세션을 위한 "헤드라인" 부위를 선택하고(가장 타당하고 뚜렷한 근운동감각 난제), 다른 운동에서 몇 번이고 이것을 강조한다.

1. 그립핑 패턴(gripping patterns)을 확인하고 완화한다.

가장 흔하게 관찰되는 코어의 그립핑 패턴은:

- 등 그립핑(허리네모근, 얕은 척주옆근)
- 복부 그립핑(배곧은근, 배빗근)
- 엉덩관절 그립핑
〔굽힘근: 넙다리근막긴장근(TFL),
넙다리곧은근, 허리근; 볼기근; 모음근;
골반바닥근〕

2. 기능적 코어 활성화(Functional Core Activation)

아래의 능력을 가지고, 코어(TPC)(배곧은근, 배가로근, 배빗근, 가로막, 골반바닥, 허리근, 깊은 척주옆근)의 기능적 참여와 협응을 배운다:

- 이 근육들을 인지하고 분리시키고, 코어의 깊은 층과 얕은 층을 구분한다.
- 모든 움직임이 일어나기 전에 깊은 코어를 미리 활성화시킨다.
- 코어 근육을 구심성으로/원심성으로 활성화시키고(허리뼈의 자세 변화가 있음), 또 등척성으로 활성화시킨다(허리뼈의 자세 변화가 없음).
- 다양한 강도로 코어 근육을 활성화시키고, 과제에 참여할 때 적절한 근육 수준을 이용한다.

3. 골반 중립위(Neutral Pelvis)

배근육과 깊은 등근육을 이용하여, 골반의 중립위를 찾고 안정화시키는 방법을 배운다(클라이언트에 적합한 수정된 적절한 중립위):

- 팔다리와 등뼈의 하중 운동이나 비하중 운동 동안
- 다양한 운동면(가로면, 시상면 및 이마면)에서 일어나는 운동
- 다양한 중력의 면(앉은 자세/선 자세, 옆으로 누운 자세, 누운 자세, 물구나무서기 자세 등)

4. 호흡(Breathing)

다양한 활동을 위해 복부 내압(IAP)을 조절하는 능력을 발달시킨다:

- 들이쉴 때 복부를 부드럽게 만들고 팽창하는 방법을 배운다.
- 호흡주기 동안 복부의 부드러운 수축을 어떻게 유지하는지를 배운다.
- 들이쉴 때 등허리 이음부를 안정화시키기 위해 호흡 가로막을 정렬하고 갈비우리를 팽창(가쪽과 뒤가쪽)하는 방법을 배운다.
- 호흡주기 동안 갈비뼈의 벌어짐을 어떻게 유지하는지를 배운다.
- 호흡과 격렬한 활동 동안 성문의 열림을 유지하고 호흡을 계속한다.

5. 축성 신장(Axial Elongation)

골반과 호흡 가로막의 정렬과 함께 척추의 신장을 위해 근운동감각을 발달시킨다. 모든 허리뼈 관절(T12-S1)에 대한 신장(압박력과 전단력을 극복하는)을 유지한다:

- 다리와 등뼈의 하중 움직임과 비하중 움직임 동안
- 다양한 운동면(가로면, 시상면 및 이마면)에서 일어나는 운동
- 다양한 중력의 면(앉은 자세/선 자세, 옆으로 누운 자세, 누운 자세, 물구나무서기 자세 등)

6. 등뼈 가동성(Thoracic Mobility)

등뼈 가동성과 굽힘, 폄, 돌림 및 옆굽힘, 그리고 이 움직임들의 결합 운동을 증가시킨다.

7. 흐름(Flow)

적절한 양의 협응된 노력을 운동으로 가져가는 것이고, 다음의 능력을 포함해 갑작스런 운동, 팽창, 붕괴 또는 지나친 브레이싱(bracing)을 인지하고 조절하는 것이다:

- 움직임의 강도와 근원을 인지하고 조절하는 능력
- 다양한 힘의 파워와 안정화(가속과 감속)를 위해 얕은 근막계 사슬(myofascial chain)에 영향을 미치고, 또 깊은 코어의 장력 안정화에도 영향을 미치는 능력
- 근막 리코일을 플라이오메트릭 활동에 참여시키는 능력
- 신체 환경에서 예상되는 활동과 예상되지 않는 활동 모두를 자신있고 자발적으로, 그리고 즐겁고 효율적으로 협의하는 능력

수행 시, 많은 마일스톤들이 중첩되는데, 여러분은 마일스톤의 분리를 가르치지 않고 있다. 한 부위의 기능이 향상되면, 다른 부위의 기능도 향상될 것이다. 예를 들어:

- 배 수축, 축성 신장, 그립핑(Gripping) 경향의 자각 등을 포함하는 골반 중립위를 찾고 안정화시키는 방법을 배운다.

- 축성 신장과 함께, 클라이언트는 다음을 발달시킬 것이다:
  - ○ 등뼈 가동술과 갈비-가쪽 호흡: 클라이언트는 허리뼈를 길게 하면서 옆굽힘과 돌림을 할 때.
  - ○ 뒤가쪽 호흡: 등허리 이음부의 굽힘/폄 동안 없이 척추를 길게 하는 방법을 배울 때.
  - ○ 특성 그립핑(Gripping) 패턴의 자각과 완화

- 클라이언트가 적절한 양의 협응된(깊은 근막과 얕은 근막) 근육 노력을 운동으로 가져가는 방법과 함께, 흐름과 호흡(제한되지 않고 지속적인) 모두가 발달할 것이다.

모든 단일 필라테스 운동은 이 마일스톤들을 가르치는 기회를 제공하지만, 지적 이해와 근운동감각 자각의 올바른 결합이 없다면, 학습이 일어나지 않을 수 있다. 여러분 자신의 수행과 클라이언트의 수행에서 이 마일스톤들을 위해 살펴보고, 듣고, 촉진하고, 느껴 본다. 낮은 하중으로 천천히 운동을 시작한다. 미묘한 차이에 대한 집중과 감각에 대한 호기심은 습관 패턴을 기능 패턴으로 대체하는데 필요한 자각의 향상에 도움을 줄 것이다. 세션에 대한 경험에 의거한 법칙은 정확하고 간결한 큐의 형태로 교육하는 것에 20-30%를 할당하고, 클라이언트에 대한 공간으로서 근운동감각 자각을 연구하고 발달시키는 것에 70-80%를 할당한다. 이 근운동감각 마일스톤들에 대한 자각을 가져오는데 유용한 몇몇의 큐를 다음 단락에서 설명할 것이다.

근운동감각의 자각을 향상시키는 큐 / Cues to Build Kinesthetic Awareness

그립핑 패턴 완화 (Gripping Pattern Release)

- **복부 그립핑(Abdominal Gripping) 패턴:** 손끔치로 배 옆 부분을 부드럽게 마사지하고, 감각을 느껴본다. 여러분은 팽창함을 느끼는지 아니면 타이트함을 느끼는지? 배 안의 공간을 구슬리기 위해 여러분의 들이쉬기를 이용해 본다. 배를 부드럽게 하고, 손으로 배를 들어올린다.

- **등 그립핑(Back Gripping) 패턴:** 중간 등과 아랫등의 조직과 큰 근육을 부드럽게 마사지한다(손이나 폼 롤러를 이용하여). 긴장을 확인하고, 긴장을 완화시킨다.

- **볼기근/골반바닥 그립핑(Glutes/Pelvic Floor Gripping) 패턴:** 여러분의 골반바닥에 또 다른 긴장이 있는지를 확인한다. 확실치 않다면, 여러분이 할 수 있는 만큼 타이트하게 골반바닥을 수축해 보고, 그 다음 완전히 긴장을 이완한다.

  - 두덩뼈, 궁둥뼈, 꼬리뼈를 상상해 본다. 그것은 여러분의 골반바닥 근육을 위해 다이아몬드 틀을 형성한다. 오줌을 차단하고, 그 다음 그 차단을 푼다는 상상을 하면서 앞쪽 부분만 부드럽게 수축한다. 이번에는 방귀를 참고, 그 다음 방귀를 뀐다는 것을 상상하면서 뒤쪽 부분만을 수축한다. 그리고, 앞쪽 부분과 뒤쪽 부분 사이의 영역(여성은 질, 남성은 고환 부위)을 부드럽게 들어올리고, 그 다음 이완한다. 이번에는 여러분의 장기를 들어올리는 해먹이나 벨트를 상상하면서, 이 3지점들을 연결한다.

  - 볼기근의 조임 없이 양쪽 궁둥뼈를 서로 가깝게 가져간다는 상상을 한다. 이번에는 볼기근의 조임 없이, 두덩뼈와 꼬리뼈를 서로 가까이 가져가는 상상을 해 본다. 진전된 방법으로서, 대각선 지점을 서로 가까이 가져가는 상상을 해본다(예: 왼쪽 궁둥뼈를 꼬리뼈 쪽으로, 오른쪽 궁둥뼈를 꼬리뼈 쪽으로, 왼쪽 궁둥뼈를 두덩뼈 쪽으로, 오른쪽 궁둥뼈를 두덩뼈 쪽으로 가져가는 방법).

- **배빗근 그립핑(Obliques Gripping) 패턴:** 양 손으로 각을 형성하면서 아랫배에 배치한다(바지 주머니의 방향처럼). 새끼손가락을 샅주름 바로 위에 배치한다. 배바깥빗근이 이러한 방향으로 주행하고 있음을 상상해 본다. 이 부위의 긴장을 확인하고, 그것을 부드럽게 만든다. 이번에는 볼기근을 수축하지 않고, 새끼손가락 밑에 있는 근육을 부드럽게 수축한다. 여러분은 한쪽을 분리하고, 그 다음 다른 쪽을 분리할 수 있는가? 이번에는 4번째 손가락쪽으로 이러한 수축을 시도하고, 그 다음에는 3번째 손가락으로 수축을 시도해 본다. 이번에는 이 근육들을 완전히 이완해 보고, 배빗근이 손가락으로 튀어나오는 느낌 없이 배근육이 부드럽게 수축하는지를 살펴본다.

- **엉덩관절 굽힘근 그립핑(Hip Flexor Gripping) 패턴:** 공이나 리포머 풋바 위에 다리를 올려놓고 누운 자세를 취한다. 아래의 기능적 코어 활성화 단락에서 설명되듯이 깊은 코어를 활성화시킨다. 엉덩관절 굽힘근이나 허벅지 안쪽이 그립핑하지 않는지를 확인하기 위해, 한 손으로 엉덩관절 앞쪽을 촉진한다. 사타구니 근처(허리근)에서 척추 앞쪽과 엉덩관절 앞쪽을 연결하는 깊은 선을 상상해 본다. 여전히 깊은 코어를 활성화하면서, 공을 따라 여러분의 다리를 천천히 활주하거나 리포머(Reformer)를 바깥으로 압박한다. 그런 다음 다시 시작 자세로 되돌아온다. 여러분이 움직일 때 엉덩관절 앞쪽을 가볍게 촉진하고, 근육이 어떻게 활성화되는지를 느껴본다. 왼쪽과 오른쪽의 차이점을 확인한다.

근육 에너지가 움직임으로 전환될 때 어떻게 느껴지는지를 살펴본다. 옳고 그름에 관심을 갖지 말자. 여러분의 신체를 연구하고 선택의 자각이 되도록 허용한다.

- 과도한 근막 긴장의 해결은 기능적 코어 근력을 향상시키는 필수 부분이다. 여러분의 클라이언트가 만성 근막 긴장을 치료하기 원하다면, 도수치료사의 치료를 받거나 자기관리를 수행할 필요가 있을 것이다. 통증유발점 자가관리에 대한 좋은 책은 *Clair Davies의 Trigger Point Therapy Workbook (2004)이다(통증유발점 치료의 이론과 실제로 한국어로 번역 출간 됨).*

기능적 코어 활성화 (Functional Core Activation)

- 먼저, 여러분은 배를 부드럽게 만들어야 한다. 양손을 배에 배치한다. 들이쉴 때, 배가 부드럽게 여러분의 손으로 올라오는지를 느껴본다. 내쉴 때 뱃살이 손으로부터 부드럽게 당겨지는지를 느껴본다(여러분이 호흡 패턴을 자각하고 배를 부드럽게 하는 능력을 갖고 있다면, 다음의 큐로 움직인다).
- 두덩뼈에서 시작하여 부드럽게 아랫배를 수축하고, 그 다음 천천히 지퍼를 위로 올리듯이, 배꼽을 이동한다. 그물망(internal net)을 상상하거나 여러분의 창자를 부드럽게 갈비우리 쪽으로 들어올리는 벨트를 상상해 본다. 골반바닥 위에 가해지는 모두 장기의 아래쪽 압박을 완화한다.
- 벨트를 부드럽게 죄여주거나 한쪽 엉덩뼈를 다른 쪽 엉덩뼈로 당기는 것처럼, 부드럽게 허리 라인을 좁히는 것을 상상해 본다.

골반 중립위 (Neutral Pelvis)

- 누운 자세를 취하고, 한 손을 아랫등 밑에 배치하고 작은 허리뼈 만곡을 유지한다. 아랫등으로 손을 압박하지 않고, 배근육을 수축한다.
- 엄지와 검지를 이용해 삼각형을 만들고, 엉덩뼈의 앞위엉덩뼈가시(ASIS) 위에 손꿈치를 배치하고, 두덩뼈 쪽으로 손끝을 향하게 한다. 삼각형은 천장과 평행해야 한다(여러분이 서 있다면, 벽을 바라본다).
- 깊은 등 근육을 보다 잘 느끼려면, 볼기근을 수축하지 않고 골반바닥근육(두덩뼈-꼬리뼈)을 부드럽게 수축한다. 이번에는 꼬리뼈 뒤쪽에서 엉치뼈 뒤쪽에 이른 부위(골반 뒤쪽에 있는 거꾸로 된 삼각형의 뼈)의 이러한 감각을 느껴본다. 여러분은 아랫등의 깊은 뼈 안으로 동일한 느낌을 가져갈 수 있는가? 아랫등뼈 안과 주위에서 부드러운 긴장을 느껴본다.

호흡 (Breathing)

- 호흡을 할 때마다 양동이 손잡이가 위와 아래로 움직이는 것처럼, 옆으로 팽창하는 아래쪽 갈비뼈를 느껴본다. 몇 초 동안 갈비뼈의 벌어짐을 유지하고, 그 다음 이완한다.
- 복장뼈 바닥에서 어깨뼈 바로 아래까지 밴드를 감싼 부위 안으로 호흡을 한다. 여러분의 내쉬기에 대한 이러한 충만을 유지한다.
- 복장뼈와 심장 사이의 공간으로 호흡을 한다. 심장 주위의 모든 공간을 팽창하는 것을 상상해 본다.

축성 신장 (Axial Elongation)

- 척수가 고무로 만들어져 있고, 꼬리뼈에서 정수리까지 길게 늘어져 있다고 상상해 본다.
- (등허리 이음부 경첩 동작을 살펴본다면) 갈비뼈 뒤쪽으로 호흡을 하고, 갈비우리가 골반 위에 정렬되도록 여러분이 내쉴 때 갈비뼈 벌어짐을 유지한다.

등뼈 가동성 (Thoracic Mobility)

- 척추의 고정 부위나 비가동 영역은 인접한 부위가 더 많은 안정성을 필요로 한다는 의미이다. 그러므로 전체 척추(특히, 제한 부위 바로 아래쪽 척추 분절)를 축성 신장하도록 자극한다. 그런 다음, 제한된 부위의 움직임을 필요로 한다.

흐름 (Flow)

- 갑작스런 움직임이 일어나는 부위나 딸꾹질을 확인한다. 이 부분들의 움직임을 감속할 수 있는가? 그리고 더 부드럽고 비효율적으로 움직이는 방법을 찾는다.
- 모든 것은 코어로부터 흘러나오고 다시 코어 안으로 반향한다. 여러분이 움직일 때 모든 신체 부위의 이러한 상호연결을 느껴본다.
- 여러분의 마일스톤을 기억한다: 척추를 신장하고, 갈비뼈를 벌리고, 호흡하고, 우아하고 쉽게 움직인다.

근운동감각 난제 부위 확인하기 / Identifying Areas of Kinesthetic Challenge

앞에서 언급했듯이, 모든 필라테스 운동은 평가 기능을 갖고 있다. 우리는 기본 운동 패턴을 갖고 있고, 클라이언트를 위한 근운동감각 난제의 부위를 확인할 수 있도록 몇 가지 운동의 예를 제시하고자 한다. 클라이언트로 하여금 적절한 정렬을 인지하고, 그립핑 부위를 완화하고, 타이트니스나 압박의 부위를 늘이거나 가동시키고, 그리고 인지 못했던 새로운 선택을 발견하는 것을 돕기 위해, 구두, 시각 및 촉각의 큐를 이용한다.

근운동감각 마일스톤 (Kinesthetic Milestone)	필라테스 운동 (Pilates Exercises)
기능적 코어 활성화 (Functional Core Activation) 클라이언트는 기본 운동 패턴에 깊은 코어 근육을 참여시킬 수 있다.	• 서파인 풋워크 (Supine Footwork)? • 레그 스프링 (Leg Springs)? • 니 스트레치 (Knee Stretch) 변형? • 엘리펀트 (Elephant)? • 워서 우먼 온 더 엑소 (Washer Woman on the Exo)/운다 체어 (Wunda Chair)? • 롤 다운 위드 스프링 (Roll-Down with Springs)과 라운드 백 온 숏 박스 (Round Back on Short Box)? • 스탠딩 원-레그 프레스 온 더 체어 (Standing One-Leg Press on the Chair)?
골반 중립위(Neutral Pelvis) 클라이언트는 골반을 중립위로 유지할 수 있다.	• 서파인 풋워크(Supine Footwork)? • 레그 서클 온 더 매트(Leg Circles on the Mat)? • 크런치(A crunch)? • 복부 마사지 변형과 시티드 풋워크 온 더 운다/엑소 체어(Seated Footwork on the Wunda/Exo Chair)를 포함한 앉은 자세의 엉덩관절 굽힘/폄 패턴? • 스탠딩 원-레그 프레스 온 더 체어 (Standing One-Leg Press on the Chair)?

근운동감각 마일스톤 (Kinesthetic Milestone)	필라테스 운동 (Pilates Exercises)
호흡(Breathing)	복부-허리 호흡: ● 누운 자세에서, 들이쉴 때 배를 완전히 공기로 배울 수 있고, 내쉴 때 배근육을 부드럽게 수축할 수 있는가? ● 숏 박스(Short Box) 위에서 라운드 백(Round Back) 변형은 어떠한가? 뒤가쪽 호흡: ● 들이쉴 때, 클라이언트가 등허리 이음부를 팽창할 수 있는가? - 네발기기 자세나 차일드 포즈에서 - 매트나 리포머 위에서의 브리징 패턴 동안 - 막대를 가지고 팔을 들어올리거나, 돌림하거나 그리고 스트레이트 스파인 리치 백(Straight Spine Reach Back) 등과 같은 앉은 자세에서의 숏 박스 변형 동안 - 벽에 기대어 선다 [난이도: 월 엔젤스(Wall Angels) 처럼, 팔을 이용하여] ● 내쉴 때, 등허리 이음부의 팽창을 클라이언트가 유지할 수 있는가?
축성 신장(Axial Elongation) 클라이언트는 개별 척추 분절에 가해지는 원치 않는 압박력, 굽힘력, 전단력을 인지하고 교정할 수 있다.	중간 등뼈/복장뼈: ● 클라이언트가 선 자세와 앉은 자세에서의 롤-다운(Roll-Down) 변형 [벽에 기대어(Against Wall), 스파인 스트레치 포워드(Spine Stretch Forward) 등] 동안, 이 부위에서 용적을 증가시킬 수 있는가?
등, 복부 및 엉덩관절의 그립핑 패턴 (Gripping Patterns in Back, Abdominals, and Hips)	● 숏 박스(Short Box): 옆굽힘, 돌림, 뒤쪽 뻗기? ● 복부 마사지 변형과 시티드 풋워크 온 더 체어(Seated Footwork on the Cair)를 포함한 앉은 자세의 엉덩관절 굽힘/폄 패턴? ● 버드-독, 니 스트레치(Bird Dog, Knee Stretch) 변형 등을 포함한, 네발기기 자세에서의 엉덩관절 굽힘/폄 패턴? 등 그립핑(Back Gripping) - 다음 동안 등뼈와 허리뼈의 척주세움근이 과도하게 작용하는가? ● 선 자세(양쪽 다리와 한쪽 다리)? ● 리포머(Reformer)에서 스트랩 당길 때? ● 리포머(Reformer)에서의 햄스트링 컬(Hamstring Curl)?

근운동감각 마일스톤 (Kinesthetic Milestone)	필라테스 운동 (Pilates Exercises)
등, 복부 및 엉덩관절의 그립핑 패턴 (Gripping Patterns in Back, Abdominals, and Hips)	스완(Swan)과 같은, 척추 폄 운동을 수행할 때, 클라이어트가 이 근육들을 과도하게 동원하고 있는가? 복부 그립핑(Abdominals Gripping) – 선 자세에서: • 골반이 중립위, 앞쪽경사 (엉덩관절 굽힘근, 아랫등 그립핑), 또는 뒤쪽경사(배근육, 엉덩관절 폄근 그립핑)로 위치하는가? • 배빗근과 배곧은근에서 장력선이 뚜렷한가? 엉덩관절 그립핑(Hip Gripping) – 엉덩관절 굽힘근이 긴장되는가? • 캐딜락(Cadillac) 위에서 토마스(Thomas) 검사를 할 때 • 매트 위에서 레그 서클(Leg Circles)을 할 때 골반바닥/볼기근 – 클라이언트가 이 부위에 힘을 주고 있는가? • 풋워크(Footwork)? • 크런치(Crunch)? • 신 자세에서의 한 빌 패딘과 두 빌 패딘?
등뼈 가동성 (Thoracic Mobility)	클라이언트는 허리뼈와 골반을 안정화시키는 동시에 등뼈를 가동시킬 수 있다. • 선 자세와 앉은 자세에서의 롤–다운(Roll–Down) 변형 〔벽에 기대어(Against Wall), 스파인 스트레치 포워드(Spine Stretch Forward) 등〕 • 스프링의 도움을 받는 롤–백(Roll–Backs)? • 옆굽힘 패턴〔숏 박스(Short Box), 머메이드(Mermaid) 변형 등〕 • 앉은 자세, 선 자세, 네발기기 자세, 또는 런지 자세에서의 스파인 트위스트(Spine Twists)?
흐름(Flow) 흐름의 경험을 모든 세션으로 가져간다. 가장 기본적인 패턴은 흐름을 통해 탐구될 수 있다. 완벽을 기대하지 말라. 그러나 모든 순간마다 유동성이 목적임을 알아야 한다. 쉽게 일어날 수 있는 "최적 부위"를 찾기 위해 속도, 하중, 가동범위를 조절해야 한다.	• 갑작스런 움직인가, 팽창인가, 붕괴인가, 지나친 브레이싱(Bracing)인가?

근운동감각 마일스톤을 찾는 운동 / Exercises for Exploring Kinesthetic Milestones

여러분이 필라테스 강좌나 개인 세션을 함께 할 때, 1개나 2개의 근운동감각 마일스톤을 선택하고, 세션에 대한 일관성과 방향 감각을 제공하기 위해 여러분의 운동 선택과 큐잉을 정리한다.

아래 운동들은 근운동감각 마일스톤을 나타내는 이상적인 기본 움직임 패턴을 가진 표준 필라테스 운동과 치료적 운동이다. 스튜디오 밖의 다양한 환경에 몸과 뇌가 적응할 수 있도록 다양한 중력면에서 이러한 자각을 강화하는 것이 중요하다; 그러므로 운동은 누운 자세, 엎드린 자세, 네발기기 자세, 옆으로 누운 자세, 앉은 자세, 그리고 선 자세를 포함한다. 운동에 대한 지시는 강조되는 근운동감각 마일스톤에 따라 변할 수 있다. 다양한 마일스톤을 강조하기 위해 큐잉(여러분 자신의 언어를 사용하고, 앞 단락에 제시된 표를 사용한다)을 변화시킬 수 있다.

레그 슬라이드 (Leg Slides)

무릎 세워 누운 자세에서 시작한다. 이때 코어의 참여를 느끼기 위해 양손을 배 위에 배치한다. 한쪽 다리를 아래로 활주한 후 시작 자세로 되돌아온다. 이번에는 반대쪽 다리를 활주한 후 다시 시작 자세로 되돌아온다.

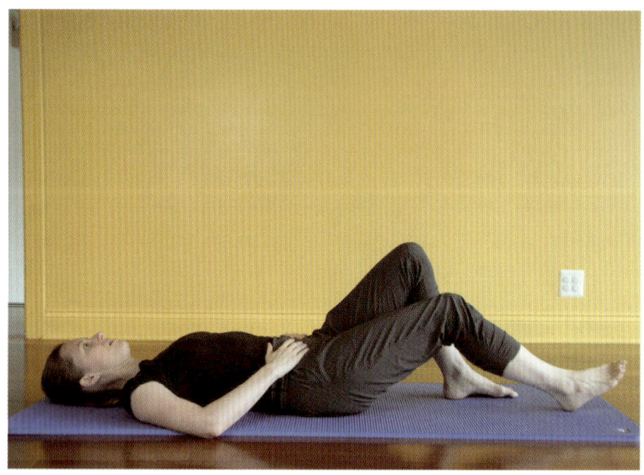

리포머(Reformer)에서 (1개 또는 2개의 스프링 사용): 리포머 위에 누운 자세를 취하고, 한 발은 풋바 위에 올려놓고, 다른 발은 테이블 탑 포지션을 취한다. 천천히 캐리지를 밀고, 그것을 다시 원래대로 가져올 때 스프링의 당김에 가볍게 저항한다. 한 발로 여러 번 반복하고, 그 다음 다른 발로 바꾼다.

풋워크 (Footwork) (3개 강한 스프링)
레그 스프링 (Leg Springs) (1개의 강한 스프링과 1개의 중간 정도의 스프링)

리포머(Reformer) 위에서: 리포머 위에서 누워서(중립의 골반), 양 발을 풋바〔또는 레그 스프링(Leg Springs)〕 위에 올린다. 풋바 위에 양 발을 평행하게 배치할 수 있다(발꿈치, 발활, 발의 볼과 발가락 사이); 풋워크(Footwork)와 레그 스프링(Leg Springs)을 할 때, 쭈그려 앉은 자세나 다른 변형 자세에서 발을 가쪽으로 돌림할 수 있다(발꿈치를 붙이고 발가락을 벌리는). 천천히 캐리지를 민 후, 다시 원래로 되돌아오고, 스프링의 당김은 가볍게 한다. 여러 번 반복한다. 레그 스프링(Leg Springs)을 할 때, 더블 서클(Double Circles), 직각, 또는 삼각형으로 발의 형태를 만든다.

풋워크 (Footwork)

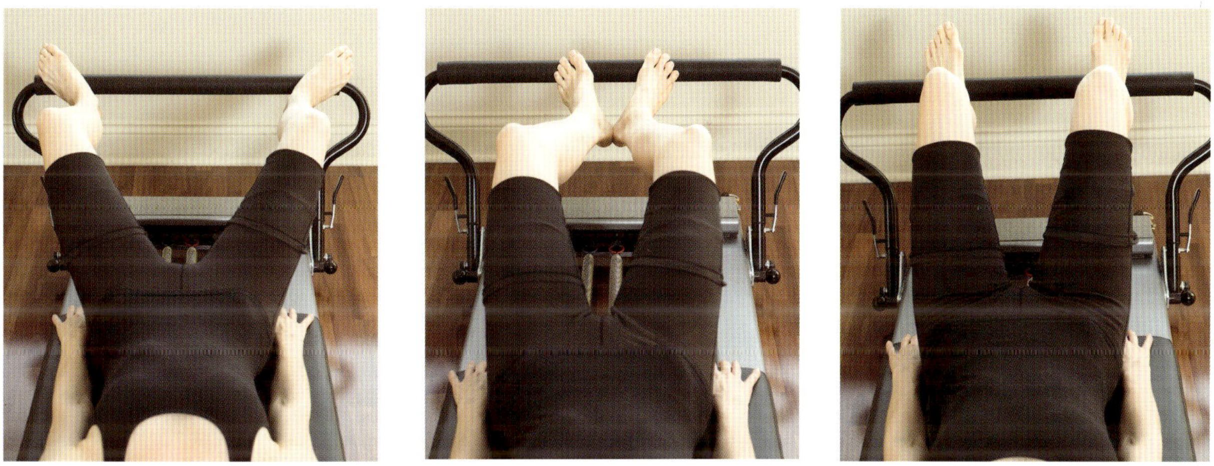

레그 스프링 (Leg Springs)

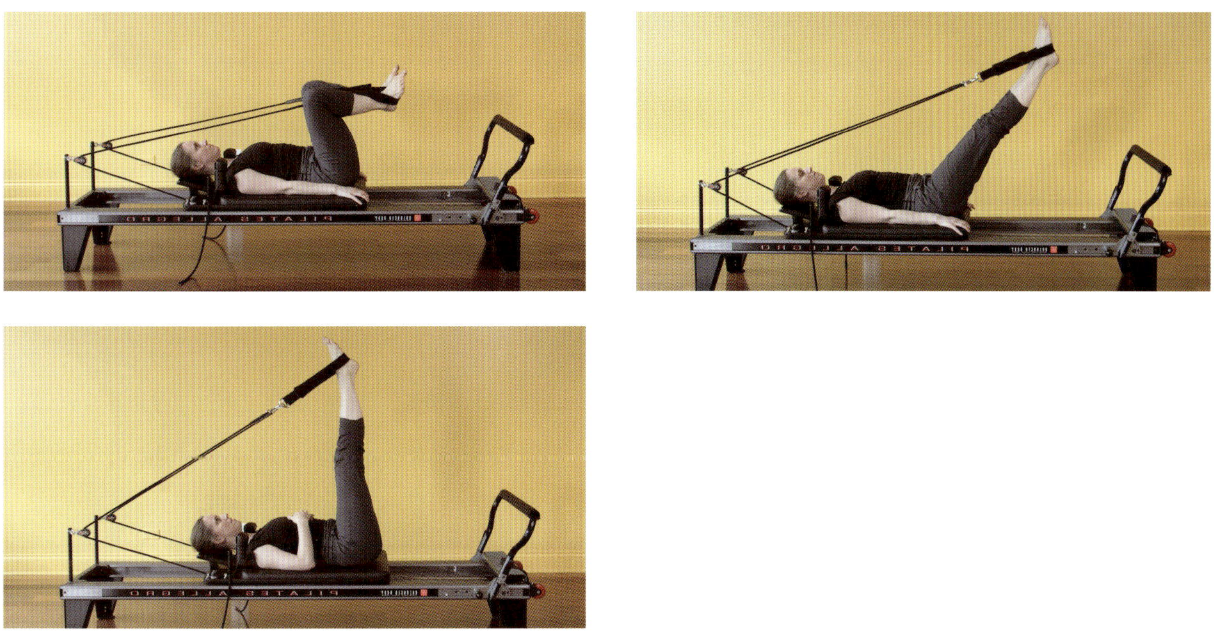

마칭과 로우어 리프트 변형 (Marching and Lower Lift Variations)

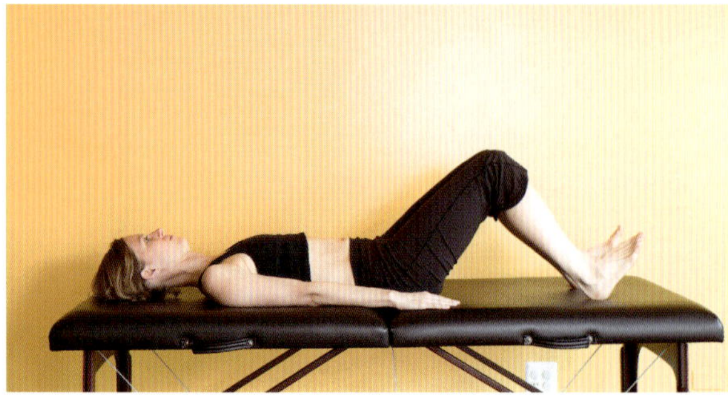

- **첫 번째 진전:** 골반을 중립위로 하고 무릎 세워 누운 자세에서 시작한다. 한쪽 무릎을 엉덩관절 위로 들어올린다. 이때 아래쪽 갈비뼈가 매트에 접촉되어 있어야 한다. 다리를 다시 매트 위로 내리고, 반대쪽 다리를 들어올린다.

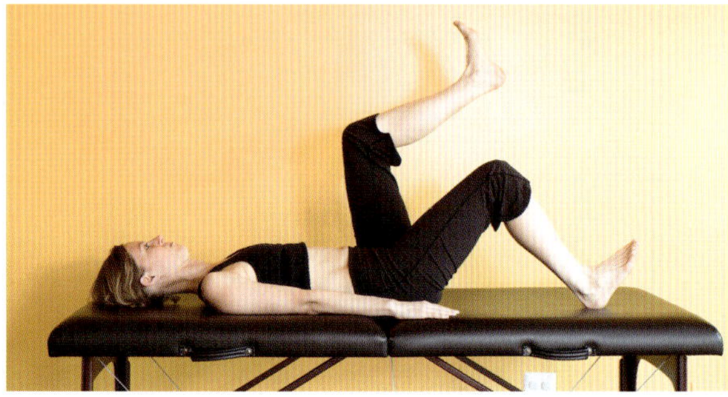

- **두 번째 진전:** 테이블 탑 자세(무릎을 엉덩관절 위로 들어올린 자세)에서 시작한다. 한쪽 발을 바닥으로 내린다. 무릎을 90° 굽힘 자세로 유지할 때, 아래쪽 갈비뼈와 매트가 접촉되어야 한다. 그 발을 다시 시작 자세로 들어올린다. 같은 방법으로 반대쪽 다리도 수행한다.

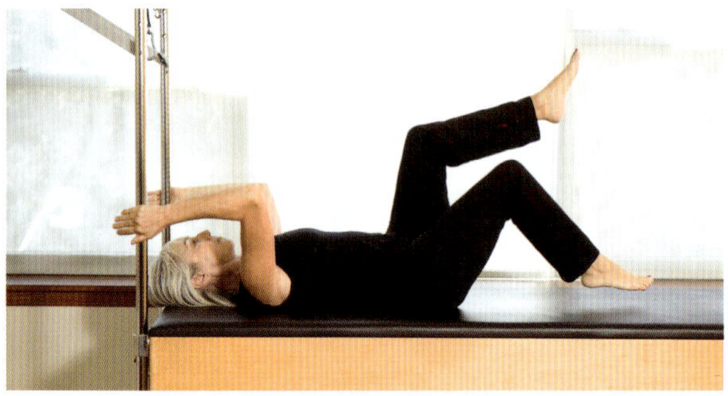

- **세 번째 진전:** 로우어 리프트(Lower Lift)(수정된 변형). 양쪽 무릎을 바닥으로 내림한다. 이때 아래쪽 갈비뼈와 매트의 접촉이 유지되어야 한다. 허리에 문제가 발생하지 않도록 골반은 안정되어야 한다. 시작자세로 다시 돌아가고, 이것을 반복해 본다.

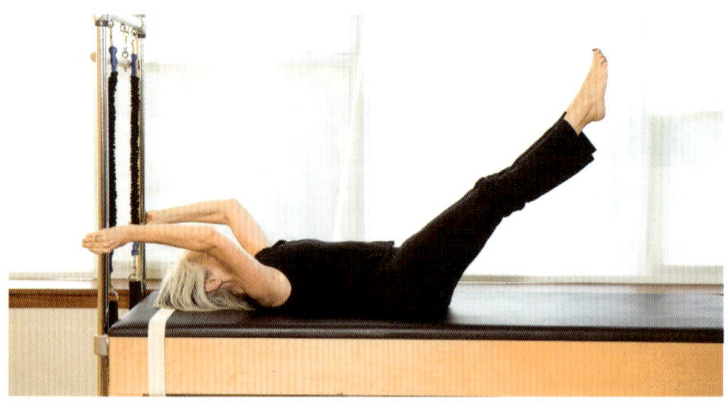

- **네 번째 진전:** 로우어 리프트(Lower Lift)(완전 변형). 양쪽 다리를 완전히 뻗고, 바닥 쪽으로 내림한다. 이때 아래쪽 갈비뼈와 매트의 접촉이 유지되어야 한다. 허리에 문제가 발생하지 않도록 골반은 안정되어야 한다. 시작자세로 다시 돌아가고, 이것을 반복해 본다.

체스트 리프트/크런치 (Chest Lift/Crunch)

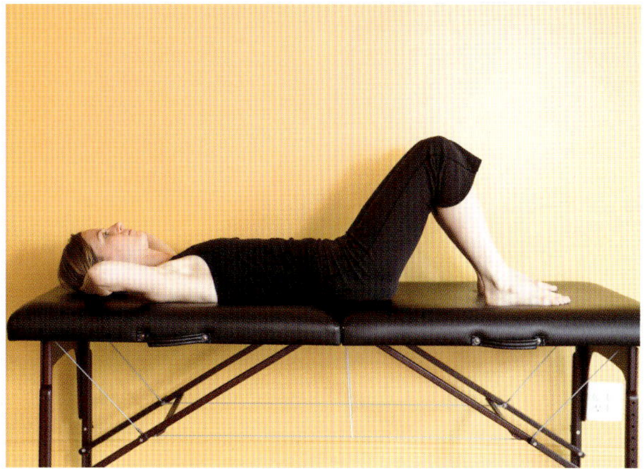

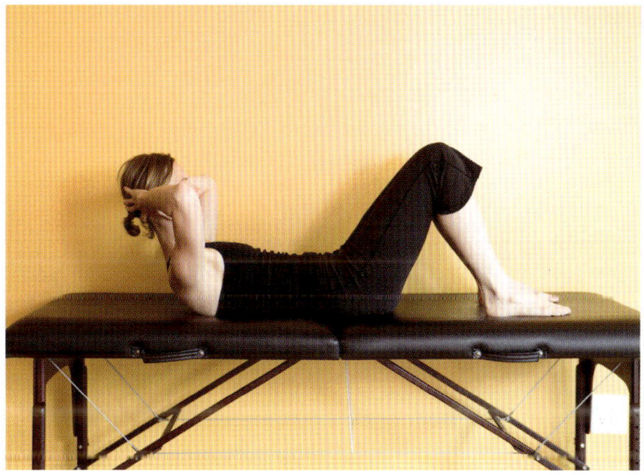

골반을 중립위하고 누운 자세를 취한다. 양 손을 머리 뒤에 가볍게 배치하고, 목을 지지한다. 내쉴 때, 머리와 가슴을 들어올리고, 들이쉴 때 내림한다.
움직임 내내 골반을 중립위로 유지한다. 골반바닥에 대한 과도한 아래쪽 방향의 복부 내압(IAP)을 예방하기 위해 아랫배를 들어올리고, 갈비우리 뒤가쪽의 팽창을 유지한다. 위쪽 배를 활성화하려면, 복장뼈의 아래쪽 끝을 두덩뼈 쪽으로 활주하여, 코끝이 배꼽에 닿도록 한다.

브리징의 변형: 매트 또는 리포머 (Bridging Variations: Mat or Reformer)

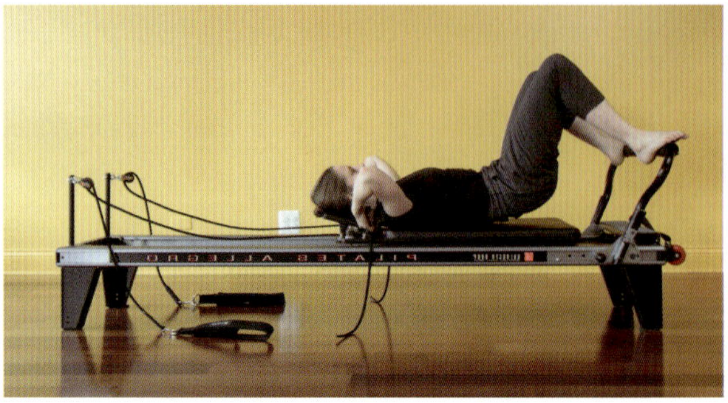

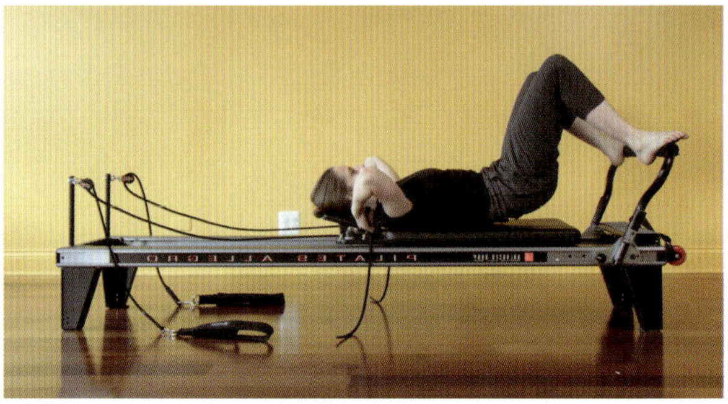

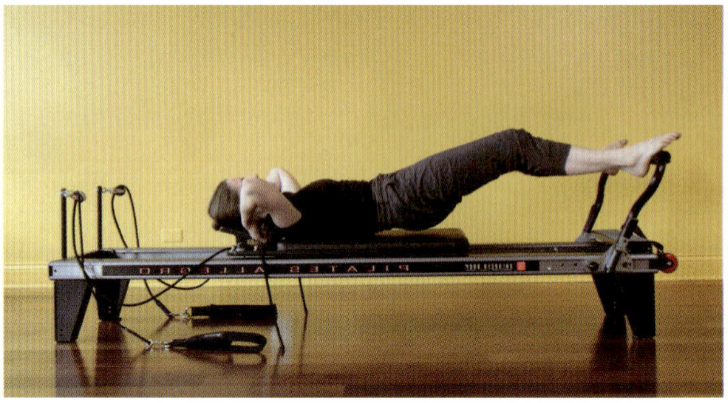

매트 위에서: 누운 자세에서 무릎을 세운다. 뼈를 하나하나씩 롤-업(Roll-Up)하고, 각 척추뼈가 어떻게 움직이는지를 느끼려면 X 선을 이용한다. 동일한 방법에서 매트로 돌아온다. 항상 각 뼈의 움직임에 집중한다.

리포머(Reformer) 위에서: 머리 받침대를 낮추고 2-5개의 스프링을 연결한다(무겁게 시작하고, 난이도를 증가시키기 위해 긴장을 감소시킨다).

- 등을 대고 눕고, 양쪽 발꿈치를 풋바(footbar) 위에 배치한다.
- 가장 아래쪽 갈비뼈까지 롤-업(roll-up)한다 (엉덩관절부터 시작한다). 아래쪽 갈비뼈를 매트에 붙이고, 엉덩관절을 들어올린다.
- 등허리 이음부 안으로 호흡을 하고, 갈비뼈가 매트로 팽창되는 것을 느껴본다. 마치 코르셋을 조였던 것처럼, 갈비뼈 앞쪽을 부드럽게 조인다.
- 발로 압박하면서 다리를 뻗는다. 즉, 풋바(footbar)로부터 캐리지(carriage)를 멀리 움직인다. 이때 호흡은 자연스럽게 한다. 이때 아래쪽 갈비뼈는 매트에 접촉되어야 한다.
- 시작자세로 캐리지를 다시 이동시킨다. 이때 척추 자세를 그대로 유지한다(엉덩관절은 들어올려지고, 등을 매트에 붙어 있어야 한다).
- 이 동작을 계속하고, 아래쪽 갈비뼈 쪽으로 호흡하는 것에 집중한다.

스완 (Swan)

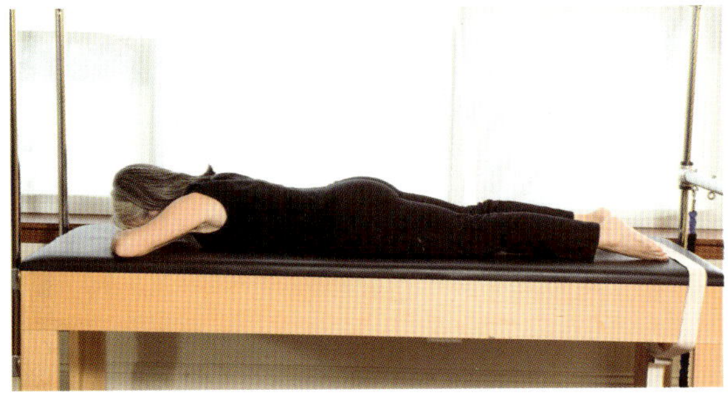

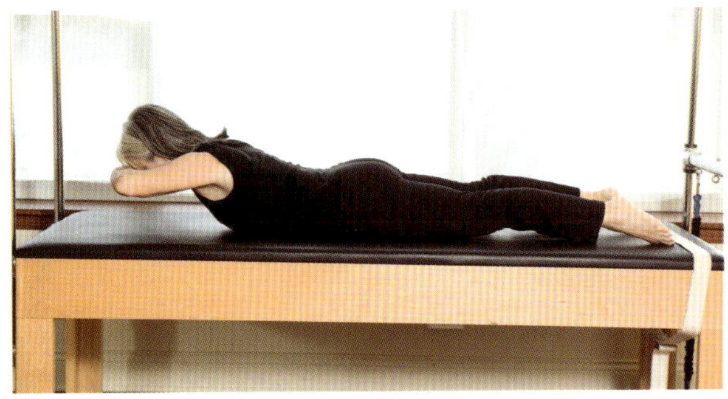

엎드린 자세에서 양 손을 겹쳐서 이마 밑에 배치한다. 두덩뼈로 매트를 가볍게 압박하고, 부드럽게 복근을 등뼈 쪽으로 끌어 당긴다(scoop).

- 시작하기 위해, 머리와 어깨만 들어올린다. 복장뼈바닥이 매트에 붙어 있는 지점까지 롤링한다. 이러한 동작을 반복한다. 아랫등이 근육이 고요하게 유지되도록 하고, 윗등 근육의 작용을 느껴본다.
- 윗등 근육이 제대로 수축하게 되면, 이마에 손을 붙이고 머리와 어깨를 들어올려 난이도를 증가시킨다.
- 끝으로, 척추를 더 높게 들어올린다. 아랫등을 보호하기 위해 깊은 배근육의 지지를 유지하면서 항상 윗등 근육부터 먼저 시작한다. 이 부위의 벌어짐을 권장하기 위해 심장과 복장뼈를 넓이면서 들어올린다. 내려갈 때는, 모든 등뼈가 매트 쪽으로 향하도록 하고, 각 척추뼈의 움직임을 느껴본다.

니 스트레치 변형 (Knee Stretch Variations)

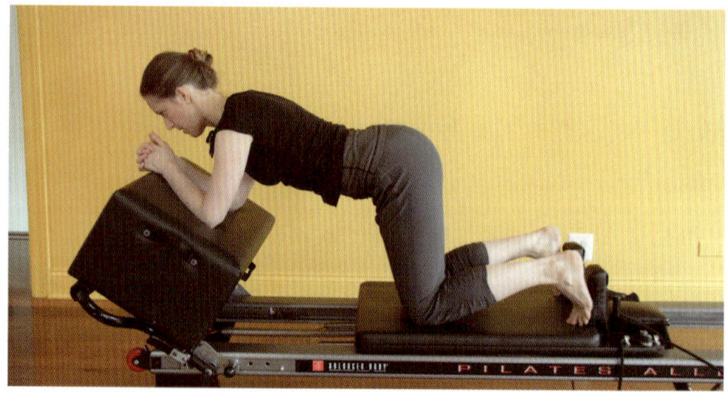

준비: 1개의 강한 스프링을 리포머(Reformer)에 설치한다. 풋바에 아래팔을 대고 무릎을 꿇은 자세인 네발 자세를 취한다. 편안함을 위해, 여러분은 풋바의 높이를 조절할 수 있고, 숏 박스(Short Box)를 배치할 수 있다.

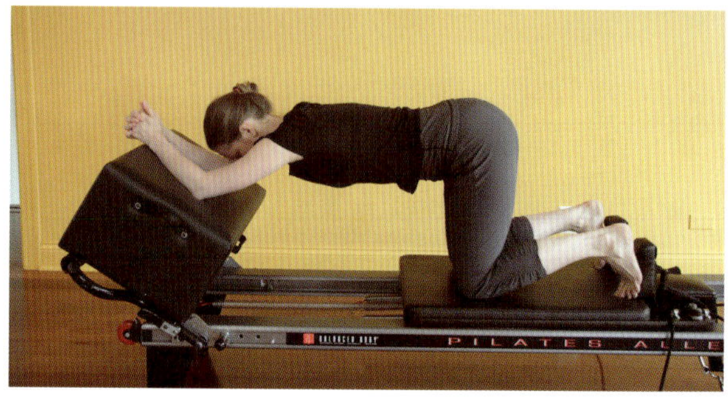

먼저 클라이언트가 손으로 캐리지를 미는 것(엉덩관절 고정)과 다리로 미는 것(팔 고정) 사이의 차이점을 알 수 있도록 이 동작들을 여러 번 시도해 봄으로써, 이 두 패턴들 사이의 차이점을 느끼도록 한다.

- 들이쉬면서, 배를 팽창하고 다리로만 캐리지를 민다(팔을 사용하지 않는다)
- 호흡 멈춤. 배를 스쿠프한다(복근을 등뼈 쪽으로 끌어 당긴다)〔트레이너로서, 여러분은 손을 클라이언트 배 위에 배치하여 스쿠프(scoop)가 잘 일어나는지를 도와준다〕.
- 내쉬면서, 천천히 캐리지를 범퍼 쪽으로 당긴다.
- 반복해 본다.
- 이러한 패턴을 할 때 여러분이 편안해지면, 속도를 높일 수 있다. 이때 아랫등과 골반은 고정되어야 한다.

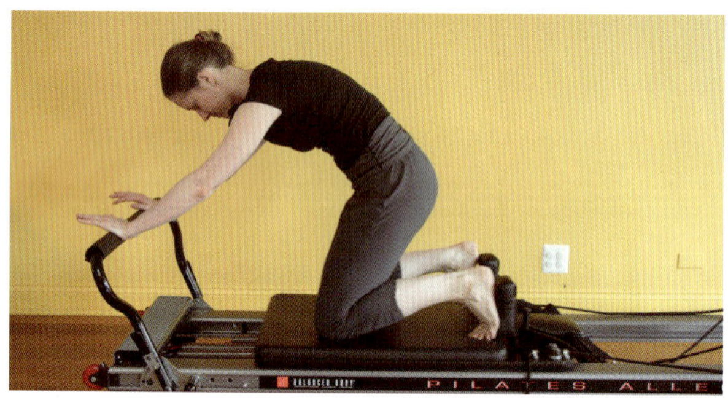

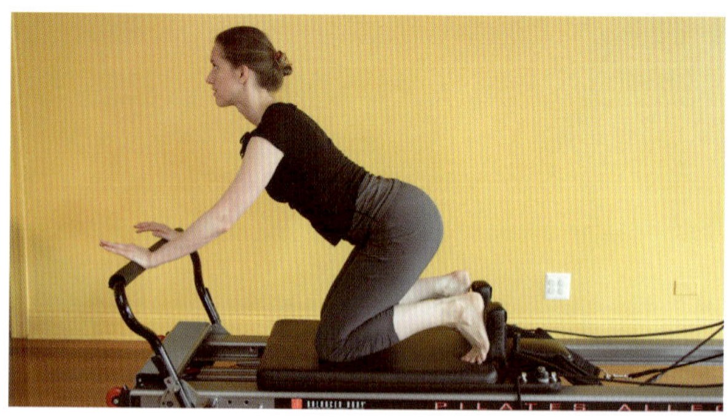

여러분은 완전한 니 스트레치(Knee Strech)(1개의 강한 스프링과 1개의 중간 스프링)로 진전한다. 숏 박스(Short Box)를 제거하고 풋바를 들어올린다. 손바닥을 풋바에 배치하고, 팔을 뻗는다. 그리고 궁둥뼈를 발꿈치에 붙인다(변형으로는 척추 굽힘의 자세와 척추 폄의 자세가 있다). 자연스런 호흡을 하면서 앞의 동작을 반복해 본다. 전체 운동 패턴을 통해 코어를 부드럽게 들어올린다. 속도를 증가하면서 무릎을 앞뒤로 움직인다. 이때 골반은 중립위를 유지해야 한다(즉, 아랫등이 굽힘이나 폄되지 않아야 한다).

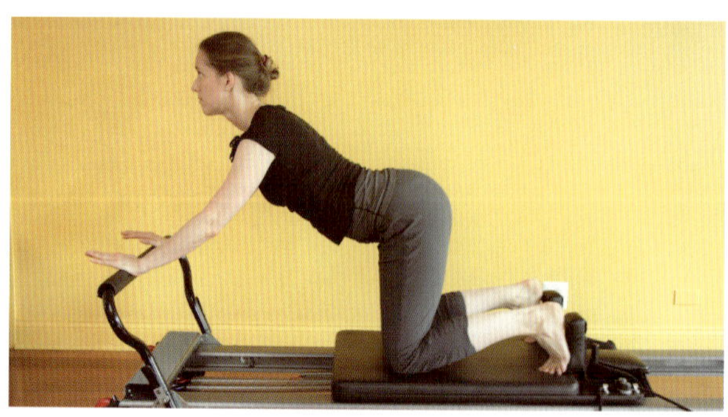

엘리펀트 (Elephant)

리포머(Reformer)에 강한 스프링 1개와 중간 스프링 1개를 설치한다. 요가의 다운워드 도그 자세(downward dog position)와 같이 조심스럽게 양손을 풋바에 배치한다. 엄지와 손가락을 풋바에서 떼고 손바닥만 풋바에 배치해야 한다. 양쪽 어깨를 귀로부터 약간 떨어지게 한다.

- 들이쉬면서, 배를 팽창하고 오직 다리로만 캐리지를 민다(팔을 사용하지 않는다).
- 호흡 멈춤. 배를 스쿠프한다〔트레이너로서, 여러분은 손을 클라이언트 배 위에 배치하여 스쿠프(scoop)가 잘 일어나는지를 도와준다〕.
- 내쉬면서, 천천히 캐리지를 범퍼 쪽으로 당긴다(마음 속으로 하나, 둘, 셋을 센다).

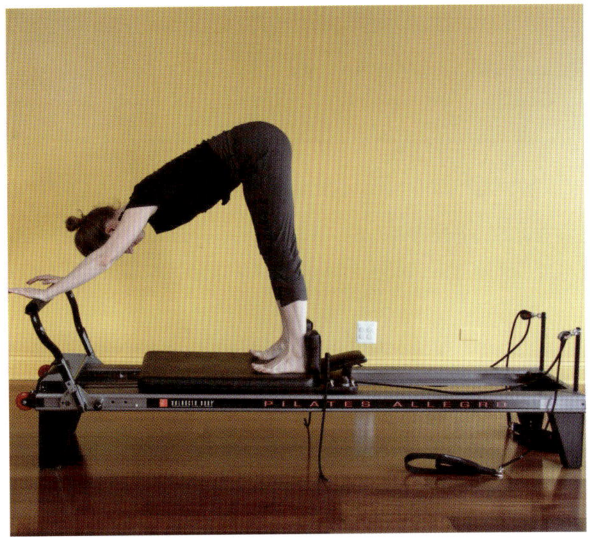

- 반복해 본다.

버드 도그 (Bird Dog)

네발기기 자세를 취한다. 이때 어깨는 손목 바로 위에 위치하고, 엉덩관절은 무릎 바로 위에 위치한다. 깊은 코어를 활성화하고, 척추를 꼬리뼈부터 정수리 쪽까지 신장한다.

변형 1: 왼쪽 손과 오른 무릎을 매트 위에서 들어올린다. 엉덩관절과 아랫등의 안정성을 유지하면서 교대로 좌우를 바꾼다.

변형 2: 왼쪽 손과 오른 무릎을 뻗는다. 척추와 골반의 중립위를 유지한다. 왼손과 오른 무릎이 배꼽 부위에서 만나도록 한다. 팔과 다리를 뻗은 후, 손을 무릎에 댄다. 이것을 천천히 6-12회 반복한 후, 휴식을 취하고, 반대쪽도 수행한다.

변형 3: 같은 쪽 팔과 다리를 매트에서 떼고, 위의 방법을 수행한다.

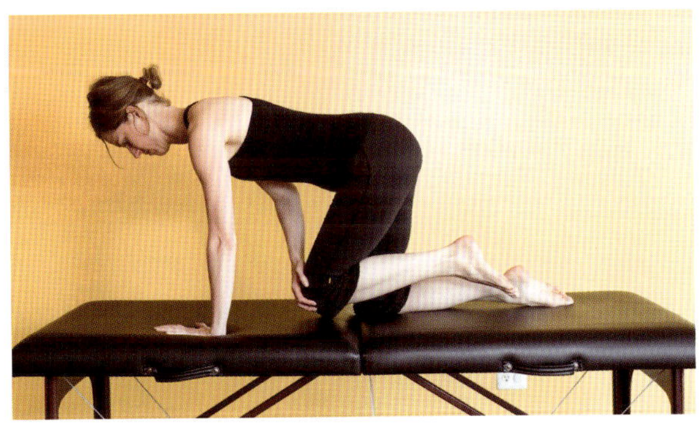

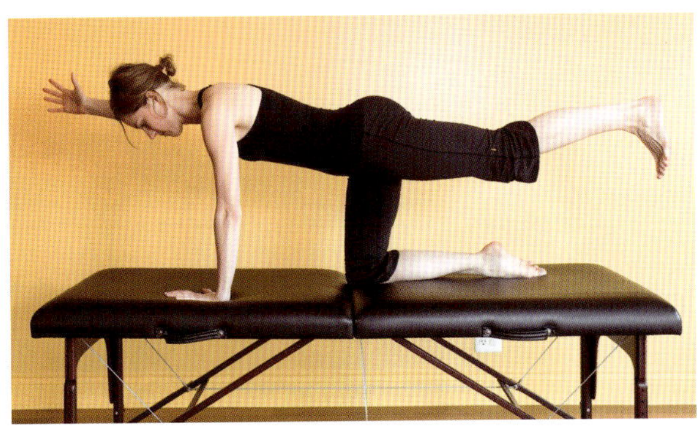

변형 4: 재미와 난이도를 높이기 위해, 폼 롤러 위에서 네발 자세를 취하고 위의 3개 변형을 시도한다.

네발기기와 로우 런지의 변형 (Quadruped and Low Lunge Variations)

네발기기 자세에서 이러한 모든 앞쪽 굽힘과 돌림 패턴을 실시한다〔난이도를 높이기 위해, 한쪽 발을 앞쪽으로 가져가서 로우 런지(Low Lunge)를 취하고, 양 다리의 무릎과 엉덩관절을 90°로 유지한다〕.

캣/카우(Cat/cow): 캣 스트레치(Cat Stretch)는 척추를 라운딩이나 굽힘을 하고, 카우 스트레치(Cow Stretch)는 척추를 활처럼 또는 폄을 한다. 다양성을 위해, 전체 척추의 굽힘과 폄을 교대로 하는 것이라기보다는, 한 번에 척추뼈 하나씩 움직이는 것을 도움으로써 여러분 척추의 뇌 심상지도를 강화하기 운동한다. 여러분이 캣 스트레치(Cat Stretch)를 할 때, 먼저 꼬리뼈를 천장 쪽으로 감는다. 그 다음, 척추의 각 분절을 움직이고, 나중에 목과 머리를 들어올린다. 캣 스트레치(Cat Stretch)로 되돌아가기 위해, 먼저 꼬리뼈를 다리 사이에 말아감고, 그 다음 천천히 머리 쪽으로 등뼈를 하나하나씩 움직인다.

돌림(Rotation): 한쪽 손을 들어올려, 몸의 정중선을 가로질러 뻗는다〔런지(Lunge)를 한다면, 앞쪽 다리 쪽으로〕. 작고 부드러운 바운스가 척추의 깊은 돌림근에 도움을 주었다면, 반대쪽 손과 무릎 사이로 뻗는다(한쪽 발을 앞쪽으로 위치시켰다면, 반대쪽 손과 엉덩관절 사이로 뻗는다). 거기에서 멈추지 않는다. 바닥과 평행하게 뻗은 팔을 머리 위로 그리고 지지쪽 팔 쪽으로 계속 뻗는다.

네발 자세에서 한 팔을 정중선으로 멀어지도록 천장 쪽으로 팔을 돌림하여 등뼈의 폄과 돌림을 실시하고, 다시 네발 자세로 되돌아온다.

정중선으로부터 멀어지도록 돌림하여 옆굽힘을 실시한다. 그런 다음, 요가의 사이드 앵글 포즈(Side-Angle Pose)처럼, 바닥과 평행하게 팔을 뻗는다. 끝으로, 가장 복잡한 패턴: 앞의 2가지 동작(돌림과 옆굽힘)을 자유형 수영 패턴으로 결합한다. 천장 쪽으로 돌림한 후, 길게 뻗어서 옆굽힘한다. 그런 다음, 시작자세로 되돌아온다. 팔 운동이 등뼈 돌림과 함께 시작하는 것을 보장하기 위해 돌본다. 만약 돌보지 않으면, 어깨 손상이 일어날 수 있다.

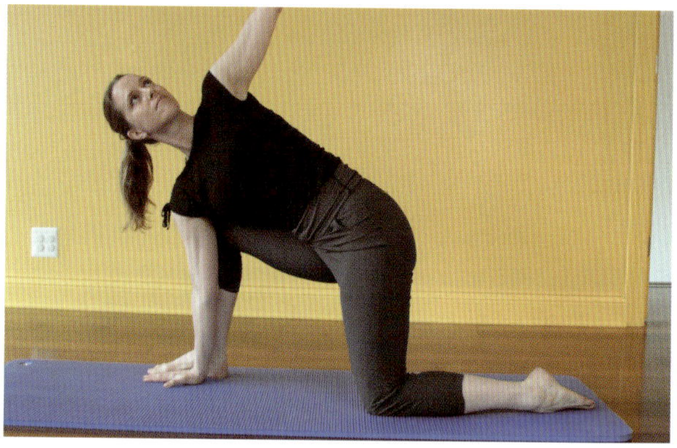

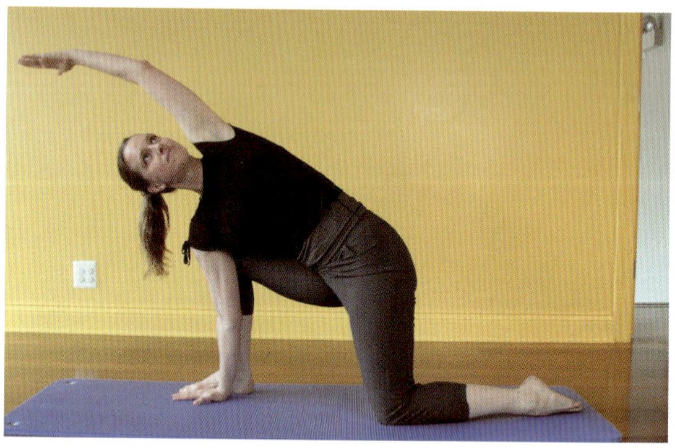

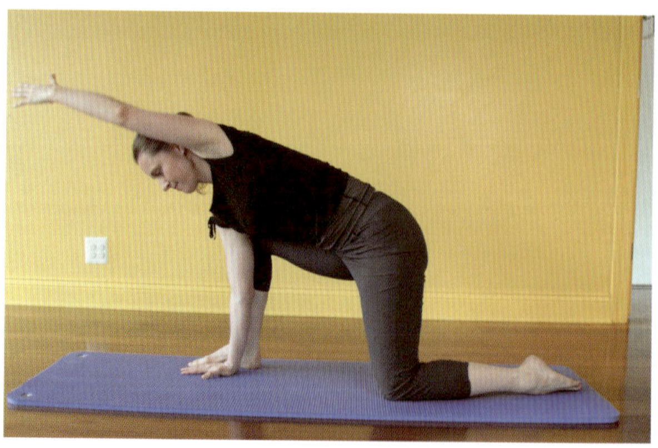

운다/엑소 체어에서 네발기기나 플랭크 자세로 이루어지는 원 암 푸쉬-업 변형 (One-Arm Push-Up Variations in Quadruped or Plank on the Wunda/Exo Chair)

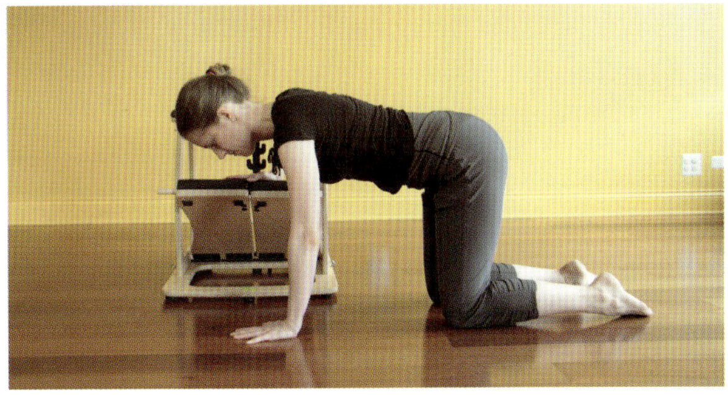

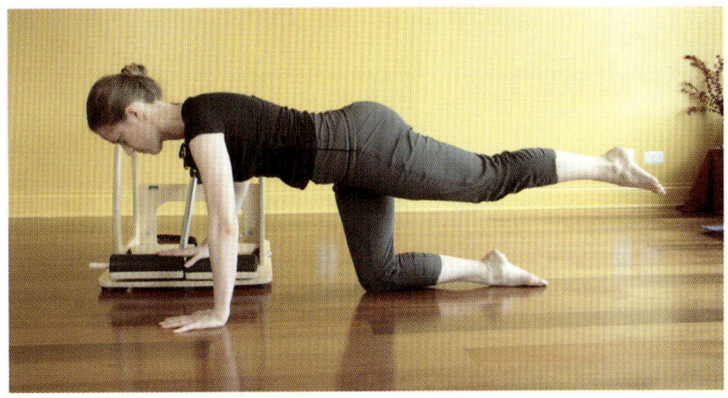

체어(Chair)에 1개의 스프링을 설치한다. 완전한 플랭크(Plank) 자세, 무릎꿇은 자세, 또는 한쪽 다리를 뻗은 자세에서, 한 손은 매트에 배치하고, 다른 손은 체어의 페달에 배치한다. 페달을 바닥쪽으로 누른 후, 조심스럽게 시작자세로 되돌아온다. 이때 골반과 몸통이 바닥과 평행을 유지해야 한다(골반과 몸통은 페달 쪽으로 돌림하길 원할 것이다). 여러 번 반복한 후, 반대쪽도 수행해 본다.

옆으로 누운 자세에서의 풋워크(리포머) (Side-Lying Footwork on the Reformer)

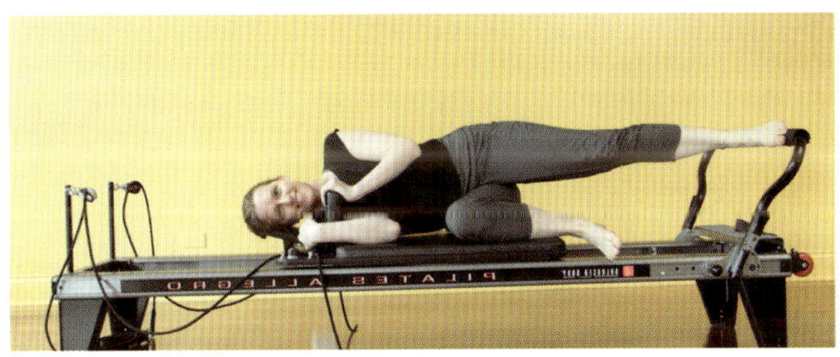

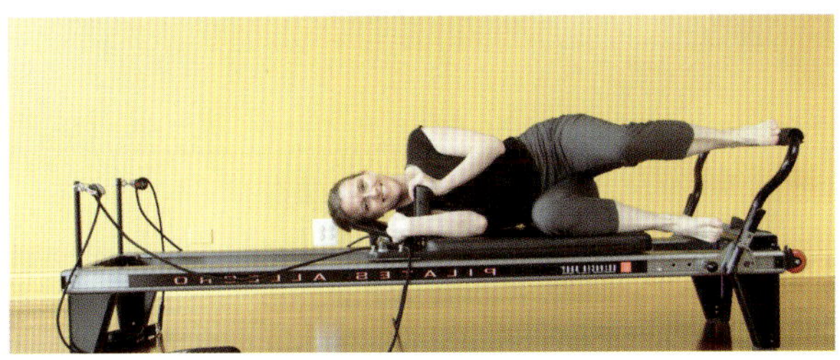

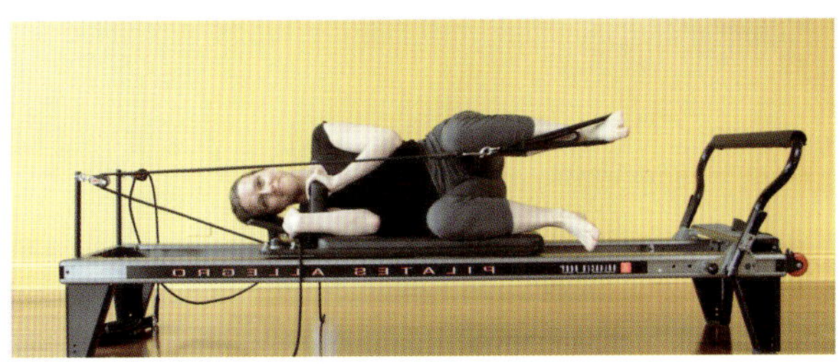

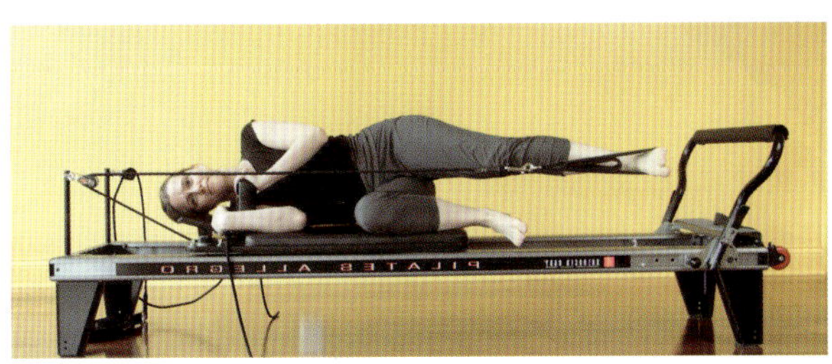

리포머(Reformer)에 1개 또는 2개의 스프링을 설치한다. 옆으로 누운 자세를 취하고, 머리를 머리받침대 위에 내려놓고(편안함을 주기 위해 베개를 이용할 수 있다) 엉덩이를 캐리지의 뒤쪽 가장자리로 가져간다. 엉덩이는 수직으로 곧게 하고 아래쪽 다리를 가슴 쪽으로 굽힘한다. 위쪽 다리의 발을 풋바에 배치하고, 발꿈치와 무릎이 일자로 배치한다. 위쪽 다리의 무릎이 엉덩관절 높이 밑으로 떨어져서는 안 된다. 운동을 시작하기 위해, 아래쪽 척추와 골반을 중립위로 유지하면서, 위쪽 다리를 뻗는다. 무릎을 굽힘하면서 시작자세로 되돌아온다. 이 동작을 여러 번 반복하고, 반대쪽 다리도 수행한다.

난이도를 높이기 위해, 점프 보드로 점프를 하거나 레그 스프링(Leg Spring) 동작을 시도할 수도 있다.

옥토퍼스 텐태클(Octopus Tentacles)

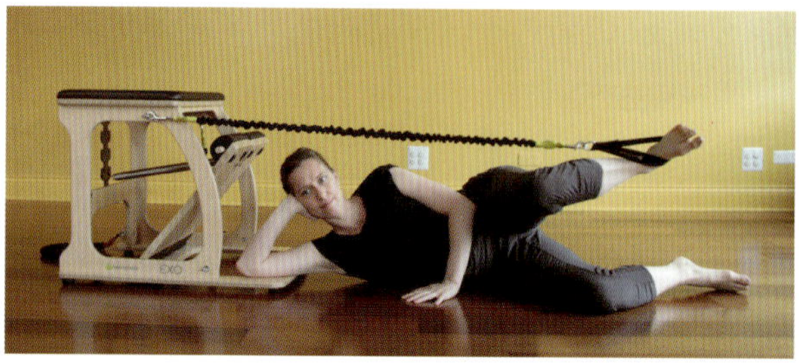

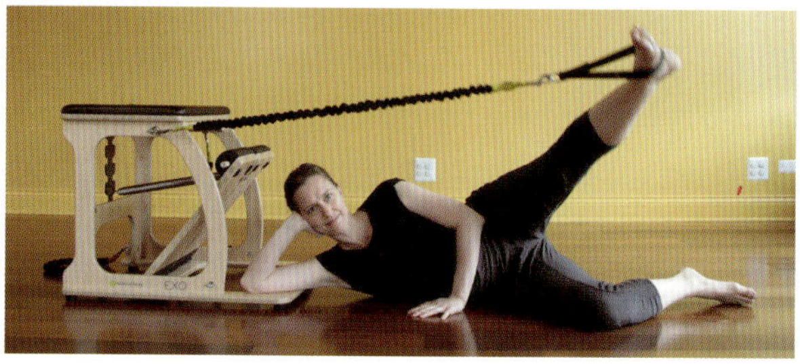

이 운동은 매트나 다른 장비 위에서 스프링이나 스트레치 밴드를 이용해 수행할 수 있다. 옆으로 누운 자세에서 시작한다. 이때 엉덩이와 골반은 중립위를 유지해야 한다. 문어의 촉수처럼 다리를 아무 방향으로 움직인다. 이 운동이 어떻게 코어로부터 퍼져 나오는지를 느껴본다. 아랫등과 엉덩이를 고정하고 이 운동을 수행한다. 다양한 방법으로 이 운동을 수행한다. 이 운동을 쉽게 하고 모든 근운동감각 마일스톤을 적용하기 위해 연구하고 노력한다.

라운드 백 변형 (Round Back Variations)

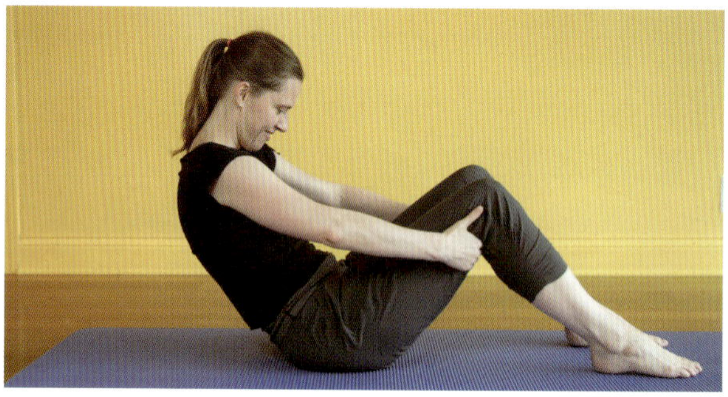

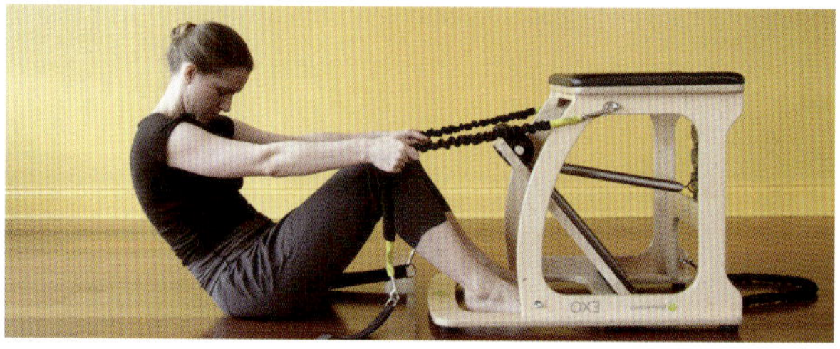

바닥에 앉아서 무릎을 세우고, 가볍게 허벅지 뒤쪽을 잡는다. 척추를 둥글게 만들고 배꼽을 쳐다본다. 들이쉬면서 배를 팽창시키고, 척추를 둥글게 만들고, 팔을 길게 한다. 내쉬면서 시작자세로 되돌아오면서, 배꼽을 척추 쪽으로 당긴다. 이러한 패턴을 여러 번 반복한다. 이번에는 한 손은 배 위에 올려놓고, 다른 손은 허벅지 뒤쪽에 남겨둔다. 들이쉬면서 뒤쪽으로 움직이고, 내쉬면서 앞쪽으로 움직이는 것을 반복한다. 들이쉴 때 손 밑의 배가 팽창하는 것을 느껴보고, 내쉴 때 배의 팽창이 줄어드는 것을 느껴본다. 이러한 동작을 편안하게 느낄 때까지 수행한다. 스프링을 이용할 때, 롤링 백 앤 업(Rolling Back and Up)을 실시한다. 근운동감각 마일스톤을 기억한다.

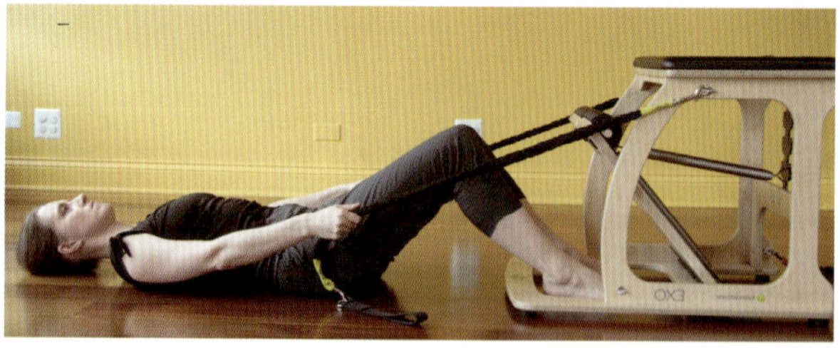

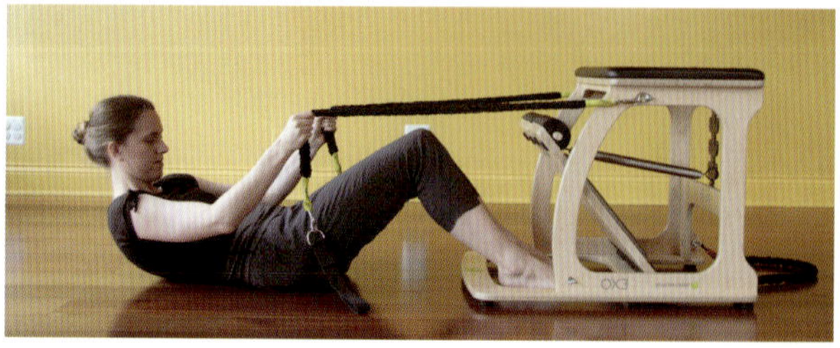

숏 박스(Short Box) 위에서(다음 운동의 사진처럼), 안전 스트랩 밑에 양 발을 배치한다. 양 손을 배 위에 배치한다. 들이쉬면서 뒤쪽으로 움직이고, 내쉬면서 앞쪽으로 움직인다. 이 동작을 여러 번 반복한다.

숏 박스 시리즈 변형 (앉은 자세, 무릎 자세 런지, 또는 선 자세 런지) (Short Box Series Variations (seated, in kneeling lunge, or in standing lunge)

숏 박스 운동은 최상의 등뼈 가동성을 제공한다〔즉, 옆굽힘(Side bend), 비틀림(Twist), 뻗기를 동반한 비틀림(Twist with Reach), 노젓기 등〕. 이 운동들 중 많은 부분은 선 자세 런지(Lunge)(요가의 Warrior 자세)에서도 수행될 수 있다. 여러분이 위의 원리를 고려하여 감각과 도전을 통해 옆굽힘, 돌림, 굽힘, 롤링-업(Rolling-Up) 패턴을 활기있게 실시한다. 반드시 전통적인 패턴을 고수할 필요는 없다. 창조적으로 숏 박스 운동을 실시한다.

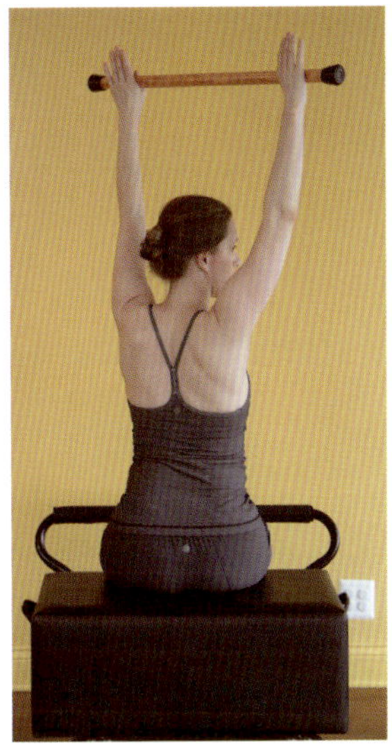

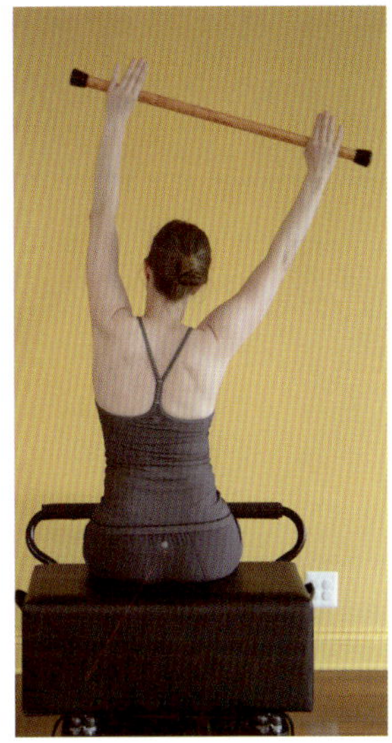

양팔을 "T"자처럼 옆으로 벌려 돌림을 동반한 앞쪽 굽힘〔예: 쏘우(Saw)〕을 첨가한다. 여러분은 커다란 스위핑(sweeping) 운동〔돌림, 아래쪽으로 뻗기, 롤-업(Roll-Up), 반대쪽〕인 전통적인 쏘우(Saw) 패턴으로 움직일 수 있다. 이 운동은 상체의 큰 근육 사슬(muscle chains)을 이용한다. 앞쪽–돌림–뻗기의 끝범위에서 가벼운 바운딩을 적용하기도 한다. 큰 스위핑(sweeping) 운동과는 달리, 이러한 운동은 척추의 깊은 가쪽 돌림근을 스트레칭하는데 도움을 준다. 그런 다음, 이러한 미세한 바운딩 방법으로, 바닥과 천장 사이의 전체 범위를 개척한다. 제한이 느껴지는 부위를 확인한다.

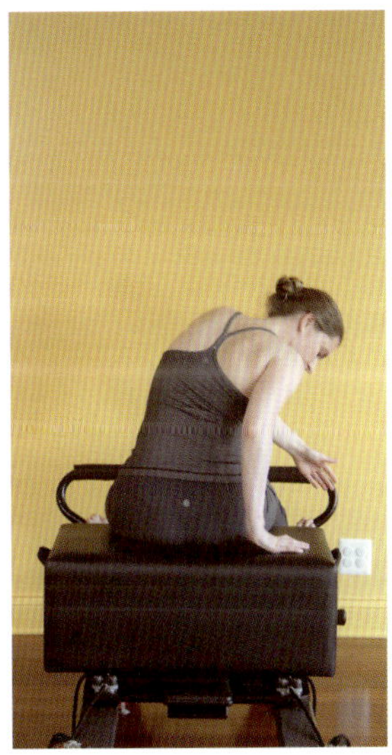

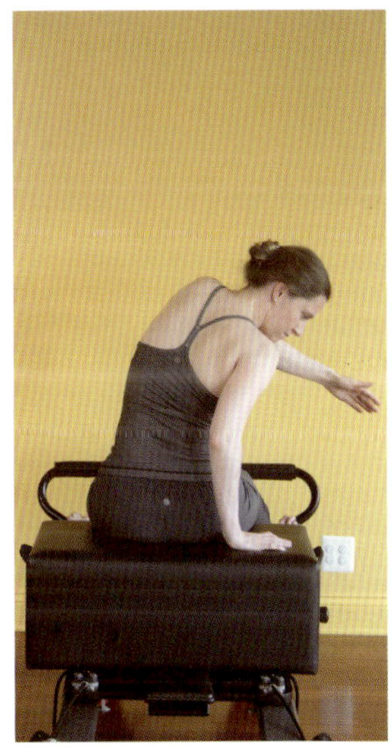

그 다음, 여러분이 정중선으로 멀어지면서 돌림할 때 등뼈의 폄을 강조한다. 양팔을 "V"자 모양이 되게 천장 쪽으로 뻗어서, 작은 바운딩을 첨가한다. 이러한 동작을 할 때 점차 더 높게 팔을 뻗는다. 그리고 위쪽으로 벌림하고 뒤쪽으로 굽힘시킨다(허리뼈가 길어지고, 등허리 이음부가 안정화되는).

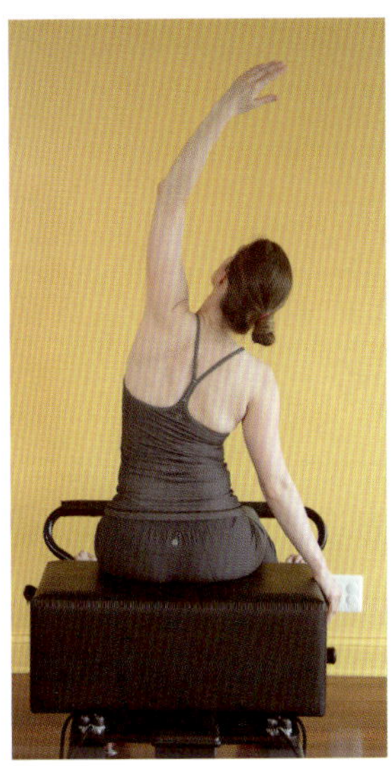

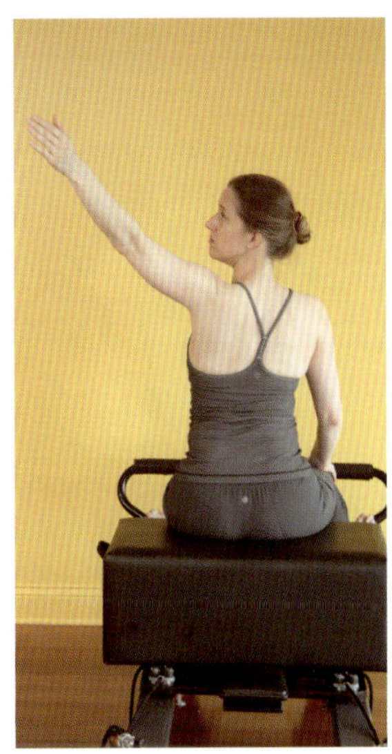

왼쪽과 오른쪽으로 몸을 앞으로 숙이면서 노젓기를 한다. 스트레치가 필요한 곳까지 가고, 제한을 찾으면 멈추고 심호흡을 한다. 그 부위의 갈비뼈를 팽창시킨다. 부가적인 고유수용성을 위해, 무릎 꿇은 자세, 선 자세, 런지 자세에서 이 운동들을 수행한다.

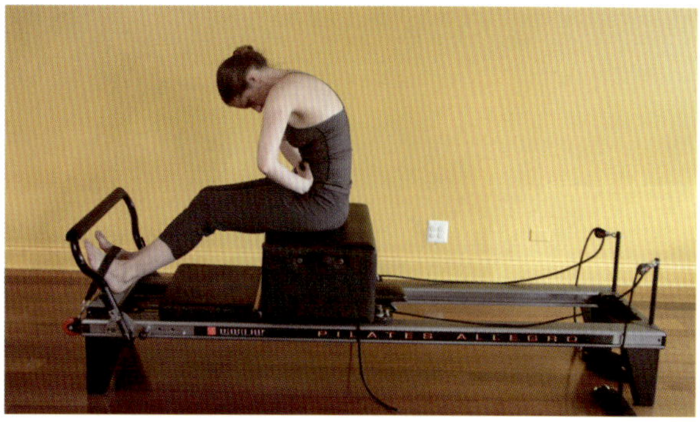

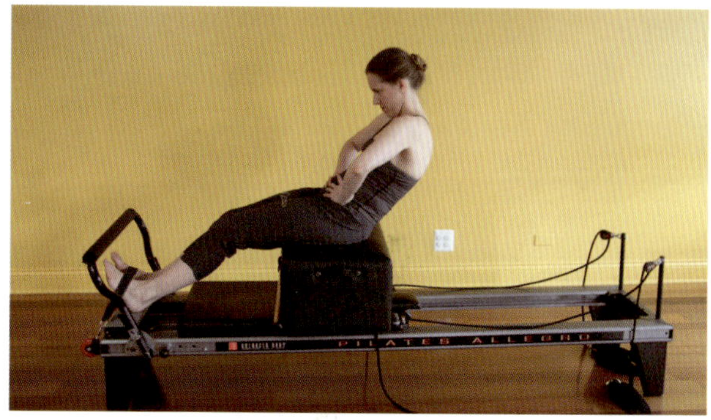

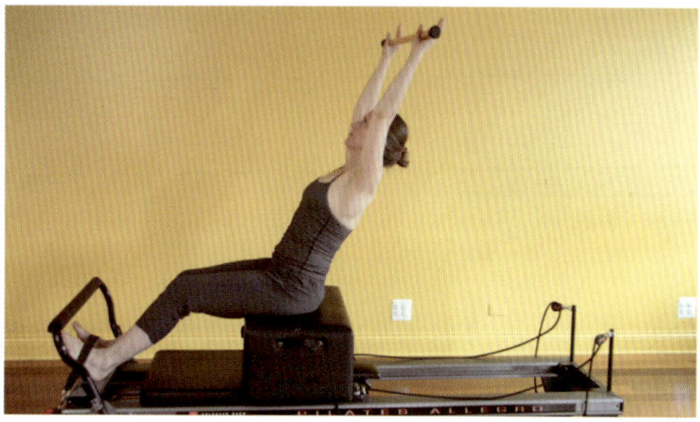

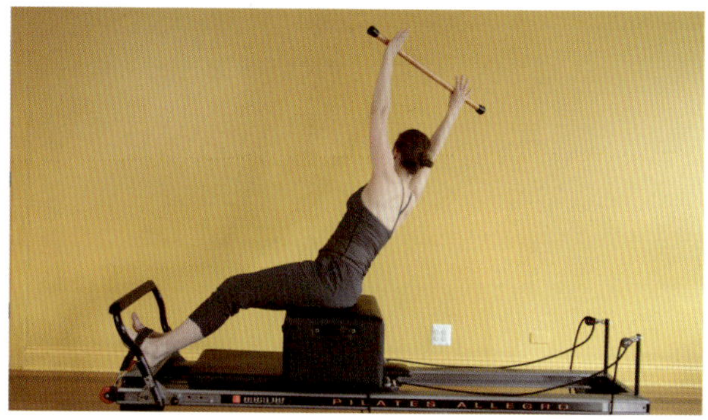

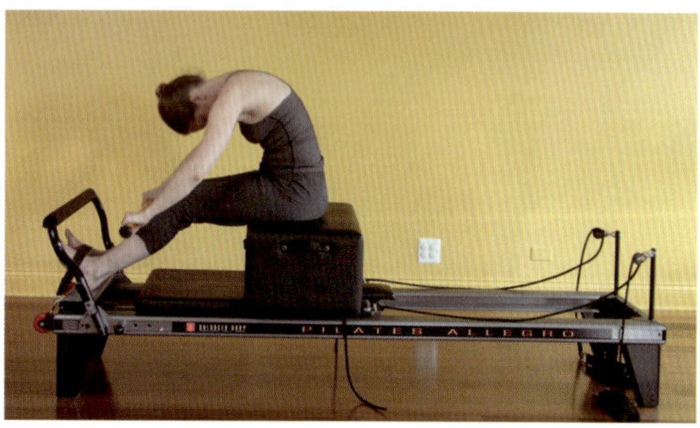

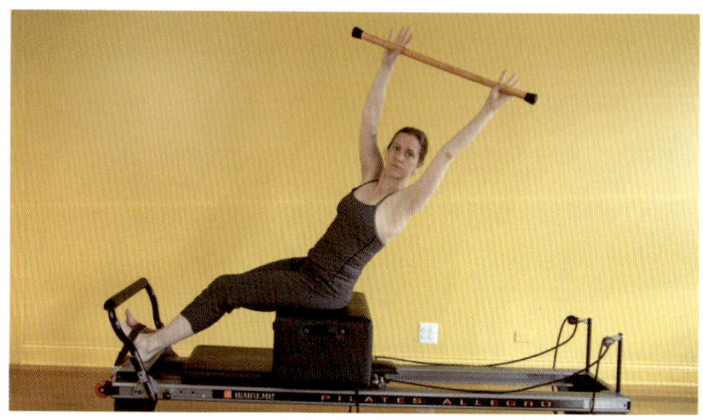

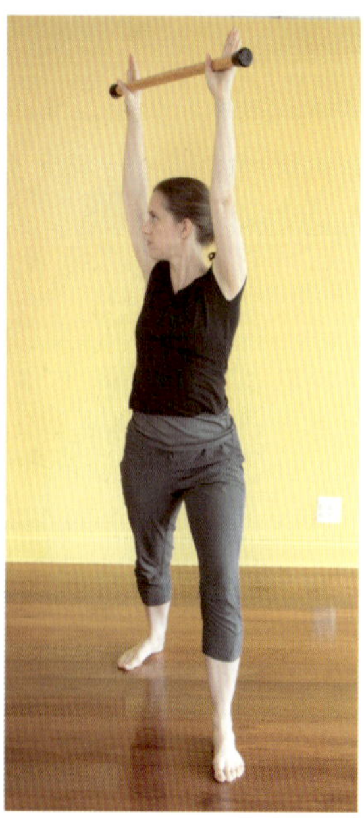

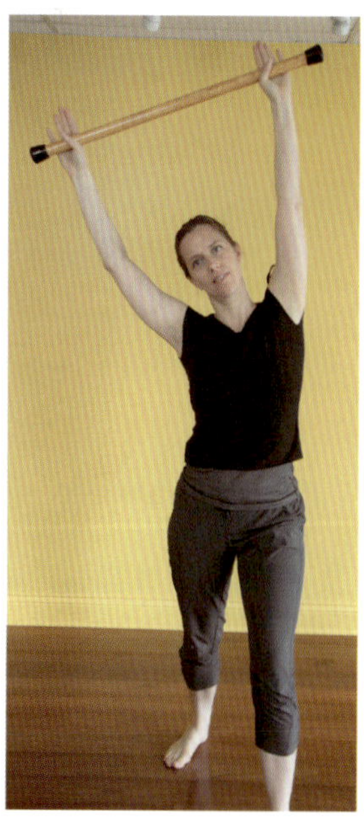

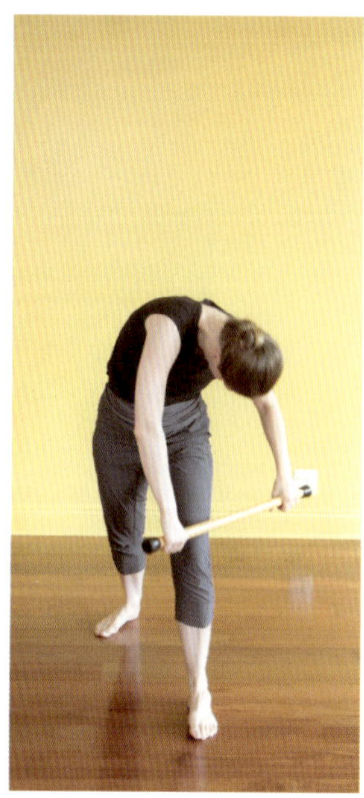

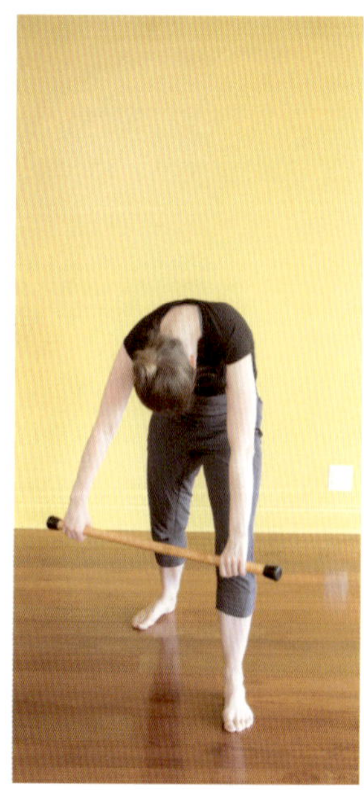

복부 마사지 변형 (Stomach Massage Variations)

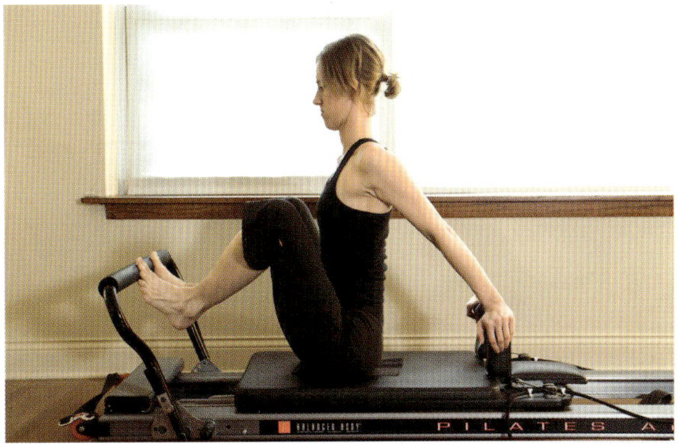

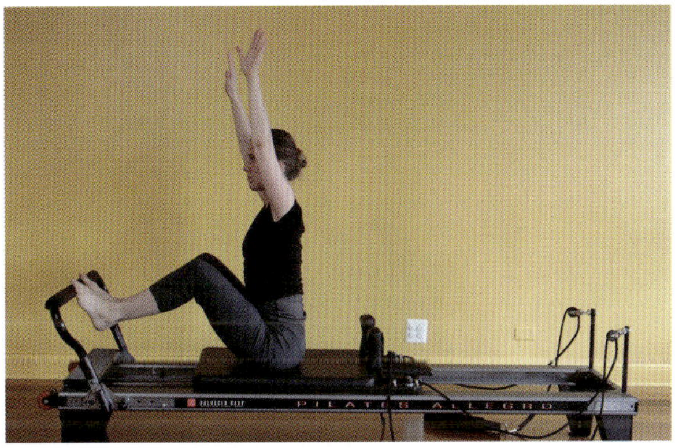

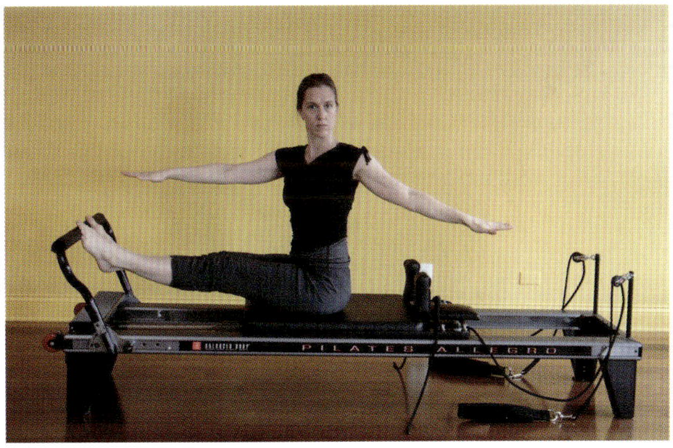

리포머(Reformer) 위에서: 1-4개의 스프링을 설치한다. 캐리지 위에 앉아서 양 발을 풋바 위에 올려 놓고(전통적인 방법은 양쪽 발꿈치를 붙이고 양쪽 발가락을 띄우지만, 적절하게 변형시킬 수도 있다), 골반을 중립위로 하고 척추를 가능하면 길게 늘인다(미끄러짐을 방지하기 위해 끈적한 패드 위에 앉을 수도 있다). 축성 신장을 돕기 위해, 초기에는 팔을 사용한다. 즉, 팔을 어깨 받침대 뒤로 뻗거나 캐리지를 밀어서 척추의 돌림을 돕는다(심화 기법은 팔을 머리 위로 뻗는 방법이다). 풋바에서 캐리지가 멀어지도록 풋바를 밀면서 다리를 뻗는다. 척추를 더 길게 함으로써 시작자세로 되돌아온다. 이를 여러 번 반복한다.

너 쉬운 변형의 운동을 위해, 스프링 숫자를 줄이고, 양 발을 풋바의 아래쪽 측면이나 플랫폼 위에 배치한다.

더 어려운 변형의 운동을 위해, 다리를 뻗을 때 등뼈의 돌림을 첨가한다.

머메이드 변형: 리포머 또는 매트 (Mermaid Variations: Reformer or Mat)

머메이드(Mermaid)는 한 손(무릎을 굽힌 쪽)을 바닥이나 리포머(Reformer)(1개 스프링)의 풋바 위에 배치한 전통적인 "Z"자세에서 수행된다. 들이쉬면서, 반대쪽 손을 천장 쪽으로 뻗은 후, 척추가 앵커 손 쪽으로 옆굽힘할 때처럼 그 쪽 위로 뻗는다. 리포머 위에서는 캐리지를 풋바로부터 멀어지도록 활주한다. 호흡 주기를 완성하기 위해, 척추를 똑바른 자세로 되돌린다. 반복한다.

이 운동에 동적인 흐름을 첨가할 수 있는 방법이 많다. 하나의 재미있는 변형은 바닥을 닦기 위해 가구 슬라이더(슬라이어에 양 손을 이용해)를 이용하는 것이다. 유동성과 부드러운 바운딩을 결합하여 움직이고, 좋은 느낌이 나는 방법으로 척추를 스트레칭하고 관절을 움직인다. 고착된 느낌이 드는 부위를 호흡하면서, 앞쪽과 옆쪽으로 움직인다.

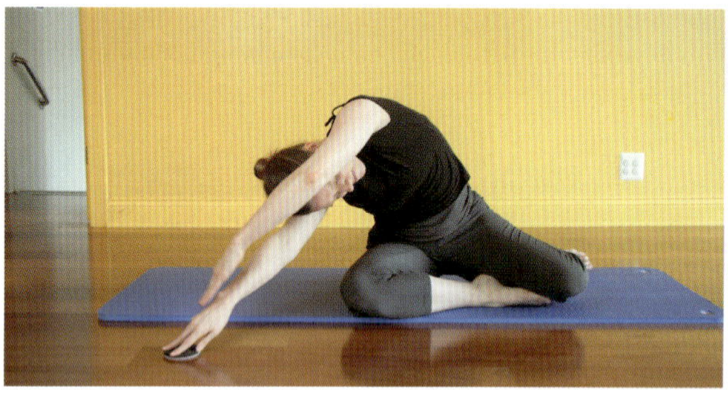

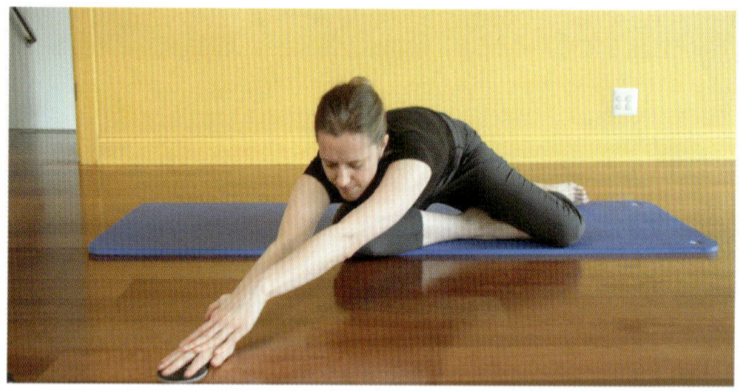

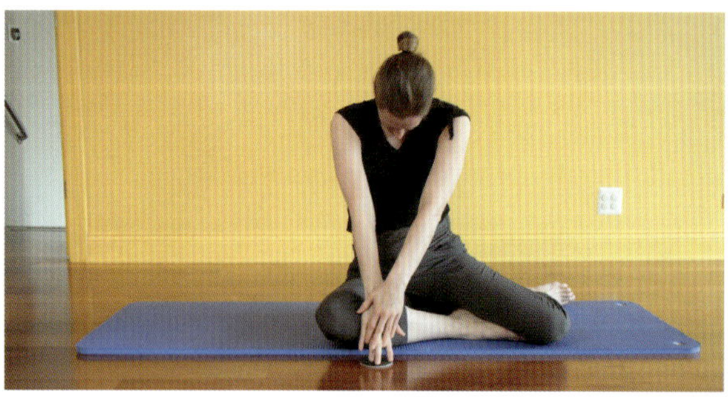

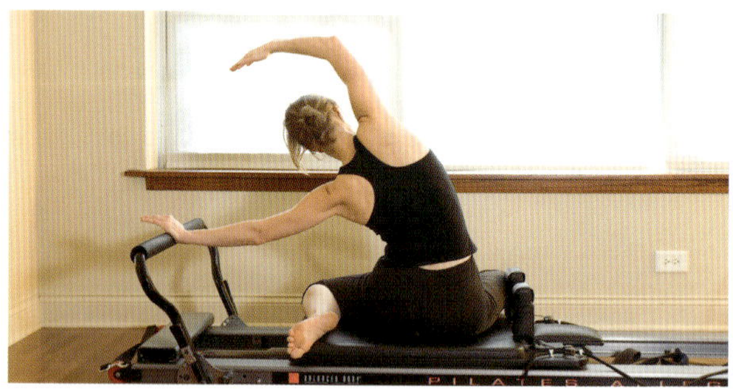

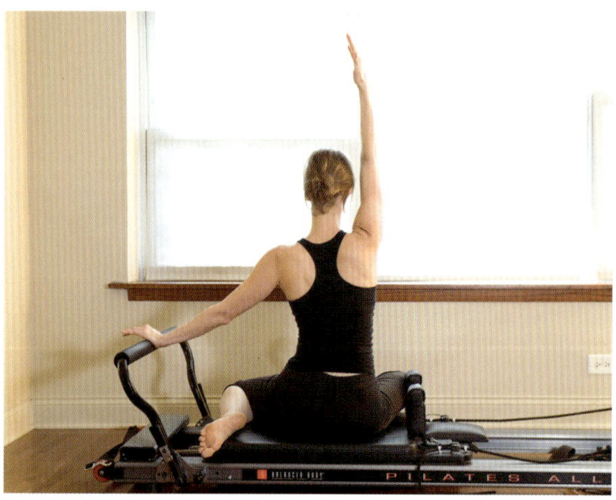

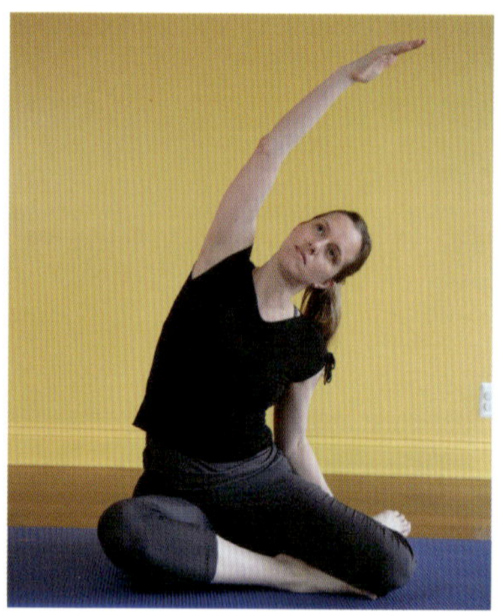

앉은 자세에서 무릎 폄과 엉덩관절 굽힘 (Seated Knee Extension and Hip Flexion)

의자나 숏 박스(Short Box) 위에 앉아서, 골반을 중립위로 하고 똑바로 앉는다. 굽힘된 한쪽 무릎을 들어올려, 그 허벅지 아래 부위를 잡는다. 척추를 길게 유지하면서 다리를 폄과 굽힘한다(트레이너, 척추가 굽힘되는 부위를 체크하고, 이 부위를 길게 늘이도록 클라이언트에게 권장한다).

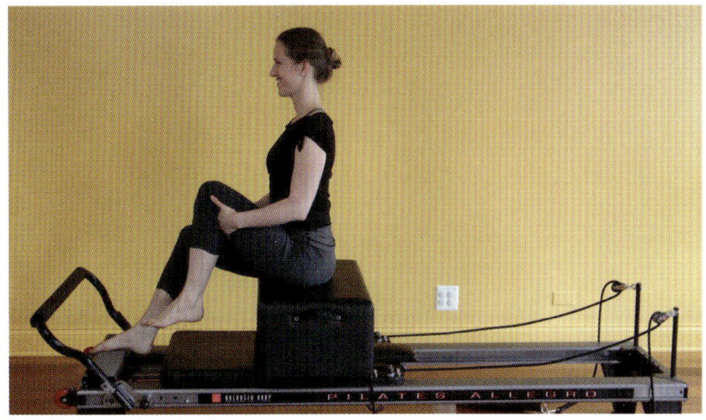

그 다음, 척추를 길게 유지하면서 다리를 지면으로부터 2-3 인치 정도 들어올린 후 그 자세를 유지한다. 난이도를 추가하기 위해, 손바닥으로 다리를 아래쪽으로 누르는 동시에, 다리는 손바닥을 위쪽으로 압박한다. 몸통의 압박력과 엉덩관절 굽힘근의 수축에 대항해 아래쪽 척추를 계속 길게 늘인다.

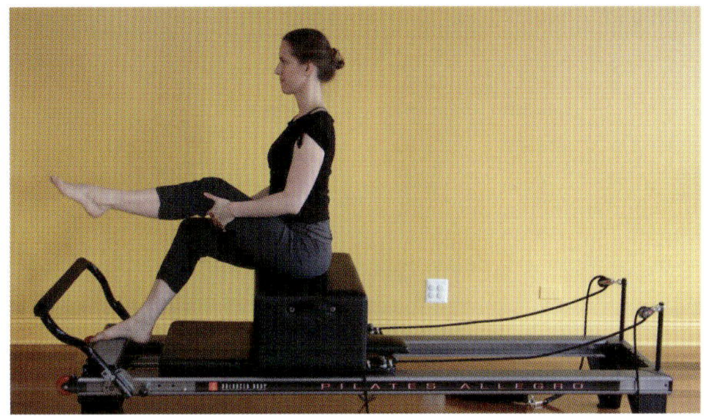

스파인 스트레치 포워드: 매트 또는 리포머 (Spine Stretch Forward: Mat or Reformer)

매트 위에서: 다리를 앞쪽으로 뻗어서 바닥에 앉는다. 골반 중립위와 척추를 길게 늘이는 것을 보장하기 위해 필요하다면, 볼스터로 엉덩관절을 들어 올리고 무릎을 굽힘한다. 배를 안쪽으로 당기고 척추를 길게 늘인다. 아래쪽 척추를 길게 유지하면서 머리에서부터 중간등까지 관절을 움직이기 시작한다.
앉은 자세로 돌아가기 위해, 윗등의 근육을 이용하여 시작자세로 척추를 움직인다. 반복한다.

리포머(Reformer) 위에서: 리포머에 1개 스프링을 설치한다. 이러한 변형의 운동을 수행하려면, 리포머의 홈(캐리지와 백 프레임 사이의 공간) 안의 바닥에 앉아서 다리를 쭉 뻗는다. 골반 중립위와 척추를 길게 늘이는 것을 보장하기 위해 필요하다면, 볼스터로 엉덩관절을 들어 올리고 무릎을 굽힘한다. 어깨 받침대를 손바닥으로 잡았을 때 스프링에서 약간의 장력이 느껴질 정도의 거리를 두고 앉는다. 배를 안쪽으로 당기고 척추를 길게 늘인다. 아래쪽 척추를 길게 유지하면서 머리에서부터 중간등까지 척추뼈를 하나하나씩 움직이기 시작한다. 스프링은 여러분을 앞쪽으로 당길 만큼 장력을 가져야 한다. 여러분이 척추를 굽힘할 때 타이트한 부위 안으로 호흡을 한다. 앉은 자세로 돌아가기 위해, 윗등의 근육을 이용하여 시작자세로 척추를 움직인다. 반복한다.

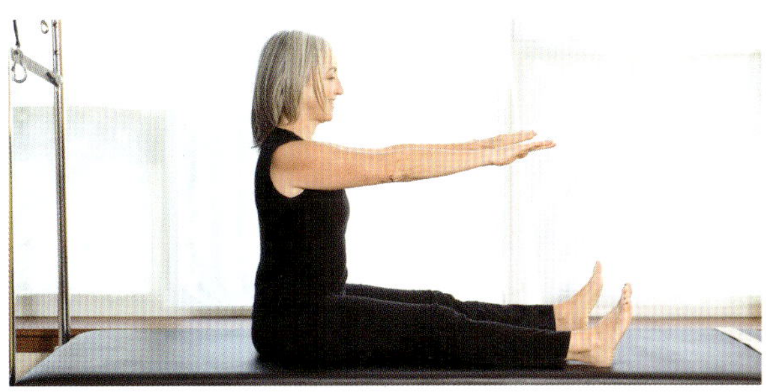

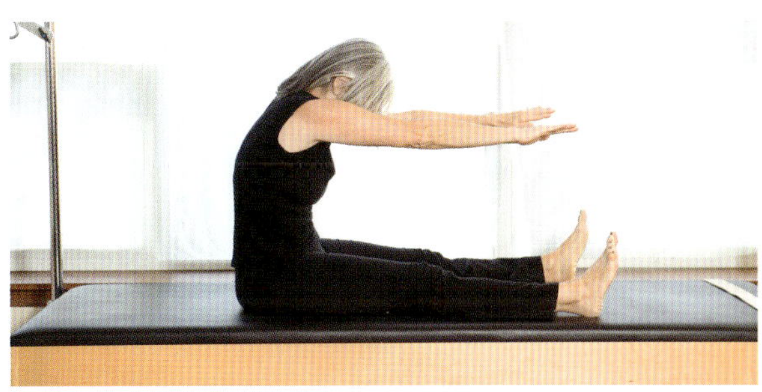

체어 위에서 원-레그 프레스 (One-Leg Press on the Chair)

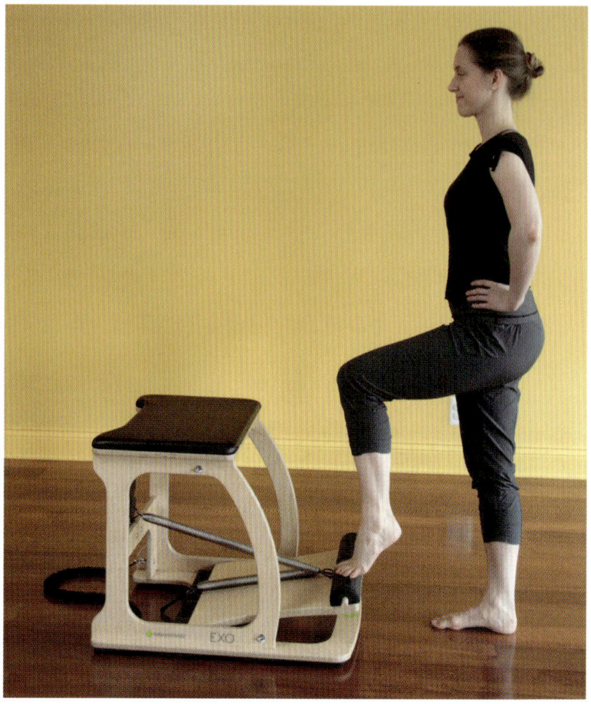

체어에 1개의 스프링을 설치한다. 체어를 바라보고 선 자세를 취하고, 넙다리뼈 길이만큼 체어로부터 떨어져 위치한다. 한 발을 들어올려 페달 위에 올려놓는다. 척추를 길게 유지하고, 페달을 바닥쪽으로 누른다. 천천히 통제하면서 페달을 원래의 위치로 올라가게 만든다(원심성 수축). 여러 번 이 동작을 반복하고, 반대쪽 다리를 수행한다.

고유수용성을 첨가하기 위해, 양 손을 모은 후 발로 페달을 아래쪽으로 누를 때 양 팔을 오른쪽으로 돌림하면서 뻗는다. 페달의 위쪽 움직임을 통제하는 동안, 팔꿈치를 굽힘하면서 중심 쪽으로 돌림한다. 이번에는 왼쪽으로 동일한 동작을 수행한다. 페달을 아래쪽으로 누를 때 운동을 변형하고, 다른 움직임을 첨가함으로서 난이도를 증가한다(예: 허리뼈의 안정성에 집중하면서 등뼈 굽힘/폄, 척추 옆굽힘 또는 엉덩관절의 경첩 운동을 한다).

난이도를 높이기 위해, 여러분이 페달을 아래쪽으로 누를 때:

- 양팔을 머리 위로 올리고, 좌우로 등뼈의 옆굽힘을 시도한다.
- 등뼈를 돌림하고, 팔을 옆으로 벌림한다.
- 모든 척추뼈 특히, 허리뼈(T12-S1)를 안정화하면서 앞쪽으로 숙인다.
- 발활을 지지하는 근육을 강화시키기 위해, 숙이는 동작과 한쪽 방향의 아래쪽 뻗기를 결합한다.

체어 위에서 고잉 업 프론트 (Going Up Front on the Chair)

체어(Chair)에 2개의 강한 스프링을 설치한다. 체어를 오르기 위해, 양손을 체어 좌석의 측면에 배치한다. 한 발을 페달 위에 올려놓고 페달을 지면 쪽으로 내리기 위해 페달 위에 여러분의 체중을 부하한다. 다른 발도 페달 위로 올려놓는다. 한 발을 선택하여 체어 좌석면 위로 올려놓는다. 이때 발가락을 뒤쪽 가장자리에 닿게 한다. 다양한 방법으로 선 자세를 취하고, 뒤쪽 발을 페달 위에서 조절한다. 고정된 다리의 엉덩관절과 무릎관절이 90°될 때까지 페달을 아래쪽으로 내린다. 발의 삼각 부위를 앵커하고, 다시 위쪽으로 페달을 움직인다. 여러 번 반복한 후, 반대쪽 다리도 수행한다.

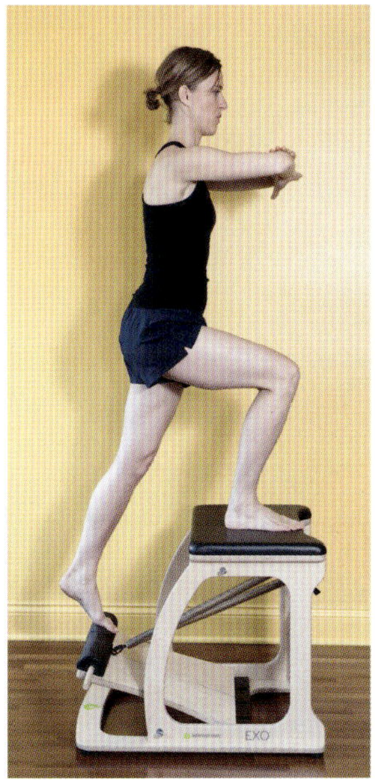

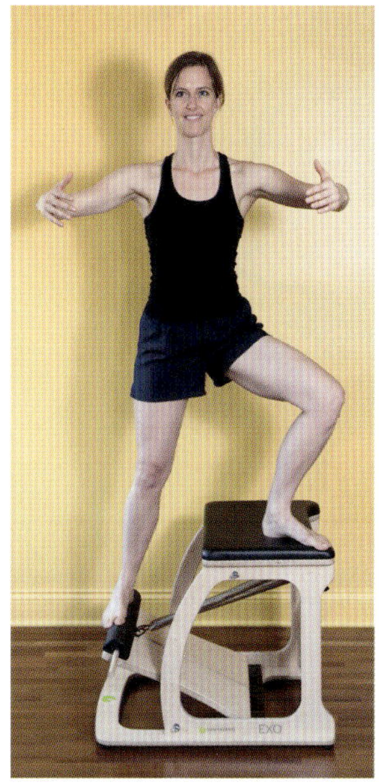

노트: 여러분은 지지를 제공하기 위해, 벽에 높은 의자나 운다/엑소 체어(Wunda/Exo Chair)를 붙이고, 이러한 동작을 수행하길 원할 것이다.

〔또한 고잉 업 사이드(Going Up Side)의 변형 운동이 사진으로 제공되고 있다〕.

리포머 위에서 런지 변형 (Lunge Variations on the Reformer)

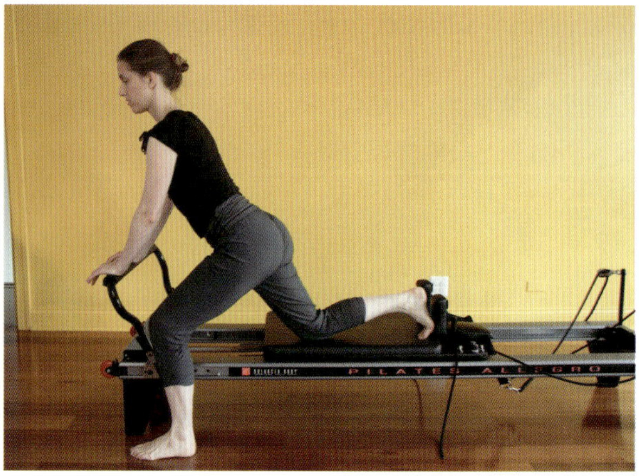

리포머에 1개의 강한 스프링을 설치한다. 리포머 캐리지의 왼쪽 위에서 선 자세를 취하고, 오른쪽 발바닥을 어깨 받침대에 배치한다. 그리고 캐리지 위에 발가락을 폄하고 무릎을 댄다. 왼쪽 다리를 리포머 다리 근처에 위치시키고, 손(손가락끝)을 풋바에 배치한다. 골반을 중립위로 유지하면서 오른쪽 엉덩관절 폄근을 수축하여 오른쪽 다리를 뒤쪽으로 민다(앞쪽 넙다리뼈 활주를 피하기 위해). 다리를 고정하기 위해 왼쪽 볼기근과 넙다리네갈래근을 등척성으로 수축할 때 오른쪽 엉덩관절의 앞쪽 부위가 스트레칭되는 것을 느껴 본다. 이러한 운동을 여러 번 지속하고, 반대쪽 다리도 반복한다.

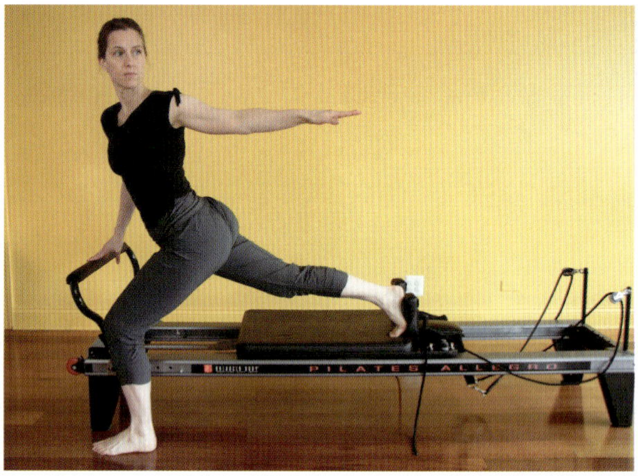

운동을 진전시키기 위해:

- 뒤쪽 무릎을 들어올린 후, 그 자세를 유지하면서 다리와 캐리지를 앞뒤로 움직인다.
- 풋바로부터 손을 뗀다.
- 등뼈 돌림을 첨가한다. 오른쪽 다리를 뒤쪽으로 움직일 때 갈비우리를 왼쪽으로 돌림한다.
  오른쪽 다리를 앞쪽으로 움직일 때, 갈비우리를 오른쪽으로 돌림한다.
- 양팔을 머리 위로 올리고 등뼈의 옆굽힘을 첨가한다.
- 다리를 뒤쪽으로 밀 때 앞쪽으로 몸을 숙인다(허리뼈 관절을 안정화시키기 위해). 이때 똑바른 자세로 되돌아오기 위해 고정된 다리의 볼기근과 뒤넙다리근을 수축한다.

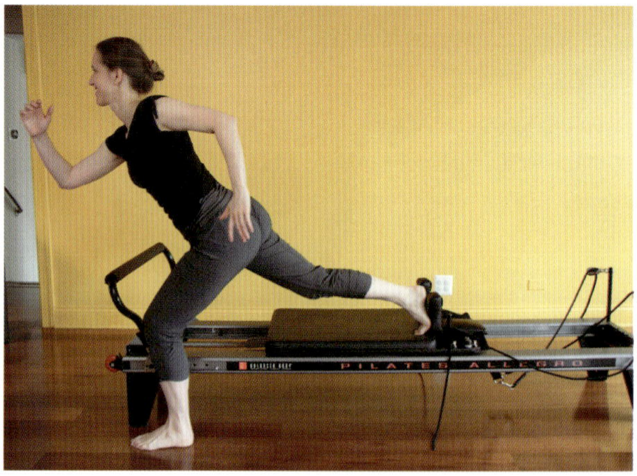

용어 해설 / Glossary

활성화 (Activation)

근육의 근력이나 반응을 향상시키는 고유수용기를 자극하는 기법이다. 한편, 외상, 염증, 무사용으로 인해 근육이 비활성화나 억제되었을 때 근육을 활성화시키는 전략이다. 활성화를 위한 기법은 시각화(중추신경계를 근육에 연결하기 위해), 등척성 수축(관절 자세를 안정화하고, 관절 주위의 근육을 활성화하기 위해), 근육근막부착점, 인대, 피부 및 관절주머니의 촉진(고유수용기를 자극하기 위해), 호흡(가로막과 깊은 근막계의 다른 근육들을 활성화하기 위해)을 포함한다.

자율신경계 (Autonomic Nervous System)

심장을 포함한 장기의 기능과 호흡율 뿐만 아니라 소화기계와 비뇨생식계에도 영향을 주는 말초신경계의 일부이다. ANS는 교감신경(투쟁-도망)과 부교감신경(휴식과 소화)으로 나누어진다.

돌림축 (Axis of Rotation)

돌림축은 회전하는 관절을 통과하는 가상의 지점이나 선이다. 관절의 돌림축은 자동차의 바퀴가 돌아가는 축과 비슷하다. 신체의 축은 관절의 형태나 관절을 둘러싸는 물렁조직(인대와 관절주머니)에 의해 결정된다. 이상적인 돌림축의 유지는 부드럽고 협응된 운동의 필수조건이고, 적절한 운동 조절에 의존한다.

브레이싱 전략 (Bracing Strategy)

관절 주위의 근수축은 안정화를 향상시킨다. 예를 들어, 몸통과 척추 주위의 배근육과 척주세움근의 수축은 코어 안정화를 제공한다. 이것은 등척성 자세를 안정화시키기 위한 효율적인 전략이지만, 장시간 동안 유지되는지를 결정한다. 그리고 이것은 그 사람의 1차 안정화 전략이다.

호흡 활성화 전략 (Breath Activation Strategy)

적절한 호흡 안정화 전략을 발달시키기 위해 3차원 호흡을 이용하고 깊은 근막계를 활성화한다. 호흡 안정화 전략은 호흡과 깊은 근막계 활성 사이의 협응을 발달시키는데 도움을 주고, 높은 수준의 필라테스 운동을 하기 전에 설정되어야 한다.

중심화 (Centering)

중심화는 운동의 수행을 위해 코어를 최적의 위치로 배치하는 것이다. 많은 운동 패턴을 위해, 중심화는 특정 움직임 패턴을 하기 전에 머리, 가슴우리, 허리뼈 및 골반의 중립 정렬을 달성하는 것이다.

중추신경계 (Central Nervous System)

뇌와 척수를 포함하는 신경계의 일부로서, 신체의 모든 활동을 지배한다.

공동 작용 (Co-activation)

관절이 신체 부위를 둘러싸는 근육의 수축은 정적 자세이든 움직임이든 간에 최적의 돌림축과 관절 조절을 유지한다. 한편, 관절을 지지하거나 적절한 위치를 잃어버리지 않고 관절을 안정화하거나 움직이기 위해 동시에 함께 작용하는 다양한 근 작용이 있다.

구심성 수축 (Concentric Contraction)

근육의 부착점들을 서로 가까워지도록 하는 근수축으로서, 뼈를 가속시키는 역할을 한다. 무게나 신체를 들어 올리는거나 신체를 가속시키는 것은 일반적으로 구심성 수축으로 일어난다.

조절 (Control)

조절은 부드럽고 협응된 자세와 움직임을 일으키는 의식적 능력이나 무의식적 능력이다. 조절은 안정성을 달성하는 보상작용 없이 부드럽고 협응된 움직임을 일으키는 선제 조건이고, 필라테스 원리의 적용으로 발달될 수 있다.

코어 안정화 (Core Stabilization)

코어 안정화는 신체를 정렬하고 조절하는 전략으로서, 관절이 적절하게 위치되도록 하고 근막계가 효율적인 방법으로 과제의 요구를 조정할 수 있도록 한다. 코어 안정화는 정적 자세 뿐만 아니라 동적 움직임 동안에 유지되어야 한다. 그러나 이용되는 전략(노력의 정도)은 과제의 요구에 따라 변할 수 있다.

교정 운동 (Corrective Exercise)

교정 운동은 자세 변화, 부적절한 안정화 전략, 부적절한 움직임 패턴을 특별하게 교정하도록 설계된 운동이다. 한편, 이들은 적절한 자세와 움직임을 달성시키도록 설계된 운동이나 전략이다. 근육과 관절에 대한 스트레스를 줄여서 손상의 가능성을 줄인다.

원심성 수축 (Ecdentric Contraction)

원심성 수축은 근육의 부착점들이 서로 멀어지면서 수축하는 것으로 움직임을 감속시키는 역할을 한다. 무게나 신체를 내리는 것이나 또는 감속은 일반적으로 원심성 수축으로 이루어진다.

근막 (Fascia)

근막은 신체 전반에 걸쳐 있는 모든 구조물에 붙어 있는 치밀한 결합조직이다. 근막은 수축성 요소와 감각성 요소를 가지고 있고, 자세, 안정화 및 움직임에 도움을 준다.

피드-포워드 기전 (Feed-Forward Mechanism)

이 관절 구조물을 안정화시키는 주된 작용이 일어나기 전의 예상되는 근육의 사전 수축(일반적으로 1 관절 근육). 예를 들어, 배가로근과 골반바닥근은 통증이나 외상이 없는 사람에서 팔다리가 움직이기 전에 먼저 활성화된다.

굽힘 비내성 (Flexion Intolerance)

굽힘 자세에 대한 낮은 내성. 일반적으로 척추 굽힘 자세〔앉은 자세, 앞쪽 굽힘, 크런치(Crunch), 롤-업(Roll-Up) 및 헌드레드(Hundred)와 같은 굽힘 기반 운동을 수행할 때〕를 취할 때 등의 불편함이나 근육 억제를 경험할 것이다.

힘 폐쇄 (Force Closure)

힘 폐쇄는 관절 안정성을 제공하는 근막계의 수축이다. 적절한 힘 폐쇄는 안정화를 제공하고, 자세와 움직임을 조절한다.

형태 폐쇄 (Form Closure)

형태 폐쇄는 관절 안정성을 제공하는 관절의 선천적 형태와 인대와 관절주머니이다. 예를 들어, 엉치엉덩관절은 높은 형태 폐쇄를 가지는데, 그 이유는 쐐기 형태의 엉치뼈가 두 개의 볼기뼈 사이에 위치하고 관절면에 돌출이 있기 때문이다. 반대로, 어깨의 오목위팔관절은 낮은 형태 폐쇄을 가지고 있는데, 그 이유는 오목위팔관절이 절구관절이고, 위팔뼈머리의 관절면이 관절오목의 관절면보다 더 크기 때문이다. 형태 폐쇄의 수준에 관계없이, 모든 관절은 안정성에 대해 근막계나 힘 폐쇄에 좌우된다.

그립핑 (Gripping)

그립핑은 관절 안정화와 조절을 제공하는 근막계의 과활동이다. 그립핑은 수술이나 기타 외상 후 또는 염증으로 인해 대개 의식적으로(수축이 더 잘 보이도록 근수축을 시도한다)나 무의식적(근억제로 인한 반사적 근수축)으로 일어난다. 일반적으로 만성 타이트니스와 통증유발점(그립핑이 발생하는 곳)을 경험할 것이다.

억제 (Inhibition)

억제는 탈감각화나 근막계로 들어가는 적절한 신경 입력의 부족이 한 경우이다. 억제는 외상, 수술, 염증으로 인해 발생하고, 근육의 약증 반응을 초래한다. 억제된 근육은 활성되어야 하고, 적절한 움직임 패턴으로 통합되어야 한다.

통합 (Integration)

통합은 기본적인 필라테스 패턴을 수행할 때 정렬, 호흡 및 조절의 적절한 협응이 일어나는 것을 의미한다.

복부 내압 (Intra-abdominal Pressure)

복부 내압은 가로막, 배근육, 갈비사이근 및 기타 호흡근의 수축 결과로서 복강 내에서 발생하는 압력이다. 복부 내압은 몸통, 척추 및 골반을 안정화시키고 감압하는데 도움을 준다.

등척성 수축 (Isometric Contraction)

등척성 수축은 근육 길이의 변화를 일으키지 않는 근수축이다. 이 근수축의 유형들은 관절과 신체 위치를 안정화시키는데 이용될 뿐만 아니라, 원심성 수축에서 구심성 수축으로 전이되는 동안에 일어난다.

근운동감각 (Kinesthesia)

근운동감각은 신체 부위의 자각과 신체 능숙함을 발달시키는 과정이다. 근운동감각은 자세와 움직임을 발달시키는 중요한 요소인데, 그 이유는 이상적인 자세와 움직임을 발달시키기 위해 그들의 근운동감각이나 현재 습관의 자각을 향상시켜야 한다.

근막 라인/사슬 (Myofascial Lines/Chains)

깊은 근막계와 얕은 근막계의 근막 그룹은 해부학적으로나 기능적으로 서로 연결되어 있고, 다양한 자세와 움직임에 영향을 준다.

근막계 (Myofascial System)

근막계는 뼈대근과 그 사이에 있는 근막으로 구성된다. 근막계는 깊은 근막계(깊은 근육과 관절에 직접 붙어 있는 근막)와 얕은 근막계(얕은 근육과 그것의 근막)로 구성되고, 근막 라인/사슬로 정렬된다.

신경가소성 (Neuroplasticity)

신경가소성은 신체 활동, 정신적 자극, 환경, 교육 및 통증 등을 포함한 다양한 자극을 통해 시냅스와 신경망을 변화하고 적응하는 뇌의 능력이다. 운동 동안 의식적 조절과 상상을 이용하는 자각 작용은 뇌의 신경가소성을 향상시키는 방법이다.

중립 정렬 (Neutral Alignment)

중립 정렬은 자세와 움직임의 이상적인 정렬로서, 관절 하중에 장점을 갖고, 물렁조직과 뼈조직의 마모를 줄인다. 코어의 자각과 중립 정렬의 조절을 돕는 것은 이상적인 자세와 움직임을 발달시키는데 있어 중요한 요소이다.

말초신경계 (Peripheral Nervous System)

말초신경은 뇌신경과 척수신경을 포함하는 신경계의 일부이다. 말초신경은 몸과 중추신경계 사이에서 메시지를 받고 전달한다.

고유수용성 (Proprioception)

고유수용성은 자세와 움직임을 느끼고 조절하기 위해 근육, 근막, 인대, 관절수용기 뿐만 아니라, 시각계나 안뜰계로부터 오는 정보를 받는 신경계의 능력이다.

강직 (Rigidity)

강직은 근막계의 과활동 때문에 관절이나 신체 부위를 뻣뻣하게 하거나 가동성을 소실시키는 것이다. 강직은 종종 가동범위를 제한하고 운동을 어렵게 만든다. 강직이 가슴우리 주위에서 발생하면, 강직은 적절한 3차원 호흡을 제한할 것이고, 시간이 경과되면 과도한 관절 장력을 발생시킬 것이다.

몸신경계 (Somatic Nervous System)

뼈대근의 수의적 조절을 담당하는 신경계의 한 일부이다. 몸신경계는 뇌신경과 척수신경으로 구성된다.

협력근 우세 (Synergist Dominance)

근육이나 관절의 억제가 있을 때 1차 고정근이나 작용근의 역할이 협력한다는 가정이다. 한편, 운동을 돕는 근육들은 우세한 근육의 역할을 한다. 예를 들어, 큰볼기근의 억제로 인해 뒤넙다리근이 엉덩관절 폄의 작용근이 된다. 협력근으로 우세한 근육들은 종종 그 사람으로 하여금 그립되는 경향을 띠게 하고, 만성 타이트니스가 이 부위들에서 발생하는 이유가 된다.

텐서그리티 (Tensegrity)

텐서그리티는 신체를 고정하는 근막계의 능력으로서, 장력과 부동적 압박을 통해 스트레스가 한 부위에 집중되지 않고 신체 전체로 퍼지도록 한다. 텐서그리티는 안정화와 움직임을 위한 과도한 압박에 의존하지 않고, 신체를 신장하고 현수시킨다.

코어 (Thoracopelvic Canister)

이것은 등뼈, 갈비우리, 허리뼈 및 골반의 집단적 부위이다. 코어라고 불린다.

3차원 호흡 (Three-Dimensional Breathing)

흉강, 복강 및 골반강을 이용하는 호흡으로서, 호흡주기 동안 이 부위가 3차원(위-아래, 좌우, 앞뒤)으로 팽창하고 이완한다.

참고문헌 / Bibliography

Baniel, A. 2009. *Move into Life: The Nine Essentials for Lifelong Vitality*. Random House, Inc.: New York, NY.

Baniel, A. 2012. *Kids Beyond Limits*. Perigee: New York, NY.

Barker, K.L., Shamley, D.R., and Jackson, D. 2000. Changes in the cross-sectional area of multifidus and psoas in patients with unilateral back pain: The relationship to pain and disability. *Clinical Journal of Sport Medicine* 10(4), 239–244.

Black, J. 2013. *Making the American Body*. University of Nebraska Press: Lincoln, NE.

Butler, D. and Moseley, L. 2013. *Explain Pain*. Noigroup Publications: Adelaide, Australia.

Calais-Germain, B. 2008. *No Risk Abs*. Healing Arts Press: Rochester, VT.

Calais-Germain, B. and Raison, B. 2010. No *Risk Pilates*. Healing Arts Press: Rochester, VT.

Chaitow, L., Bradley, D., and Gilbert, C. 2014. *Recognizing and Treating Breathing Disorders*, 2nd edn. Churchill Livingston: Edinburgh.

Chaitow, L., Findley, T.W., and Schleip, R. 2012. *Fascia Research III*. Kiener: Munich

Clippinger, K. 2007. *Dance Anatomy and Kinesiology. Human Kinetics*: Champaign, IL.

Cohen, R. 2010. Introduction to Reflex Locomotion According to Vojta (Course handouts). Philadelphia, PA.

Davies, C. 2004. *The Trigger Point Therapy Workbook*, 2nd edn. New Harbinger Publications: Oakland, CA.

Eherer, A.J., Netolitzky, F., Hogenauer, C., Puschnig, G., Hinterleitner, T.A., Scheidl, S., Kraxner, W., Kreis, G.J., and Hoffmann, K.M. 2012. Positive effect of abdominal breathing exercise on gastroesophageal reflux disease: A randomized, controlled study. *American Journal of Gastroenterology* 107(3), 372–378.

Eunyoung, K. and Lee, H. 2013. The effects of deep abdominal muscle strengthening exercises on respiratory function and lumbar stability. *Journal of Physical Therapy Science* 25, 663–665.

Gibbons, S. 2005. Assessment and rehabilitation of the stability function of the psoas major and the deep sacral gluteus maximus muscles. Kinetic Control: Ludlow, UK.

Gibbons, S.G.T. and Comerford, M.J. 2001a. Strength versus stability—Part 1: Concepts and terms. *Orthopaedic Division Review*, Mar / Apr, 21–27.

Gibbons, S.G.T. and Comerford, M.J. 2001b. Strength versus stability—Part 2: Limitations and benefits. *Orthopaedic Division Review*, Mar / Apr, 28–33.

Gibbons, S.G.T., Comerford, M.J., and Emerson, P.L. 2002. Rehabilitation of the stability function of psoas major. *Orthopaedic Division Review*, Jan / Feb, 9–16.

Gibbons oductions: Pessac, France <http: / / www.endovivo.com>.

Hagins, M., Pietrek MD, M., Sheikhzadeh, A., Nordin, M., and Axen, K. 2004. The effects of breath control on intra-abdominal pressure during lifting tasks. *Spine* 29(4), 464–469.

Hodges, P.W. and Gandevia, S.C. 2000. Changes in intra-abdominal pressure during postural and respiratory activation of the human diaphragm. *Journal of Applied Physiology* 89(3), 967–76.

Hodges, P.W., Heijnen, I., and Gandevia, S.C. 2001. Postural activity of the diaphragm is reduced in humans when respiratory demand increases. *Journal of Physiology* 537(3), 999–1008.

Holubcova Z. 2013. Dynamic neuromuscular stabilization: Exercise strategies (Course handouts). Chicago, IL.

Hu, H., Meijer, O.G., van Dieen, J.H., Hodges, P.W., Bruijn, S.M., Strijers, R.L., Prabath, W.B.N., van Royen, B.J., Wu, W.H., and Xia, C. 2011. Is the psoas a hip flexor in the active straight leg raise? *European Spine Journal* 20(5), 759–765.

Hulme, J.A. 2008. Beyond Kegels: *Bladder Health and the Pelvic Muscle Force Field*. The Prometheus Group: Chicago, IL.

Jacobs, J.V., Henry, S.M., Jones, S.L., Hitt, J.R., and Bunn, J.Y. 2011. A history of low back pain associates with altered electromyographic activation patterns in response to perturbations of standing balance. *Journal of Neurophysiology* 106(5), 2506–2514.

Koch, L. 2012. *The Psoas Book*. Guinea Pig Publications: Felton, CA.

Kolář, P. et al. 2013. *Clinical Rehabilitation*. Kobesová Alena: Prague.

Kolář, P., Kobesová, A., and Holubcova, Z. 2009. Dynamic neuromuscular stabilization: A developmental kinesiology approach (Course handouts). Rehabilitation Institute of Chicago: Chicago, IL.

Kolář, P., Holubcova, Z., Frank, C., Liebenson, C., and Kobesová, A. 2009. Exercise and the athlete: Reflexive, rudimentary and fundamental strategies (Course handouts). International Society of Clinical Rehabilitation Specialists: Chicago, IL.

Lee, D. 2003. *The Thorax: An Integrated Approach*. 2nd edn. Diane G. Lee Physiotherapist Corp: White Rock, BC.

Lee, D. 2011. *The Pelvic Girdle: An Approach to the Examination and Treatment of the Lumbopelvic-hip Region*, 4th edn. Churchill Livingstone: Edinburgh.

Lee, D. and Lee, L.J. 2013. *Treating the Whole Person with The Integrated Systems Model* (Discover Physio Course handouts). Vancouver, BC.

Massery, M. 2006. The patient with multi-system impairments affecting breathing mechanics and motor control. In: Frownfelter D. and Dean, E. (eds), *Cardiovascular and Pulmonary Physical Therapy Evidence and Practice*, 4th edn. Mosby & Elsevier Health Sciences: St. Louis, MO, Chapter 39, 695–717.

Massery, M. 2009. If you can't breathe, you can't function—Integrating the pulmonary, neuromuscular, and musculoskeletal systems in pediatric populations (Course handouts). Pathways Center: Glenview, IL.

Massery, M., Hagins, M., Stafford, R., Moerchen, V., and Hodges, P.W. 2013. The effect of airway control by glottal structures on postural stability. *Journal of Applied Physiology* 115(4), 483–490.

Massey, P. 2009. *The Anatomy of Pilates*. Lotus Publishing: Nutbourne, UK.

McGill, S. 2004. *Ultimate Back Fitness and Performance*. Wabuno: Waterloo, ON.

McGill, S. 2007. *Low Back Disorders: Evidence-Based Prevention and Rehabilitation*, 2nd edn. Human Kinetics: Champaign, IL.

Muller, D. and Schliep, R. 2011. Fascial fitness: Fascia oriented training for bodywork and movement therapies. *IASI Yearbook 2011*. IASI: Raleigh, NC, 68–77.

Myers, T.W. 2011. Fascial fitness: Training in the neuromyofascial web. IDEA Fitness Journal, April www.ideafit.com.

Myers, T.W. 2014. *Anatomy Trains: Myofascial Meridians for Manual and Movement Therapists*, 3rd edn. Churchill Livingston: Edinburgh.

Nyggard, I.E., Thompson, F.L., Svengalis, S.L., and Albright, J.P. 1994. Urinary incontinence in elite nulliparous athletes. *Obstetrics and Gynecology* 84(2), 183–187.

O'Dwyer, M. 2008. *My Pelvic Flaw*. Redsock Publishing: Buderim, Australia.

Osar, E. 2012. *Corrective Exercise Solutions to Common Hip and Shoulder Dysfunction*. Lotus Publishing: Chichester, UK.

Osar, E. 2014. Integrative movement specialists certification (Course handouts). Chicago, IL.

Paoletti, S. 2006. *The Fascia*. Eastland Press Inc.: Seattle, WA.

Patel, A.V., Bernstein L., Deka, A., Feigelson, H.S., Campbell, P.T., Gapstur, S.M., Colditz, G.A., and Thun, M.J. 2010. Leisure time spent sitting in relation to total mortality in a prospective cohort of US adults. *American Journal of Epidemiology* 172(4), 419–429.

Radebold, A., Cholewicki, J., Polzhofer, G.K., and Greene, H.S. 2001. Impaired postural control of the lumbar spine is associated with delayed muscle response times in patients with chronic idiopathic low back pain. *Spine* 26(7), 724–730.

Richardson, C., Hides, J., and Hodges, P.W. 2004. Therapeutic Exercise for Lumbopelvic Stabilization: *A Motor Control Approach for the Treatment and Prevention of Low Back Pain*, 2nd edn. Churchill Livingstone: Edinburgh.

Sahrmann, S. 2002. *Diagnosis and Treatment of Movement Impairment Syndromes*. Mosby: St. Louis, MO.

Sapsford, R.R., Richard, C.A., Maher, C.F., and Hodges, P.W. 2008. Pelvic floor muscle activity in different sitting postures in continent and incontinent women. *Archives of Physical Medicine and Rehabilitation* 89(9), 1741–1747.

Schleip, R. and Klingler, W. 2005. Active fascial contractility: Fascia is able to contract and relax in a smooth muscle-like manner and thereby influence biomechanical behavior. Department of Applied Physiology, Ulm University, Germany <www.fasciaresearch.de/2005PosterFreiburg.pdf>.

Schleip, R., Klingler, W., and Lehmann-Horn, F. 2004a. Active contraction of the thoracolumbar fascia—Indications of a new factor in low back pain research with implications for manual therapy. *Proc. 5th Interdisciplinary World Congress on Low Back and Pelvic Pain*, Melbourne <http://www.fasciaresearch.de/MelbourneReport.pdf.

Schleip, R., Klingler, W., and Lehmann-Horn, F. 2004b. Active fascial contractility: Fascia may be able to contract in a smooth muscle-like manner and thereby influence musculoskeletal dynamics. *Medical Hypotheses* 65, 273–277.

Schleip, R., Klingler, W., and Lehmann-Horn, F. 2007. Fascia is able to contract in a smooth muscle-like manner and thereby influence musculoskeletal mechanics. *Proc. 5th World Congress of Biomechanics*, Munich.

Schleip, R., Findley, W.T., Chaitow, L., and Huijing, P.A. 2012. *Fascia*. Churchill Livingston Elsevier: New York.

Schleip, R., Naylor, I., Ursu, D., Melzer, W., Zorn, A., Wilke, H-J., Lehmann-Horn, F., and Klingler, W. 2006. Passive muscle stiffness may be influenced by active contractility of intramuscular connective tissue. *Medical Hypotheses* 66, 66–71.

Smith, M., Coppieters, M., and Hodges, P. 2005. Effect of experimentally induced low back pain on postural sway with breathing. *Experimental Brain Research* 166(1), 109–117.

Umphred, D.A. 2007. *Neurological Rehabilitation*, 5th edn. Mosby Elsevier: St. Louis, MO.

Wetzler, G. 2014. The listening connection—Another step to "wow" (Discover Physio Course handouts). Vancouver, BC.

찾아보기 / Index

3차원 호흡 ··· 68

ㄱ

가슴우리 ··· 87
가쪽넓은근 ··· 42
가쪽호흡 ··· 70
갈비우리 ··· 71
갈비호흡 ··· 70
고유수용성 ··· 164
고잉 업 프론트 ··· 41
골관절염 ··· 134
골반 중립위 ··· 141
교감신경계 ··· 21
군인 자세 ··· 106
굽은등 자세 ··· 106
굽힘 불안정 ··· 122
균형 회복 ··· 44
그립핑 ··· 119
그립핑 패턴 완화 ··· 143
근막 사슬 ··· 37
근막 엔벨로프 ··· 35
근막계 ··· 29
근운동감각 ··· 140
근운동감각 마일스톤 ··· 140
기능적 코어 활성화 ··· 141
깊은 근막계 ··· 30

ㄴ

나쁜 호흡 패턴 ··· 113
넙다리근막긴장근 ··· 42
넙다리뼈머리 ··· 116
네발기기 ··· 96
니 스트레치 변형 ··· 154
닐링 사이드 킥 ··· 44

ㄷ

더블 레그 리프트 ··· 59
더블-레그 킥 ··· 118
돌림 ··· 42
뒤가쪽 호흡 ··· 75
등 그립핑 ··· 122
등뼈 가동성 ··· 142, 144
등허리 젖힘 자세 ··· 106

ㄹ

라운드 백 변형 ··· 158
레그 스프링 ··· 149, 157
레그 슬라이드 ··· 77, 148
로우 런지 ··· 74
로우어 리프트 ··· 78
롤-업 ··· 59
리포머 ··· 49, 101
리포머 숏 박스 ··· 36
리포머 위에서 런지 변형 ··· 166

ㅁ

마칭 스텝 ··· 78
만성 엉덩관절 그립핑 ··· 107
만성 허리통증 ··· 130
말초신경계 ··· 21
머메이드 ··· 73
머메이드 변형 ··· 162
몸신경계 ··· 21

ㅂ

바렐 ··· 109
바벨 스쿼트 ··· 131
바이라테럴 레그 리프트 ··· 44
배가로근 ··· 58
배곧은근 분리 ··· 113
배벽의 과활동 ··· 107
배빗근 그립핑 ··· 143
버드 도그(Bird Dog) ··· 155
버드 도그 운동 ··· 96

버피 …………131
보디빌더의 배곧은근 분리 …………114
보이타 원리 …………97
복부 그립핑 …………124
복부 그립핑을 가지고 있는 사람 …………127
복부 내압 …………56, 141
복부 마사지 변형 …………161
복부 마사지 운동 …………128
복부 장기 …………58
복식호흡 …………69
부교감신경계 …………21
부유 압박 …………43
브리징 …………79
비틀림이 동반된 코어 얼라인 런지 …………41

ㅅ

사이드 싯-업 …………36
숏 박스 …………73
숏 박스 운동 …………159
수술 …………103
수정된 토마스 검사 …………88
수축 이후의 이완 …………45
스완 ………… 100, 153
스위밍 …………118
스쿠프 …………154
스파인 스트레치 포워드 …………163
스프링 지지를 이용 …………90
습관 …………105
신경계 …………20
신경발달 …………94

ㅇ

안정성 …………50
앉은 자세에서 무릎 폄과 엉덩관절 굽힘 …………163
압박 …………43
얕은 근막계 …………30
얼터네이트 햄스트링 컬 …………51
업 스트레치 …………101
엉덩관절 굽힘근 …………90
엉덩관절 굽힘근의 스트레칭 …………109
엉덩이 그립핑 …………128
엉덩이 흔들기 …………134
엉덩정강띠 …………42
엉치엉덩관절 …………27
엘리펀트 …………155
옆으로 누운 자세에서의 풋워크 …………157
오목위팔관절 …………28
옥토퍼스 텐태클 …………158
외상 …………98
월 엔젤스 …………80
위식도 역류성 질환 ………… 115
윤활관절 …………26
이력현상 …………101

ㅈ

자가 근막 이완법 …………68
자율신경계 …………21
장시간 굽힘된 앉은 자세 …………99
적절한 코어 …………62
점프 보드 …………
정렬 소실 …………62
중립 자세 …………106
중추신경계 …………21

ㅊ

척추 만곡 …………25
척추에 가해지는 압박성 전단력 …………55
체어 위에서 고잉 업 프론트 …………165
체어 위에서 원-레그 프레스 …………164
축성 신장 …………142

ㅋ

카우 스트레치 …………74
캣 스트레치 …………74
코어 …………19, 24
코어 안정성 달성하기 …………57
코어 안정화의 달성 …………84
코어의 기능부전 …………93
크리스-크로스 …………43
크립 …………99
큰볼기근 ………… 117

ㅌ

텐서그리티 ……29
퇴행성 관절 질환 ……85, 134

ㅍ

파워 하우스 ……19
폼 롤러 ……68
폼롤링 ……72
풋워크 ……149
필라테스 강사의 특별한 주의 ……90
필라테스 원리 ……140
필라테스 티저 ……33

ㅎ

하지 스프링 ……52
허리 통증 ……53
허리근 ……86, 117
허리근 활성화시키기 ……89
허리통증 ……124
헌드레드 ……102
협력근 우세 현상 ……119
호문쿨러스 …… 22
호흡 ……59, 63, 141
호흡 근육 ……65
호흡 활성화 전략 ……81
흐름 …… 142, 145